JN493813

대학생의
건강관리

The health care of undergraduate students

대학생의 건강관리

The health care of undergraduate students

대학생의 건강관리

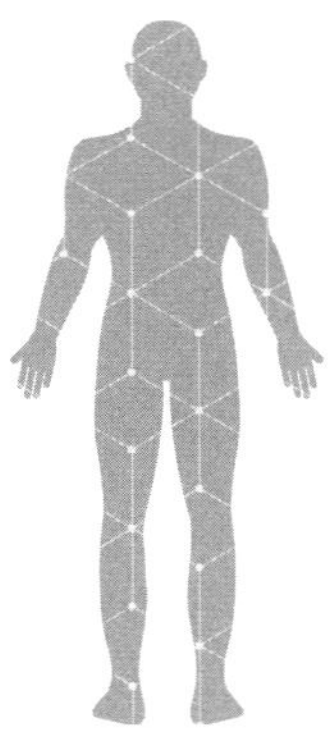

The health care of undergraduate students

저자 김주현 · 강소연 · 고가연 · 김경희 · 김현주 · 박복순
박현태 · 윤성자 · 이하나 · 최경혜 · 추현심

메디컬사이언스
MEDICAL SCIENCE

저자 소개

김주현	강원대학교 간호학과	**김현주**	우송정보대학교 간호학과
이하나	동양대학교 간호학과	**최경혜**	경인여자대학교 간호학과
고가연	강릉영동대학교 간호학과	**김경희**	강릉아산병원
윤성자	경동대학교 간호학과	**강소연**	강원대학교 간호학과
추현심	한림성심대학교 간호학과	**박현태**	동아대학교 건강관리학과
박복순	한중대학교 간호학과		

대학생의 건강관리

The health care of undergraduate students

2018년 3월 2일 초판 인쇄
2018년 3월 5일 초판 발행

저 자 김주현·이하나·고가연·윤성자·추현심·박복순
김현주·최경혜·김경희·강소연·박현태
발 행 처 메디컬사이언스
발 행 인 하재용 외 1명
등 록 제 2016-000295 호
본 사 서울시 마포구 성암로 28 (성산동 134-2) 상가 201호
이 메 일 mspub@mspub.co.kr
홈페이지 http://www.mspub.co.kr/
전 화 Tel. 02-6748-3300 Fax. 02-6003-1977

ISBN 979-11-88877-13-3
정 가 18,000원

책을 내면서

우리나라의 대학교육이 시작된 이래 많은 대학생들이 다양한 교양과목을 배우고 있습니다. 모든 교양과목들이 다 중요하고 필요하다고 생각되나 성인기 초기에 있는 대학생들이 자신의 현재와 미래의 건강을 지키기 위해 청년기부터 노력을 할 필요가 있다고 생각합니다. 요즈음 인터넷의 발달로 인하여 각종 건강관련 정보들이 홍수처럼 쏟아지고는 있으나 체계적으로 정리되어 있지는 않은 상황입니다. 이에 건강과 관련된 다양한 측면에서 건강이란 무엇인가를 여러 질병이 발생할 경우 어떤 일들이 발생할 것인가 등을 체계적으로 학습할 수 있게 하였습니다.

본서는 총 14장으로 구성되어 있습니다. 성인기 초기에 있는 대학생들에게 건강관리와 건강증진을 높이기 위한 활용서로 이용될 수 있으며, 대학생들의 건강증진을 위한 보건의료 교양서적은 물론 교양과목의 교과서로도 활용될 수 있도록 만들어 졌습니다. 모든 질병은 자신의 건강관련 생활습관과 매우 밀접하게 관련되어 있습니다. 이에 자신의 건강상태와 건강관련 생활습관을 분석해 볼 수 있도록 챕터를 구성하였습니다. 더불어, 비만, 운동, 영양관리 등의 대학생들의 건강관련 생활습관의 구체적인 관리방법과 사고 시 응급처치 방법, 대학생들의 성 건강과 성 관련 질환 치료 방법이 제시되어 있습니다. 이 외에 현 시대의 대학생들의 높은 자살률을 반영하여 이를 예방하기 위한 정신건강관리, 스트레스관리의 방법을 제시하고자 노력하였습니다. 본서를 모두 학습한 후에는 자신의 건강을 유지하고 증진하기 위해 스스로 자신의 건강을 위한 실천계획을 짜보고 실천하여 그 결과를 분석하고 분석결과를 바탕으로 자신의 건강습관을 개선함으로써 현재와 미래의 건강을 지키기 위한 디딤돌이 될 수 있을 것입니다.

원고를 집필해 주신 여러 교수님들과 선생님들의 노고에 심심한 감사의 말씀을 올립니다. 아직 미흡하고 부족한 점이 많으리라 생각되지만, 모쪼록 대학생의 건강관리를 위해 좋은 길잡이가 되기를 기대합니다.

끝으로 본서가 출판되기까지 물심양면으로 성원해 주신 메디컬사이언스 임직원 여러분께 깊은 감사의 마음을 전합니다.

2018년 2월

저자 일동

차 례

제1장

건강, 안녕 및 질병

제1장

건강, 안녕 및 질병

학습목표

1. 건강에 대하여 다양한 정의를 설명할 수 있다.
2. 안녕과 복지에 대하여 설명할 수 있다.
3. 건강과 안녕모형들을 설명할 수 있다.
4. 질병과 질환의 차이를 이해할 수 있다.
5. 질병단계와 질병행위를 이해할 수 있다.
6. 질병의 영향에 대하여 이해할 수 있다.

인간의 생애는 태어나서 영아기, 유아기, 학령 전기, 학령기, 청소년기, 성인기를 거쳐 노년기에 이르러 사망에 이르게 된다. 인간의 생애를 생로병사로 표현하듯이 태어나서 나이가 들어감에 따라 병이 들어 죽게 된다. 최근의 의료 발달은 인간의 수명을 연장시켜 100세가 흔해지고 차세대의 경우 수명이 120세까지 바라 볼 수 있게 되었다.

그러나 60~65세 은퇴 후 100세, 120세까지 살게 된 사람들은 어떤 삶을 살아가야 할 것인가? 은퇴 후 30여 년을 병마에 시달리며 살아가야 할 것인가? 아니면 건강하게 여가를 즐기며 살아가야 할 것인가? 누구나 건강한 삶을 원한다. 노년기에 건강한 삶을 살고자 한다면 젊었을 때부터 미리 준비해야 한다.

특히 대학생은 성인기의 시작으로 고등학교 때까지의 타율적인 상황에서 벗어나 자신만의 독립적인 계획과 생활습관을 구축할 수 있는 시기이다. 그러나 대학에 입학하자마자 대학 MT와 신입생 오리엔테이션 그리고 동아리 활동과 관련된 다양한 대학 행사들은 음주 등을 동반하고 밤늦게까지 활동을 이어가는 등으로 인하여 건강한 생활습관 확립에 걸림돌이 되기 쉽다. 현재 대학생의 건강한 생활양식은 미래 자신의 건강을 지켜주고 여러 만성질병의 발생을 예방해주는 중요한 요인이다. 인간에게 발생하는 질병들 중 유전 등과 같이 선천적인 문제로 인하여 발병하는 것은 어쩔 수 없다하지만 후천적인 요인들로 인해 발생하는 질병들은 우리의 노력으로 어느 정도는 예방이 가능하다. 또한 선천적인 요인이 있다 하더라도 후천적으로 노력 여하에 따라 발병을 늦추거나 완화시킬 수 있다.

따라서 개인의 건강상태는 후천적 요인인 환경관리와 생활습관 또는 생활양식에 의해 영향을 받기 때문에 정부는 국민건강증진 종합계획(Health Plan 2020) 등을 수립하여 건강수명 연장과 건강형평성의 제고를 통해 국민 모두가 건강하게 장수하는 사회가 되도록 노력하고 있다. 정부의 제4차 Health Plan 2020에서 '온 국민이 함께 만들고 누리는 건강세상'이라는 비전하에 6개 사업 분야에 27개 중점과제를 선정하였는데 이중 건강생활 실천 확산에서 금연, 절주, 신체활동, 영양 등을 강조하고 정부의 보건정책으로 신체활동과 휴식, 식사와 영양, 금연과 약물남용 예방, 상해와 폭력 예방, 책임감 있는 성행위, 자기책임과 처방 이행 등의 영역에서 건강증진과 유지 등이 포함되어 있다.

이 책의 구성 목표는 대학생들이 자신의 건강을 보다 잘 관리를 할 수 있도록 건강에 대한 지식과 정보를 제공하는 것이 목표이다.

이런 목표에 따라 다음과 같은 내용으로 구성하였다.

그림 1-1 제4차 국민건강증진 종합계획(Health Plan 2020)의 기본 틀

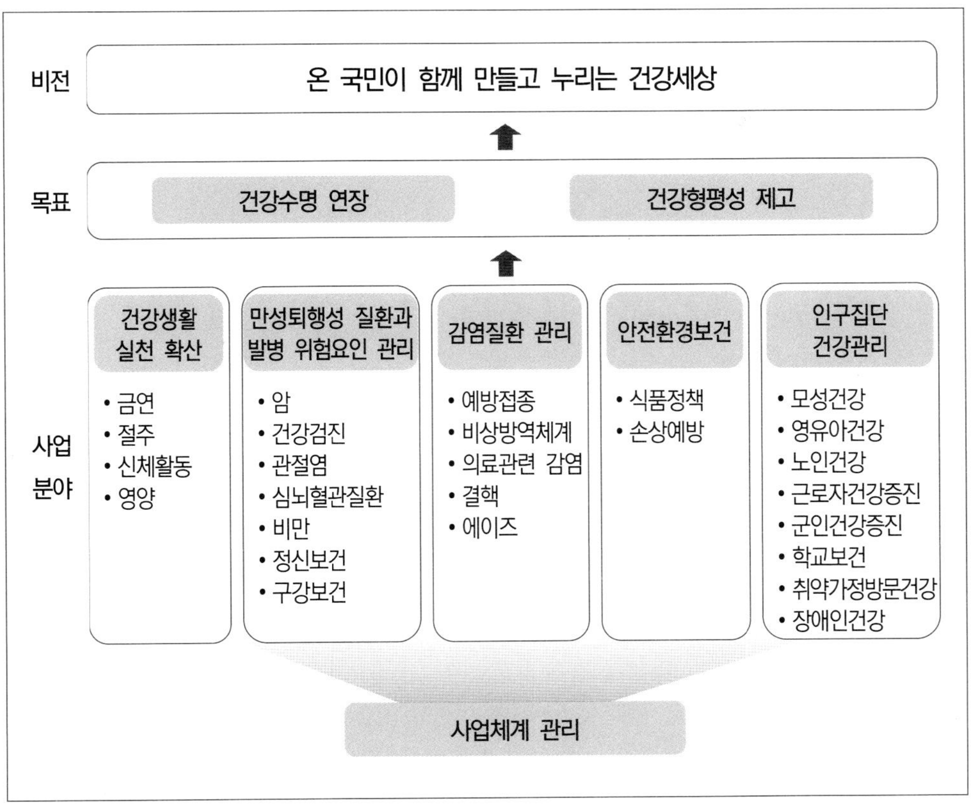

출처 : 보건복지부 건강정책

- 건강과 건강증진 개요
- 인간의 성장발달(생애주기)과 청년기의 특징
- 건강관리와 건강증진의 중요성
- 비만관리
- 청년기의 운동
- 청년기의 영양
- 청년기의 흡연
- 청년기의 음주
- 사고와 응급처치
- 청년기의 정신건강관리
- 청년기의 스트레스관리
- 우리나라의 보건의료체계와 이용

제1절 건강, 안녕 및 질병의 개념

고대에서 현재까지 건강이라는 개념은 지속적으로 변화되어 왔기에 고정된 개념으로 봐서는 안 된다. 또한 안녕이라는 개념정의도 계속 변화하고 있다. 사람들이 생각하는 건강에 대한 신념이 자신의 건강습관에 영향을 미치고 있다. 어떤 사람들은 자신의 건강은 자신의 책임이라고 보는 반면에 어떤 사람들은 운에 따라 병에 걸리기도 한다고 생각하기도 하고 또 어떤 사람들은 의료인의 말만 잘 듣고 따르면 건강을 유지할 수 있다고 생각하기도 한다. 건강과 더불어 요즘 많이 언급되고 있는 것이 웰빙(well being)인데 웰빙은 안녕으로 표현되기도 한다. 안녕은 웰빙 상태에 있는 것이지만 사람에 따라서는 건강과 안녕을 같은 것으로 생각하기도 하지만 건강이 항상 안녕한 것은 아니다. 심각하고 치명적인 질환을 가졌더라도 스스로 안녕하다고 느낄 수도 있고 질병이 없이 건강한 상태임에도 불구하고 안녕감이 부족할 수도 있다. 아주 오래 전부터 질병의 유무가 건강을 판단하는 기준이 되어 왔으나 최근에는 삶의 질이라는 개념이 도입되면서 건강과 안녕이 강조되고 있다.

1. 건강

건강에 대한 정의가 매우 다양하여 하나로 일치된 정의를 내리기는 매우 어렵다. 무엇을 건강한 상태로 봐야 할지에 대해서는 동양과 서양이 다르고 문화권에 따라 또 개인에 따라 다르다. 전통적으로 건강은 질병이 없는 상태로 정의되어 왔다. 세계보건기구가 제안한 건강의 정의는 "건강은 단순히 질병이나 허약함이 없는 상태가 아니라 신체적, 정신적 및 사회적으로 완전한 안녕상태"라는 것이다(WHO, 1947). 이 정의는 ① 인간은 단순히 여러 가지 부분들의 합이라기보다는 총체적인 존재(total person)라는 중요한 사실을 반영하고, ② 환경의 맥락 속에서 건강을 정의하며, ③ 건강을 생산적이고 창조적인 삶과 동일시하는 특성을 내포하고 있다(손정태 외, 2013)

여러 학자들의 건강에 대한 정의를 소개하면 [표 1-1]과 같다.

표 1-1 건강에 대한 여러 학자들의 정의

이론가	정의
Parsons	건강은 개인의 역할과 업무를 효과적으로 수행할 수 있는 최적의 능력상태
Dubos	하나의 창조적인 과정으로 개개인들이 자신의 환경에 적극적으로 계속해서 적응하고 있는 것
Partridges	건강은 전체(whole)에 관련된 것을 추구하는 것
Roget	건강이란 명사의 동의어로는 활력, 행복감, 행복, 안녕, 정돈된 상태, 신선미, 최고상태, 훌륭한, 혈기왕성이고, 건강한 등의 형용사이고 동의어로는 건전한, 좋은, 튼튼한, 강건한, 기운찬, 정정한, 할 수 있는, 쾌활한, 건장한, 통합된, 숙련된, 체력이 있는 것
Leichtman & Jepikse	건강은 사람의 정신과 올바른 삶의 생산물
Nightingale	건강은 안녕한 것이며 우리가 갖고 있는 모든 힘을 충분히 사용하는 것이고 환경적 건강요인을 통해 질병을 예방함으로써 유지되는 상태이다.
Johnson	생물학적, 심리적, 사회적 요인에 의해 영향을 받는 포착하기 어려운 역동적 상태이다.
Levine	유기체가 내적 및 외적 환경에의 적응이 성공적이어서 총체성을 유지하는 것이다.
Orem	신체적, 정신적, 대인적, 사회적 측면으로 분리할 수 없는 통합적 상태로서 구조적, 기능적으로 전체적이고 완벽한 상태이다.
Roy	통합된 전체로 되어가는 것과 존재하는 과정과 상태이다. 통합성의 결핍은 건강의 결핍을 나타낸다.
Leininger	주로 문화적 의미와 방법에 의해 확인되고 표현되는 안녕상태이다.
B. Newman	인간이 안녕한 상태나 체계가 안정한 상태를 건강이라고 보았으며, 대상자 체계와 하위부분의 조화나 균형을 통해 안녕의 수준으로 나타난다.
Watson	마음, 신체, 영혼 내에서 통일체와의 조화를 포함하는 것이다.

이론가	정의
M. Newman	건강은 뉴만의 주요개념이며 질병과 비질병을 합쳐서 건강으로 합성하였다. 뉴만은 건강과 의식의 진화패턴이 같다고 보았다.
Benner	건강과 질병 상태에 대한 실제 경험에 초점을 두며, 질병의 부재뿐 아니라 질병이 있더라도 스스로 질병을 경험하지 않은 것을 뜻한다.
Pender	질병이 없는 사람이 모두 건강한 것이 아니며 건강은 질병 없이 존재할 수 있지만 질병은 건강 없이 존재할 수 없다.
Johnson	건강은 생리적, 심리적, 사회적 요인에 의해 영향을 받는 역동적인 상태이며, 행동체계의 하위체계들 간의 균형과 안정
Parse	건강은 타인과의 관계를 통해 함께 창조되는 것이며, 개인적 가치, 삶의 양식, 인간 환경의 에너지교환의 종합
King	건강은 일상생활을 위한 최대한의 잠재력에 도달하기 위해 개인적 자원 활용을 통한 내, 외적 환경스트레스에 계속적인 적응을 하는 역동적인 상태임
변영순	건강이란 사회적 역할과 기능을 수행할 수 있는 상태
양순옥	한국인의 건강이란 힘과 원활함을 근거로 하여, 개인·가족 그리고 환경과의 조화를 뜻하며, 그 이면에는 운명론적인 신명성이 내재된 것

이와 같이 건강은 매우 개인적이어서 건강에 대한 의미와 서술은 개인마다 상당히 다양하다. 한 개인이 정의하는 건강은 건강전문가들의 정의와 일치하지 않을 수도 있으며, 연령, 종교, 인종, 사회문화적 영향, 생애 경험들 및 자신에 대한 기대감 등에 의해 좌우된다.

2. 안녕(Wellness)과 복지(Well-being)

안녕은 일종의 복지 상태로서 삶의 질을 높이고 개인의 잠재력을 극대화시키려는 태도와 행위에 관여하는 것을 의미한다. 안녕의 기본 개념들에는 자기책임감, 궁극적인 목적, 역동적인 발육과정, 영양, 스트레스관리, 신체적 기능, 예방적 건강관리, 정서적 건강, 다른 건강측면들에 대한 의사결정 그리고 가장 중요한 것으로 개인의 총체성을 포함된다.

사람마다 안녕과 건강을 동의어로 혹은 다른 것으로 생각하고 있다. 여러 학자들이 제시한 안녕의 정의들을 살펴보면 1959년 Dunn은 좋은 건강이란 개인이 평화로운 환경 속에서 질병이 없는 비교적 수동적인 상태, 즉 상대적인 항상성의 상태로서 존재할 수 있는 것이며, 안녕은 개인이 기능하고 있는 환경 내에서 가능한 잠재력의 최고 수준으로 기능할 수 있는 통합된 방법이라고 구별하기도 하였다.

표 1-2 안녕에 대한 여러 학자들의 정의

이론가	정의
Dubos	건강이란 높은 수준의 안녕과 동일한 것
Hettler	안녕이란 보다 높은 수준의 well-being을 알아차리고 이를 선택할 수 있는 실제적 과적으로 안녕의 차원을 신체적, 정서적, 사회적, 지적, 직업적 및 영적의 여섯 가지로 제안함
Clark	아픈 사람들도 그들 생활 속의 기쁨이나 삶에 대한 목적과 중요성을 지닌다면 안녕을 경험할 수 있고 안녕과정을 통해서 질병을 예방하고 재활을 도우며, 삶의 질을 높이거나 개인의 잠재력을 극대화시킬 수 있음
Leddy & Pepper	복지는 체력과 건강상태가 좋다는 주관적인 인지
Travis & Ryan	안녕이란 최적의 건강을 향하는 일종의 선택으로 복지를 향한 최고의 잠재력에 도달하려는 생활방식, 계속 발달하는 하나의 인지과정, 내·외적 에너지의 효율적인 관리, 육체·정신·영혼의 통합 및 애정 깊은 자신의 수용임
Anspaugh et al.	안녕에는 신체적 차원, 사회적 차원, 정서적 차원, 지적 차원 및 영적 차원 등의 5가지 차원이 있으며 개개인이 최적의 건강과 안녕에 도달하기 위해서는 각 차원 내의 요인들을 지녀야 한다고 함

특히 Anspaugh 등(1991)이 제시한 안녕의 5가지 차원들은 서로 겹칠 수 있으며, 각 차원 내의 요인들도 서로 서로 영향을 미치는 이를 보다 구체적으로 소개하면 다음과 같다.

1) 신체적 차원 : 일상적인 업무수행능력, 정상적인 신체적 기능력, 적절한 영양과 체지방 유지능력, 약물남용, 흡연, 음주 절제 능력 그리고 전반적으로 긍정적인 생활습관의 실천능력 등
2) 사회적 차원 : 각 개인이 속한 환경내 사람들과의 성공적인 상호작용능력, 중요한 타인과의 친밀감 유지능력 및 다양한 견해의 신념을 지닌 사람들에 대한 수용력
3) 정서적 차원 : 감정을 인지, 수용하고 적절하게 표현하는 능력, 스트레스를 관리하는 능력 및 자신의 한계성을 수용하는 능력을 의미한다.
4) 지적 차원 : 개인, 가족, 직업의 발전에 필요한 정보를 효과적으로 배우고 이용하는 능력
5) 영적 차원 : 인간을 하나 되게 하고 삶의 의미와 목적을 제공하는 어떤 힘(자연, 과학, 종교)에 대한 믿음

그림 1-2 안녕의 차원

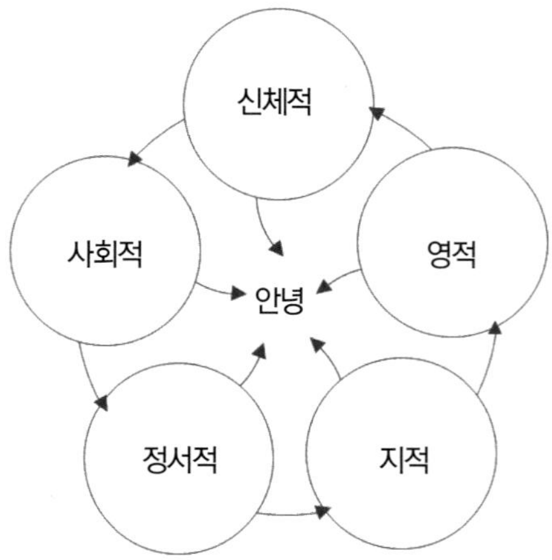

제2절 건강과 안녕모형

건강에 대한 개념은 매우 복잡하고 영향요인들도 다양하다 이 때문에 여러 학자들이 건강과 질병 간의 관계를 설명하기 위해 여러 모형들을 개발해왔다. 이 모형들은 개인의 건강과 안녕요구를 이해하는 데에 기여할 수 있어 여기에서 소개하였다.

1. 임상 모형

임상모형(clinical model)서 건강은 질병이나 손상의 증상과 징후가 없는 것으로 간주되므로 건강에 대한 개념이 매우 협소하다. 여기서는 인간을 기능을 지닌 생리적인 체계로 본다. 의사 등과 같은 의료인들은 임상적 모형에 근거하여 질병의 증상과 징후를 경감시키고 기능부전과 통증을 제거한다. 이에 따라 의료인들은 질병의 증상이나 징후가 더 이상 나타나지 않으면 그 사람의 건강이 회복된 것으로 간주한다.

2. 역할수행 모형

역할 수행모형(role performance model)에서 건강은 그 개인의 사회적 역할을 이행하는 즉, 임무를 수행하는 능력의 견지에서 정의된다. 이 모형에 의하면 설사 임상적으로 병적 소견이 있을지라도 자신의 역할을 이행할 수 있는 사람은 건강한 것이다. 예를 들어 당뇨나 간질환 등 질병을 갖고 있더라도 자신의 직장에서 일을 하고 있다면 건강한 것으로 보는 관점이다. 이 모형에서 질병(sickness)은 사람이 일을 수행하는 역할을 못하게 하는 것으로 간주된다. 이 모형에서는 사람의 가장 중요한 역할이 일하는 역할로 보는 것인데 이는 인간을 정의하는 데에 맞지 않을 수 있다는 것이 문제로 지적되고 있다. 일하지 않는다고 해서 그 사람이 건강하지 않다고 볼 수 없기 때문이다.

3. 적응모형

이 적응모형(adaptive model)에서 건강은 창조적인 과정이고, 질병은 적응을 못하는 부적응이며 치료의 목적은 사람의 적응능력 또는 대처능력을 회복하게 하는 것이다. 간호이론가인 Roy의 적용모형에서는 인간을 하나의 적응체제로 보고 환경에 잘 적응하면 건강한 것으로 간주하는 것이다.

적응모형에서는 성장과 변화보다는 안정에 더 중점을 둔다.

4. 행복 모형

행복 모형(eudaemonistic model)에서 건강은 "개인의 잠재력을 실현한 상태"로 질병은 "자기실현을 방해하는 상태"로 간주하고, 인간은 성취와 완전한 발달, 즉 자아실현을 원한다고 보는 보다 포괄적인 관점이다.

5. 병인-숙주-환경모형

질병의 원인을 세균이라고 보는 관점은 현미경의 발달과 세균의 발견으로부터 시작되었다. 그러나 인간의 질병은 자가면역질환이나 스트레스 성 질환 등과 같이 세균이 존재하지 않아도 발생하고 있기에 질병이 발생하는 데에는 여러 요인들이 관련이 있다는 다원인설이 대두하게 되었다. 생태학적 모형이라고도 하는 병인-숙주-환경모형(agent-host-environment model)은 Leavell과 Clark(1965)의 지역사회 건강이라는 저서에서 시작되었으며, 질병의 발생에는 여러 가지 원인이 있다는 일반적인 이론으로 전개되었다. 이 모형에서는 병인-숙주-환경의 상호작용으로부터 생기는 위험요인을 확인하는 데에 중점이 있기에 일반적으로 질병을 예측하는데 이용된다. 이 모형의 개념 중 하나인 병인은 질병이나 질환을 일으킬 수 있는 생물학적, 화학적, 신체적 및 심리사회적 요인들, 스트레스 및 환경적 요인 등을 의미한다. 숙주는 질병에 걸릴 위험의 가능성이 있거나 혹은 없는 한 개인이나 집단을 말하며, 가족력·연령·생활양식 등이 숙주의 반응에 영향을 미친다. 환경은 질병에 걸리기 쉽거나 혹은 쉽지 않을 수도 있는 숙주의 외적 요인들을 말한다. 환경은 다시 물리적 환경과 사회적 환경으로 분류될 수 있으며 물리적 환경에는 기후, 주거상태, 소음정도 및 경제상태가 포함되고 사회적 환경에는 직업, 타인과의 상호작용과 배우자 사망 같은 생활사건이 포함된다. 이 모형에서는 병인, 숙주, 환경 등이 서로 상호작용하기 때문에 이들 요인들이 균형을 이룰 때 건강이 유지되고 균형이 깨질 때는 질병이 발생하는 것으로 본다.

그림 1-3 매개체-숙주-환경의 관계

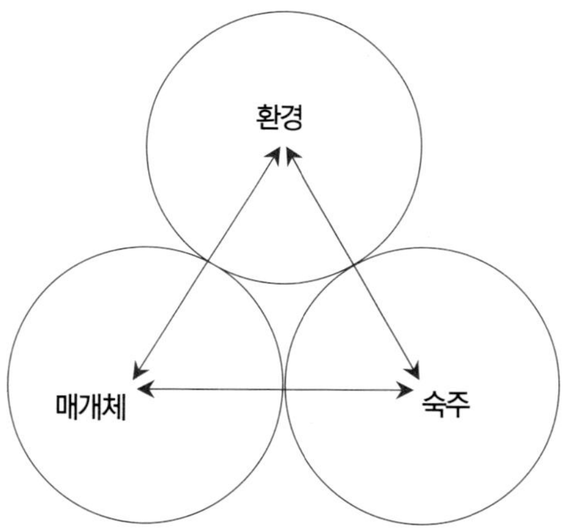

6. 던의 건강그리드

지금은 건강하더라도 질병이 발생하여 사망에 이를 수도 있고 질병에 걸렸더라도 다시 회복하여 건강한 상태가 될 수 있다. 그래서 건강과 질병을 하나의 연속체로 볼 수 있는 것이다. 그래서 Dunn은 건강 그리드(grid)에 건강축과 환경축을 교차시키고 4개의 구역으로 나누어 건강과 환경간의 상호작용을 모식화하였다. 건강축은 최고의 안녕에서 죽음을 나타내고 환경축은 매우 좋은 환경에서 매우 나쁜 환경을 나타낸다. 4개의 구역 중 매우 좋은 환경과 최고의 안녕으로 이루어진 구역은 고도의 안녕을 나타내고 매우 좋은 환경과 죽음으로 이루어진 구역은 보호되는 나쁜 건강을 나타낸다. 최고의 안녕과 매우 나쁜 환경으로 이루어진 구역은 위급한 고도의 안녕을 나타내고 매우 나쁜 환경과 죽음으로 이루어진 구역은 나쁜 건강을 나타낸다(그림 1-4).

그림 1-4 Dunn의 건강 그리드(grid)

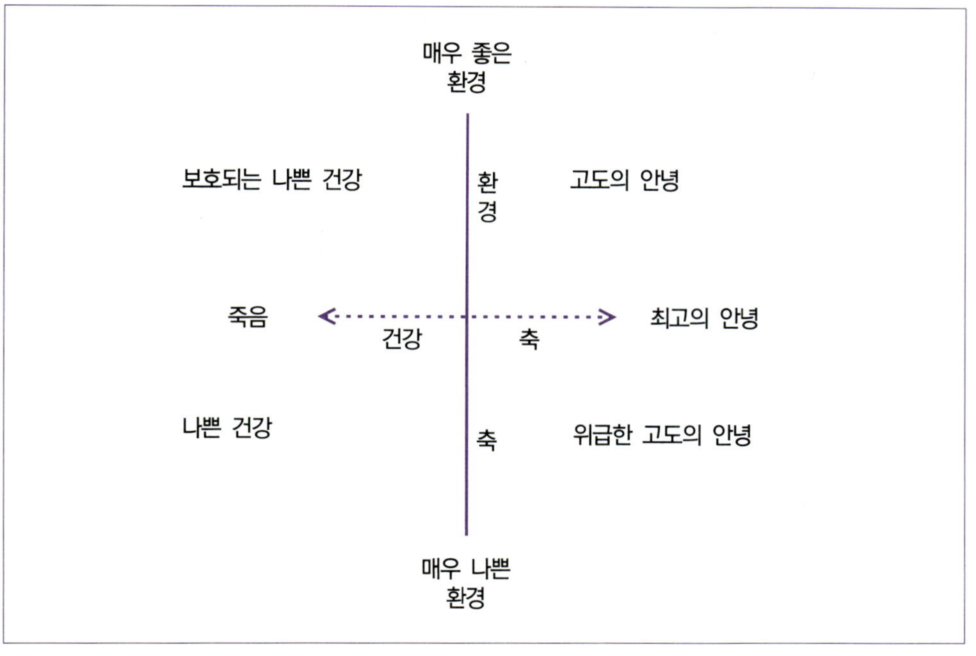

7. Travis의 질병-건강 연속체

Travis(1972)는 인간의 건강은 고도의 안녕에서 조기 사망에 이르는 것 어떤 연속선상에 있는 것으로 보고 질병-안녕 연속체(그림 1-5)를 도식화하였다. 이 모형은 중간지점에서 서로 반대방향으로 향하는 두 개의 화살표를 통해 중간지점에서 오른쪽으로는 개인의 건강과 복지수준의 향상을 왼쪽으로는 건강상태가 점점 나빠지는 것을 나타낸다.

이 모형은 전통적인 치료모형과 안녕모형을 비교하면서 치료모형을 통해 질병의 증상이 완화되어 점차 중간지점으로 이동하도록 하고, 도울 수 있다. 예를 들면 혈압을 내리고 고혈압 증상을 없애기 위해 항고혈압성 약물을 복용하는 환자는 중간지점으로 이동해 가는 것이다. 그러나 체중감소나 금연과 같은 안녕지향의 방법들은 중간지점을 넘어서 고도의 안녕으로 이동하는 것이다. 인식, 교육, 성장의 3단계를 통해 고도의 안녕으로 이를 수 있도록 한다는 것이다. 따라서 현재 한 개인의 상태가 연속선상의 어떤 지점에 위치하는가가 중요한 것이 아니라 향하고 있는 방향이 중요하다는 것이다.

그림 1-5 질병-안녕 연속체

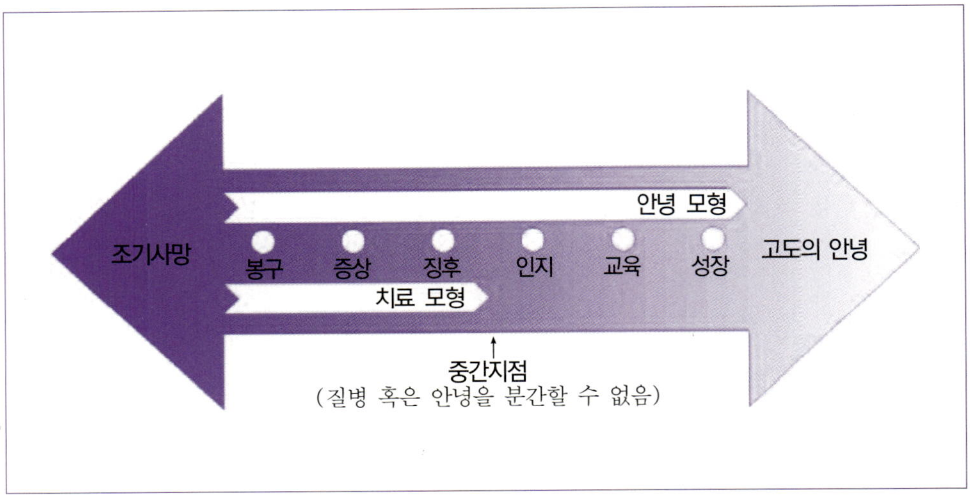

제3절 질병과 질환

1. 질병과 질환

질병(illness)은 신체적, 정신적, 지적, 사회적, 발달적, 영적 기능이 감소한다고 생각하는 지극히 개인적인 상태로 증상이 있거나 없을 수도 있고 질환과 관련이 있을 수도 또는 없을 수도 있다. 아프다고 느끼는 질병은 매우 주관적인 것이다. 질환(disease)은 신체 기능에 이상이 생겨 능력에 이상이 생기거나 수명이 짧아지는 것을 뜻한다. 질병의 발생에는 여러 요인들이 있으며 폐렴균, 결핵균과 같은 세균이 질병 발생의 원인균이 될 수도 있고 세균이 없어도 발생하는 자가면역질환도 있으며 스트레스와 같은 사회심리적인 요인들이 있다. 질병은 급성과 만성으로 나누어 볼 수 있으며 비교적 짧은 시간에 질병의 증상이 나타나며 발병을 하고 치료가 되면 다시 원래의 상태로 건강을 회복하게 된다. 급성 질병도 수술을 받아야 회복되는 심각한 경우가 있다. 만성질병은 6개월 이상 장기적으로 지속되기에 병의 진행 상태와 앞으로 무슨 일이 일어날 것인가에 대한 것이 예측만 가능할 뿐 불확실하다. 만성질환은 복합적인 질환이고 삶에 불균형을 초래하는 방해요소이며 만성질환의 완화를 위해서는 많은 노력이 필요하고 다양한 보조적 서비스를 필요로 하기에 비용이 많이 든다. 즉 만성질환이 발생할 경우 환자들은 끊임없이 자신의 증상을 조절하고 처방을 이행하며 처방 이행에 많은 시간을 투입하고 때때로 질병으로 인한 위기를 겪기도 한다. 만성질환자들은 자신의 신체 이미지 변화, 성기능 장애, 기동성 장애, 무력감, 낙인(스티그마), 사회적 소외감 등과 같은 신체적 및 심리사회적 영향을 받게 되어 활동에 제한을 받게 되고 불편한 삶을 살게 되기에 전반적으로 삶의 질이 저하된다. 만성질환은 환자만의 문제가 아니며 만성질환자들을 돌보는 가족들의 삶에도 영향을 미치게 된다. 만성질환으로 잘 알려진 것으로는 당뇨병, 고혈압, 심장질환, 관절염, 폐질환 등이 있다. 이런 질병의 발생은 선천적 원인도 있지만 후천적 요인도 작용하고 있으므로 건강할 때부터 건강한 습관을 확립하여 이런 질병에 걸리지 않도록 할 필요가 있다.

2. 질병의 단계와 질병행위

사람이 아프면 자신의 상태를 호전시키기 위해 여러 가지 행동을 취하게 되는데 이를 질병행위라고 한다. 즉 질병행위는 하나의 대처기전으로서, 개인이 자신의 증상을 여러 가지로 설명, 점검, 해석하고 치료행동을 취하며 건강관리 시스템을 이용하는 것을 말한다. 질병 행위는 연령, 성별, 교육정도, 종교, 인종, 사회적 및 경제적 지위 등 다양한 요인에 따라 사람마다 차이가 있다. Parsons(1972)는 환자는 자신의 상태에 책임이 없고 특정 사회적 역할과 임무에서 면제되는 권리와 가능한 한 빠른 시일 내에 회복할 의무 그리고 최대한의 도움을 받아야 하는 역할이 있다고 한 바 있다. 질병이 진행됨에 따라 질병행위에 차이가 있기에 이에 대한 질병행위에 대한 이해를 증진시키기 위해 몇 가지 질병 단계 이론들을 아래에 소개하였다.

1) Suchman의 단계 이론

Suchman(1965)의 모형은 사회집단구조(social group structure)와 의료적응환경(medicalorientation)을 바탕으로 질병과 의료이용에 관한 개인 간의 차이를 5단계로 나누어 설명하였다.

표 1-3 Suchman의 단계 이론

단계	질병행위
1단계: 증상의 지각단계 (stage1: symptom experience)	통증이나 장애를 통하여 신체에 이상이 있음을 인지하고 이에 대한 반응을 보이는 단계
2단계: 잠정적인 질병단계 (stage2: assumption of the sick role)	본인이 환자라는 것을 인식하고 치료방법을 결정하기 위해 친인척, 동료 등 비전문가에게 문의하면서 환자 역할을 시작하는 단계
3단계: 의료 서비스 접촉단계 (stage3: medical care contact)	적절한 치료방법을 상의하기 위해 보건의료 제공자의 도움을 구하며 환자 역할을 합법화하는 단계
4단계: 의존적인 환자역할단계 (stage4: dependent patient role)	의사의 치료를 받으며 수동적인 환자의 역할을 취하는 단계
5단계: 회복 및 재활 단계 (stage5: recovery and rehabilitation)	환자가 정상적인 역할로 돌아가거나 만성질환자로 분류되는 단계

2) Mechanic의 의료이용 결정모형

Mechanic(1978)은 '질병의 작용이 실제적이고 사실적으로 학습된 반응'이라고 주장하면서 의료이용을 결정하는 10가지 요인들을 제시하였다.

① 비정상적인 징후와 증상의 현저성(the salience of deviant signs and symptoms)
② 증상의 심각성 인식도(the individual's perception of symptom severity)
③ 증상이 가정과 일 그리고 다른 사회적 활동에 방해되는 정도(the disruption of the individual's daily life as caused by the illness)
④ 증상의 빈도와 지속성(the frequency of symptoms and their persistence)
⑤ 증상에 대한 인내심(the individual's tolerance of symptoms)
⑥ 준거집단으로부터 얻는 정보와 지식(the individual's knowledge and cultural assumptions of the illness)
⑦ 의료이용을 거부하는 기초적 욕구(denial of illness as a result of basic needs)

⑧ 이환 상태에서 벗어나려는 의지(whether or not response to the illness disrupts needs)
⑨ 증상 발현에 대한 다른 해석가능성(alternative interpretations of symptom expression)
⑩ 위치, 경제적 비용, 심리적 비용 및 치료자원에 대한 접근 가능성(treatment availability via location, economic cost, psychological cost, and treatment resources)

3. 질병의 영향

질병은 환자와 그 가족 모두에게 영향을 미치며 특히 질병의 특징, 중증도, 기간, 대상자와 주변 사람들의 질병에 대한 태도, 재정적 부담, 생활방식이나 일상생활을 변경해야 하는 정도 등에 따라 그 영향 정도는 다 다르다. 감기와 같이 단기적인 질병은 대체로 미치는 영향이 크지 않으나 생명에 대한 위협이 큰 질병이나 장애나 후유증이 심각한 질병, 만성적이어서 살아가는 동안 조절을 해야만 하는 경우는 그 영향이 크다. 또한 전염 가능성이 있는 결핵, 간염 등은 가족 전체에 영향을 미치게 된다. 에이즈와 같은 질병은 사회적 낙인효과도 있어서 환자나 가족 모두가 질병으로 인해 심각한 영향을 받게 된다. 질병을 치료하기 위해 병원 방문을 주기적으로 해야 하며 의료비용을 감당해야 하고 가장의 역할을 하던 사람이 아프게 되면 가족 중 다른 사람이 가장의 역할을 하면서 경제적인 문제에 부딪치게 된다. 질병은 생활방식에 변화를 가져오는 경우가 많은데 환자는 치료에 참여하고 약을 복용하고 식사, 활동, 운동, 휴식, 수면 등의 패턴을 변화시켜야 한다. 또 가족 중 치매환자나 누워서 움직일 수가 없어 스스로 소변과 대변을 가릴 수가 없는 중증 와상환자가 발생한다면 가족 중 누군가가 그 수발을 들 수밖에 없게 된다. 뇌졸중이나 사고 등으로 심각한 상태에 처하게 되면 환자는 독립성과 자율성을 잃게 되고 자존감이 저하되며 우울증이 발생한다. 환자를 돌보는 가족들도 환자로 인하여 많은 스트레스를 받게 되고 모든 것이 환자를 중심으로 돌아가게 됨에 따라 자신을 위한 시간이 없다는 느끼게 되기도 한다. 따라서 가능한 한 건강한 상태를 유지하는 것이 좋고 사전에 예방하는 것이 가장 좋다. 그럼에도 질병이 발생할 수 있으므로 질병의 조기발견도 중요하다. 이에 여기서는 일생 중 가장 건강한 시기인 청년기부터 건강한 생활양식을 이룩하기 위해 어떤 일들을 해야 하는가를 제안하고자 하였다. 현재 건강하다고 해서 안심하지 않고 더욱 건강해지고 그 건강을 유지 및 증진하기 위해 우리 모두는 자신의 건강에 관심을 가지고 관리할 필요가 있는 것이다.

참고문헌

Andersen, R.M.(1968). BehavioralModelofFamilies'UseofHealth Services. *Research Series* No.25. Chicago, IL: Center for Health Administration Studies, University of Chicago.

Anspaugh, D. J., Hamrick, M., & Rosato, F. D. (2009). Wellness: concepts and applications (7th ed) New York, NY : Mcglaw Hill.

Dunn, H. L. (1959). High-level wellness for man and society. American Journal of Public Health, 49, 786-792. doi:10.2105/AJPH.49.6.786

Mechanic, D.(1978). *MedicalSociology*, 2nd ed, New York: Free Press.

Parsons, T. (1979). Definitions of health and illness in the light of American values and social structure. In E. G. Jaco (Ed.), Patients, physicians, and illness (3rd ed.). New York, NY: Free Press.

Suchman, E. (1965). Social Patterns of Illness and medical care, *Journal of Health and Social Behavior*, Vol.6, 2-16.

Suchman, E. (1979). Stages of illness and medical care. In E. G. Jaco (Ed.), Patients, physicians, and illness (3rd ed.). New York, NY: Free Press.

Travis, J. W., & Ryan, R. S. (2004). Wellness workbook: How to achieve enduring health and vitality (3rd ed.). Berkeley, CA: Celestial Arts. Retrieved from http://www.thewellspring.com/wellspring/introduction-towellness/357/key-concept-1-the-illnesswellness-continuum.cfm

변영순(1988). 건강 개념의 의미에 대한 조사연구. 간호학회지. 18권 2호. 99-104.

양순옥(1989). 한국인의 건강에 대한 실체개념에 관한 연구. 이화여자대학교 박사학위 논문.

손정태 외(2013). 기본간호학. 서울 : 현문사.

이소우 외(2017). 간호이론의 이해. 서울 : 수문사.

제2장
인간의 성장발달

제2장

인간의 성장발달

학습목표

1. 인간의 성장 및 발달의 원리, 특성, 영향요인을 이해할 수 있다.
2. 성장단계별에 따르는 과업 및 신체적, 정신적, 사회적, 인지적 상태를 이해할 수 있다.
3. 청년기의 신체·심리사회적·인지·도덕성·영적 발달을 설명할 수 있다.

제1절 인간의 발달의 개요

인간의 발달은 전 생애에 걸쳐 나타나는 신체적, 인지적, 정서적, 사회적 측면에서의 양적, 질적 변화를 의미한다. 인간발달은 성장(growth), 발달(development), 성숙(maturation), 분화(differentiation)의 개념으로 설명되며, 모든 과정은 상호관계를 가지고 동시에 일어나며 지속적으로 이루어진다.

건강증진과 평가를 위하여 일생을 거친 체계적인 성장과 발달에 따른 과정을 이해함으로써 간호사는 인생주기(life cycle)에 따른 보건교육 및 간호업무를 할 수 있다.

1. 성장 및 발달의 개념(concept of development)

성장(growth)이란 양적인 변화로 신체구조의 변화, 세포의 규모와 크기의 증가를 의미하며, 발달(development)은 개인의 생애 전반에 걸쳐 단순한 단계에서 복잡한 단계로 점진적 진보를 하며 능력과 기술이 생성되어가는 과정이다. 성장이 눈에 보이는 양적기준을 표현한다면, 발달은 질적인 변화를 나타낸다. 발달은 순차적인 단계나 패턴을 보이는 것으로 나타날 수 있다.

성숙은 능력 및 적응성의 증가, 나이를 먹는 것과 같은 질적인 변화를 설명하는 데 사용되며, 이러한 변화는 아동의 연령이 증가함에 따라 좀 더 높은 수준의 정교한 기능을 하도록 돕는다. 한편 분화는 초기 세포와 조직구조들이 특수하고, 특징적인 물리적·화학적 특성을 달성할 수 있도록 체계적으로 수정 변경되는 과정이며, 상황에 따라 전체(mass)에서 특정한 부분으로의 경향을 나타내기도 한다. 단순한 행동과 기능에서 좀 더 복잡한 행동과 기능으로의 발달을 의미한다.

이러한 개념들은 서로 유사성을 갖고 있지만, 그 의미에는 약간의 차이가 있다. 성장발달은 출생 후 20년 되는 시점에 완성되지만, 발달은 일생을 통해 계속될 수 있다. 성장의 발전과정이나 속도는 환경적 요인 등 다양한 요인에 의해 개인적 편차가 존재할 수 있다. 따라서 개인차를 인정하면서 정상범위를 산정하는 것이 바람직하다. 발달은 개개인마다 시간적으로 다를 수 있지만 어떠한 순차적인 단계나 패턴을 보이며, 유전적 요소와 환경적인 요소는 중요한 역할을 한다.

2. 성장발달의 원리

성장발달은 연속적인 동시에 규칙적이며, 예측 가능한 양식이 있다. 이러한 양식과 경향은 모든 인간에게 보편적이고 기본적이지만, 각 개인별로 특징적인 시기에 따라 독특성이 있다.

1) 인간발달은 순서가 있고 연속적이다

인간발달은 일생동안 지속되며, 일련의 순서에 따라 이루어지므로 각 발달단계에 따라 보편적인 특성이 있어 예측이 가능하다. 예를 들어, 걷기 전에 기어 다니고, 서기 전에 기고, 걷기 전에 서게 된다.

2) 인간발달은 아동에 따라 개인 차이가 있다

인간발달이 일련의 순서에 따라 이루어진다 해도 아동의 신체발달은 신체적, 심리사회적, 인지적, 도덕적 발달 측면에서 개인마다 속도나 우세한 발달영역에 차이를 보인다. 이는 유전적, 환경적 요인들의 상호작용에 의해 영향을 받기 때문이다.

3) 성장발달은 일정한 방향성을 가지고 있다

아동의 성장과 발달은 일정한 방향에 따라 진행된다. 즉, 머리에서 아래쪽으로(두미방향), 몸의 중심에서 말초로(근·원위방향)로 이루어진다.

두미방향(cephalocaudal)의 발달은 머리발달이 이루어진 후 몸의 아랫방향으로 발달이 진행되는 것을 말한다. 유아는 스스로 자신의 몸통과 사지를 조절할 수 있기 이전에 머리에 대한 조직적인 조절력을 얻게 되고, 스스로 설 수 있기 이전에 등을 곧게 세우고, 또한 손을 사용하기 이전에 눈을 이용하며, 발을 통제할 수 있기 이전에 손을 조절할 수 있다.

근·원위방향(proximodistal)의 발달은 몸의 중심부인 몸통과 그에 가까운 팔의 발달이 이루어지고 난 다음에 손가락과 같은 말초 부위의 발달이 나타나는 것을 말한다.

4) 성장발달은 점점 통합되어지고 복합적이 된다

아동의 행동은 아동이 성장 발달함에 따라 좀 더 복잡한 기능으로 발전되어 간다.

5) 성장발달은 점점 세분화되어 간다

아동은 성장할수록 내·외적 자극에 대해 더 조절되고 세분화된 반응을 나타낸다. 어린 영아는 통증에 대해 움츠리고 울며 반응하지만, 나이가 든 아동은 통증부위를 지시하며 표현할 수 있다.

6) 성장발달에는 결정적인 시기가 있다

아동이 성장발달 하는 동안 특정의 발달과업에는 결정적 시기가 있어, 이 시기에는 다른 시기보다 쉽게 발달적 과업을 성취할 수 있다. 그러나 이런 결정적 시기에 위험에 노출되면 발달적 과업을 완수하기 어렵게 된다.

7) 성장발달은 아동의 내·외적 환경에 의해 영향을 받는다

아동은 성장 발달하면서 계속적으로 주위환경과 상호작용한다. 가족과 사회의 규범은 아동의 발달에 영향을 미친다.

3. 성장발달의 단계

인간발달 단계는 영아기, 유아기, 학령전기, 학령기, 청소년기, 성년기, 중년기, 노년기로 구분한다. 각 단계별 특성은 다음과 같다.

1) 영아기(infant): 출생~1세

출생 후 1년까지의 시기를 말하며, 출생 후 1개월까지는 신생아기로 구분된다. 영아기는 신체적 성장이 매우 빠르게 나타나는 시기이다.

2) 유아기(toddler): 1세 이후~3세

이 시기의 아동은 대소변가리기가 가능하게 되고 운동능력이 향상된다. 자율성과 언어적 발달이 증가하면서 의사소통이 가능해진다.

3) 학령전기(preschooler): 3세 이후~6세

학교 입학을 위한 준비로서 신체적, 심리사회적, 인지적, 도덕적, 영적 성장발달이 이루어지는 시기이다.

4) 학령기(schooler): 6세 이후~12세

아동의 관심이 가족과 가정에서 또래친구와 학교로 전환된다. 과업의 성취에 흥미를 가지고, 학습을 통해 지적능력이 발달한다.

5) 청소년기(adolescent): 12세 이후~18세

아동기에서 성년기로 이행되어가는 과도기이다. 영아기의 빠른 신체성장 이후 다시 한 번 급성장이 나타나고, 이차 성징의 발현과 함께 신체적 성숙이 이루어진다. 자아정체성을 확립하는 시기이다.

6) 성년기(early adulthood): 19세 이후~40세

이시기 동안 대부분의 성인은 학업을 마치고 직업을 가진다. 부모로부터 독립하여 배우자를 만나 결혼하고 부모가 된다. 인지능력은 보다 통합적인 사고가 된다.

7) 중년기(middle age): 40세 이후~65세

초반에는 사회적으로 중추적인 역할을 하지만, 점차 신체적 건강이 약화되면서 노화현상을 경험하게 된다. 인생의 의미를 되새기며 변화에 적응해가야 하는 시기이다.

8) 노년기(old age): 65세 이후

신체기능이나 기억력이 이전에 비해 저하되지만 건강생활습관을 유지하면서 꾸준히 관리하는 것이 중요하다. 또한 사회적으로 고립되지 않도록 정신적으로 안녕상태를 유지하며, 인생을 정리하고 죽음에 대한 준비를 하는 것도 필요하다.

4. 성장과 발달에 영향을 미치는 요인

1) 유전과 환경의 영향

발달 수준의 한계를 결정짓는 요인으로서 우선 유전적인 것을 들 수 있다. 인종과 체격은 유전되며 두뇌가 좋은 집안에서는 대부분 우수한 아이가 태어난다. 인간은 성별, 인종, 개인유전자 등에 따라 발달에 차이를 보이지만 이는 어떤 환경적 조건에서 성장하느냐에 따라 결과물이 나타나므로 유전과 환경 모두가 성장발달에 중요한 역할을 한다고 볼 수 있다. 결국 인간의 성장, 발달과정에 있어서 환경이 더 중요한 의미를 갖는지 또는 유전적인 영향이 더 중요한 의미를 갖는지는 아직 밝혀지지 않았지만 상호의존적인 관계에 있다는 견해가 지배적이다.

2) 기질과 성격

인간의 기질은 생애 초기부터 관찰되는 정서, 운동, 반응성 및 자기 통제에 대한 안정적인 개인차로 설명된다. 대부분의 전문가들은 기질에는 유전적이고 생물학적인 기초가 있지만, 환경 요인들과 성숙을 통해 아동의 성격을 바꿀 수 있다는 데 동의하고 있다.

제2절 신체적 성장 및 발달과업

1. 신체적 성장

신체적 발달이란 외적, 내적인 신체·생리적 발달 상태로서 신장(키)이나 기관의 기능분화 정도를 의미하는 것으로 신체적 성장의 상태와 각각의 비율은 모든 사람에게 있어서 인생주기의 각 단계에 따라 발달양상은 다양하다. 성장의 속도가 특히 활발한 시기는 신생아·유아기·사춘기(청소년기)이며, 영아기와 성인기는 신체적 발달의 속도가 완만하지만 생리적·지적 발달이 두드러지는 시기이다.

아동의 성장상태를 이해하기 위해서 많은 사례를 관찰한 결과에 의하면 신체적 특성과 외모의 결정은 유전자에 의해서 대부분 결정되고 환경요인은 거의 영향을 미치지 않는 것으로 보인다. 아동의 행동발달과정은 대부분 6개월 간격으로 발달해 나아가면서 성숙하게 되며 한편으로는 그러한 성장발달 또는 성숙의 정도에 따라 심리적으로 좌절을 느끼거나 부정적인 상태가 되기도 하므로 부모는 아동의 반응에 대한 이해를 할 수 있어야 한다.

한 인간으로서 인생주기의 각 단계에서 수행해야 할 과업에 도달한 정도에 따라 삶의 폭과 질이 결정된다. 인간은 각각의 발달단계에서 요구되는 과업을 수행함으로써 자아 실현감을 얻으려는 포부를 가지고 있으며, 한편으로는 그러한 성취가 가능할 것인지를 가늠하면서 기왕의 목표를 수정하기도 한다. 인생주기의 한 시점에서 요구되는 사회적 발달과업의 수행정도는 각 개인의 만족감의 질을 결정하며, 다음 단계의 발달정도를 활성화하는 데 도움이 된다.

성장, 발달과정 중 가장 특이하고 역동적인 변화로서 두뇌의 이성 활동과 자율신경계에 의한 신체 각 기관의 기능유지 현상을 들 수 있다. 중추신경계가 인간의 의식활동이나 사고, 의지 및 행동의 표현에 과연 어떻게 작용하는지 아직은 분명하게 밝혀지지는 않았지만 기억과 행동, 내장 운동 및 정서에 변연체계의 인지적 기능이 중요한 영향을 미치는 것으로 보인다.

2. 발달과업

1) Freud의 심리발달 이론

Freud(1856~1939)는 무의식의 세계를 처음으로 설명한 학자로서, 정서적 문제의 원인과 관련하여 영아기부터 성인기에 이르는 심리성적 발달 이론을 개발하였다.

프로이트 이론에 따르면, 인간의 모든 행동은 정신·역학적 힘에서 나온다고 보고하였다. 이 심리적 힘은 성격을 구성하는 세 가지 구성요소로 나눌 수 있는데, 이드(id), 자아(ego), 초자아(superego)이다. 이드(id)는 무의식의 정신(unconscious mind)으로 본능에 의하여 좌우되는 선천적 구성요소이다. 목적이나 행위가 실제로 일치할지 안 할지 상관없이, 어떤 욕구에 대하여 즉각 만족하려는 쾌락 원칙을 따른다. 자아(ego)는 의식적 정신(conscious mind)으로, 현실 원칙을 따른다. 자아는 이드의 비이성적인 사고를 억제하며, 본능을 만족시키기 위해 현실적인 방법을 찾을 수 있는 자의식, 또는 자기제어로서의 역할을 한다. 초자아(superego)는 양심(conscience)으로 도덕적 중재자로서의 기능을 하며 이상을 대변한다. 사회질서를 위협할 수도 있고 바람직하지도 않는 본능 표출을 방지해 주는 역할을 한다.

프로이트는 성격발달에서 성적 본능이 중요한 역할을 한다고 보았다. 그러나 감각적 쾌락(sensual pleasure)을 설명하면서 성심리(psychosexual)라는 단어를 사용하였다. 유년기에는 새로운 쾌락과 갈등의 근원이 특정 발달단계에서 점차 신체의 한 부분에서 다른 부분으로 전이되기 때문에, 그 신체적 특정부위는 심리학적으로 중요하다.

(1) 구강기(oral stage, 출생~1세)

영아기에는 쾌락 추구의 주요 원천이 빨기, 씹기, 소리내기와 같은 구강적 행위가 중심이다. 아동에 따라서 이들 행위 중 어느 하나를 다른 것보다 더 선호할 수 있는데, 그 행위는 아동이 형성해가는 성격의 방향을 제시하기도 한다.

(2) 항문기(anal stage, 1세~3세)

항문기에서는 괄약근이 발달하고 자신의 의지대로 대변을 참거나 누는 것이 가능해짐에 따라 관심이 항문부위로 집중된다. 이 시기에 배변훈련을 할 때의 분위기는 아동의 성격에 지속적인 영향을 미친다.

(3) 남근기(phallic stage, 3~6세)

남근기에는 신체부위 중 생식기가 관심의 대상이자 민감한 곳이다. 아동은 점차 성 차이를 인식하게 되고 그 차이에 대해서 호기심을 갖는다. 이때가 바로 오이디푸스 콤플렉스(Oedipus complex), 일렉트라 콤플렉스(Electra complex), 남근선망(penis envy) 및 거세불안(castration anxiety) 등이 집중되는 시기이다.

(4) 잠복기(latency period, 6~12세)

잠복기에는 아동이 이전에 습득한 훈련이나 기술 등을 연마하게 된다. 이들은 지식의 획득과 왕성한 놀이에 신체적·심리적 에너지를 쏟는다.

(5) 생식기(genital stage, 12세 이상)

이 시기는 성호르몬이 분비되고 생식기관이 성숙해지는 사춘기부터 시작되는데, 마지막 단계로서 중요한 시기이다. 생식기관이 성적 흥분과 쾌락의 주요 원천이 되기는 하지만, 친구와의 관계 형성이나 결혼에 대한 준비에도 노력을 기울이는 시기이다.

성격발달과 관련하여 수유의 중요성도 이해하여야 한다. 또한 대변가리기 훈련 프로그램을 주관할 경우, 자기 조절의 즐거움을 아동 스스로 느끼도록 지도하는 것이 좋다. 성격발달에 있어서 유아와 부모의 상호 관계가 중요하듯이 따듯하고 애정이 넘치는 돌봄(caring)의 분위기를 형성할 수 있어야 한다.

2) Erikson의 심리사회적 발달이론

인류학과 문화적 전통의 의미로부터 많은 영향을 받은 Erikson(1963)은 Freud이론을 확장하여 발전시킨 심리·사회적 분석학자로서 이론의 초점은 문화이다. 발달의 중심을 성욕보다는 대인관계, 사회적 상황 등 사회 심리적 특성에 초점을 맞추어 8단계의 서로 대비되는 이론을 제시하였다. 프로이드의 영향을 받았지만 에릭슨의 심리사회적 발달이론은 프로이드의 심리 성적 발달 이론에 비해 사회 문화적 요소를 강조했으며, 청소년기 이후의 발달까지 전 생애에 걸친 발달을 제시한 것이 특징이다(표 2- 1).

(1) 신뢰감 대 불신감(trust vs mistrust, 출생~1세)

건강한 성격 발달에 기여하는 맨 처음이자 가장 중요한 것은 바로 기본적 신뢰감(trust)이다. 기본적 신뢰의 성립은 첫 해에 두드러지게 나타나며, 이 시기에 아동이 만족하는 모든 경험을 설명한다. 프로이트의 구강기와 일치하는 시기로, 모든 감각을 통하여 '수용'하고 '획득'하는 시기이다. 이것은 어떤 것 또는 어떤 사람과의 관계에서만 존재하므로, 신뢰감이 발달하려면 보살펴 주는 사람의 지속적이고 정성 어린 배려가 필수적이다. 불신감(mistrust)은 신뢰를 촉진시키는 경험이 불완전하거나 불충분할 때, 또는 기본적 욕구가 모순적이거나 부적절하게 충족될 때 발달한다. 비록 불신감의 단편이 성격 전반에 산재해 있기는 하지만, 세상과 타인 및 자신에 대한 신뢰는 부모에 대한 기본적 신뢰에서부터 출발한다. 그리고 성공적인 결과로는 신념(faith)과 낙관(optimism)을 획득한다.

(2) 자율감 대 수치심과 의심(autonomy vs shame and doubt, 1~3세)

프로이트 이론의 항문기에 해당하는 시기로서, 유아기의 자율성 발달은 아동이 자신의 신체와 자기 자신 및 주위환경에 대한 제어능력을 키워가는 것에 집중되어 있다. 아동은 새롭게 배우는 걷기, 올라가기, 다루기 같은 운동기술과 선택 및 결론 내리기 같은 정신적 능력을 사용하여 자기 스스로 뭔가를 하고 싶어 한다. 그들은 대부분을 타인의 활동과 태도를 모방하면서 배운다. 의심(doubt)과 수치심(shame) 같은 부정적 느낌은 아동에게 하찮은 기분과 자의식을 느끼게 하거나, 자신의 선택이 말썽을 일으켰거나, 타인이 자신에게 창피를 주었거나, 그들이 제어할 수 있는 영역에 대해서 의존하도록 강요받을 때 발생한다. 이 시기의 발달과업의 긍정적인 결과로 자제력(self-control)과 의지력(willpower)을 획득한다.

(3) 솔선감 대 죄책감(initiative vs guilt, 3~6세)

솔선감(initiative)의 시기는 왕성하고 주제 넘는 행동, 모험심 그리고 풍부한 상상력이 특징이다. 아동은 모든 감각과 능력을 동원하여 물리적 세상을 탐험하며 양심을 키워간다. 더 이상 외부인에게 인도되지 않고, 자신의 내부에서 스스로에 대해 경고도 하고 위협도 한다. 아동은 때때로, 부모나 타인의 목적과 갈등을 빚게 되는 목적을 갖거나 또는 행동을 한다. 그리고 그들의 활동이나 상상에 의해 나쁜 것이라는 생각이 들면 죄책감(guilt)을 갖는다. 이 시기의 발달과업에 대한 성공적인 결과로 아동은 타인의 특권이나 권리를 침해하지 않고도 솔선감을 유지하는 법을 배워나가며 궁극적으로 방향 설정(direction)과 목적(purpose)에 대해서 익히게 된다.

(4) 근면감 대 열등감(industry vs inferiority, 6~12세)

근면감(industry)의 시기는 성격발달에 관한 더 중요한 단계를 이미 통과했기 때문에 아동은 이제 근로자로서, 생산자로서의 준비가 되어간다. 아동은 자신이 완성할 수 있는 업무와 활동에 관여하고 싶어 하는데, 이때 그들은 진정으로 완수하기를 원하고 또 필요로 하게 된다. 아동은 타인과 경쟁하는 것과 협동하는 것을 배우며, 규칙도 배운다. 이 시기는 타인과의 사회적 관계를 형성하는 매우 중요한 시기이다. 만약 아동에게 너무 많은 것을 기대하거나, 남이 자신에게 설정해 놓은 기준을 따라가지 못한다고 믿는다면 부적합성(inadequacy)과 열등감(inferiority)이 발달한다. 이 시기의 발달과업에 대한 성공적인 결과로는 근면감으로부터 발전된 자아의 자질 즉 자기역량(competence)의 획득으로 이어진다.

(5) 정체감 대 역할 혼돈(identity vs role confusion, 12~18세)

정체감(identity)은 빠르고 현저한 신체적 변화와 함께 발달하는 특징이 있다. 이 시기의 아동은 자신의 신체에 대한 이전의 신뢰가 무너지고, 그들의 자아개념(self-concept)과 비교하여 타인의 눈에 비춰지는 모습에 대해서 지나치게 신경을 쓰게 된다. 특히 청소년들은 그들이 그 동안 맡아왔던 역할, 현재의 역할과 함께 해보고 싶은 역할을 맡고자 노력하고, 또래 사이에서 유행에 맞추기 위해서 노력하며, 또한 자신의 개념과 가치를 사회의 것과 통합하기 위해서 노력하고, 직업에 관련된 결정을 내리기 위해서 노력한다. 만약 핵심갈등을 해결하지 못하면 역할 혼돈(role confusion)이 일어난다. 발달과업에 대한 성공적인 결과로는 타인, 가치 및 관념(ideology)에 대한 헌신(devotion)과 충성심(fidelity)을 얻게 된다.

(6) 친밀감 대 고립감(intimacy vs isolation, 20-40세)

이 시기의 성인은 사회생활을 시작하며 배우자를 선택하여 결혼생활을 시작하는 시기이다. 통합된 정체감으로 타인과 교류하며 공감하는 능력을 발달시키고 친밀감을 형성하는 것은 성공적인 사회관계 형성과 결혼에 모두 중요한 과업이다. 그렇지 못할 경우 고립감을 경험한다.

(7) 생산성 대 침체성(generativity vs stagnation, 45-65세)

이 시기에는 중년기에 해당되며 활발한 사회활동을 통해 생산성을 발휘하는 시기이다. 자녀양육을 통해 다음세대를 이어갈 수 있도록 준비시키는 것도 중요한 과업이다. 이러한 욕구가 충족되지 못할 경우 침체감을 경험한다.

(8) 통합감 대 절망감(intergrity vs despair, 65세)

노년기에 해당하는 이 시기에는 자신의 지난 경험을 이해하고 자신의 삶이 의미 있었다는 것을 확신하며 통합감을 발달시키는 것이 주요 과업이다. 죽음에 직면하면서 자신의 삶을 돌아볼 때 자신의 인생을 무의미하게 느끼게 되면 절망감을 경험하게 되고, 이러한 상태는 노인성 우울로 이어질 수 있다.

표 2-1 Erikson의 심리사회적 발달이론

단계(연령)	심리적 과업/위기	영향을 미치는 관계
영아기(0-1세)	신뢰감/불신감	어머니, 양육인
유아기(2-3세)	자율성/수치심, 의심	부모
학령전기(3-5세)	솔선감/ 죄책감	가족
학령기(6-12세)	근면성/열등감	이웃, 학교
청소년기(12-20세)	정체감/역할혼돈	동료집단, 외부집단
성인초기(20-25세)	친숙감/고립감	친구
성인기(25-65세)	생성감/자기도취	직장, 가정
노년기(65세 이후)	통합감/절망감	혈연관계, 인류

3) 콜버그의 도덕성 발달

아동은 도덕성 판단에서도 일련의 발전단계를 거친다. 콜버그(Kohlberg, 1968)가 설명한 대로 도덕성 발달은 인지발달이론을 토대로 하고 있으며, 다음 세 개의 주요 수준으로 나뉘어 있다.

(1) 전인습적 수준

인지발달의 전조작기와 직관적 사고기에 해당한다. 문화를 통해 선과 악, 옳고 그름을 구분하도록 유도하지만, 자기 행동에 따라 겪게 되는 물리적인 결과 또는 만족 정도에 따라 판단하며 통합해 버린다. 즉, 처음에는 어떤 행위의 결과에 따라 선과 악을 결정하지만, 아동은 처벌을 기피하기 때문에 규칙과 기준에 대한 결정권이 있는 사람에게 무조건 복종한다. 이들은 이러한 결과를 지지하는 기본적 도덕질서에 대한 개념이 없다. 결국 올바른 행동이란 자신의 욕구를, 때때로 타인의 욕구를 만족시켜 주는 것이라고 결론짓는다. 아동은 정당함(fairness), 공평한 거래(give and take) 및 동등한 분배(equal sharing) 등의 명백한 증거가 있다고 할지라도, 충성심(loyalty), 감사(gratitude), 정의(justice)가 아닌 매우 실용적이고 구체적인 방식으로 해석한다.

(2) 인습적 수준

아동은 일치(conformity)와 충성심에 관심을 갖는다. 그들은 결과에 개의치 않고 가족, 단체 및 국가적 기대(national expectation)를 유지하는 데 가치를 둔다. 자신의 행위가 주위의 동조를 얻을 수 있고, 타인을 기쁘게 하거나 도와주는 행위는 좋은 것이라고 여긴다. 아동은 '선'한 행동을 함으로써 동조를 받아낸다. 규칙을 따르고, 자신이 해야 할 일을 다 하고, 권위에 존경을 표하고, 또 사회적 질서를 유지는 것이 올바른 행동이라고 여긴다. 이 수준은 인지발달의 구체적 조작기와 관련된다.

(3) 후인습적·자율적·원칙적 수준

전체 사회가 동의하고 검증을 거친 일반적인 개인 권리와 기준에 입각하여, 올바른 행위가 무엇인지 새롭게 정의한다. 그러나 법 절차를 따르는 것도 중요하지만 사회적 요구와 합리성을 추구할 경우, 법 자체가 바뀌어야 한다는 점도 강조되어야 한다.

도덕성 발달에서 가장 발달된 것은 스스로 선택한 윤리적 원칙(ethical principle)에 의거하여 양심적 결정으로 인도하는 수준이다. 이것은 추상적이고 윤리적이지만, 개인의 권리를 존중하는 인권과 정의에 대한 보편적 원칙이다.

4) 파울러의 영적 발달

영적 신념은 아동의 자아개념의 도덕과 윤리적 부분과 밀접하게 관련되어 있기 때문에, 아동을 대상으로 기본 욕구를 사정할 때 꼭 포함시켜야 한다. 아동은 자신의 삶과 인생에 대한 의미, 목적 및 희망을 가질 필요가 있으며 비록 어린 아동이라 할지라도 고백과 용서가 필요할 수 있다. 신념 및 관례(practice)의 체계인 신앙을 넘어서, 영성(spirituality)이 확대하면 정신, 신체 및 영혼, 즉 인간 전체에 영향을 미치게 된다. 파울러(Fowler, 1981)는 일곱 개의 신념 발달단계를 확인하였는데, 이 중 네 개는 아동기의 인지발달 및 사회심리적 발달과 밀접한 관계가 있다.

(1) 0단계: 미분화(undifferentiated)

이 단계는 아동 자신의 행동에 대한 확신도 신념도 없고, 옳고 그름의 개념도 없는 영아기에 해당한다. 그러나 주요 보호자와의 관계를 통한 기본적 신뢰감의 발달로 인하여 신념의 첫 걸음을 딛게 된다.

(2) 1단계: 직관적-투사적(intuitive-projective)

유아기는 타인의 행동을 모방하는 시기로, 어떤 의미나 중요성에 대한 이해도 없이 타인의 종교적인 몸짓과 행위를 모방한다. 학령전기 동안에는 그들 부모의 가치나 신념의 일부를 동화한다. 이 나이의 아동은 여전히 기본개념의 이해를 통해서가 아니라 일상적인 생활의 일부로서 부모의 신념을 따르고 모방하는 것이다.

(3) 2단계: 신화적-문자적(mythical-literal)

학령기에는 영적 발달이 인지발달과 평행하며, 아동의 경험과 사회적 상호작용에 매우 밀접하게 연관된다. 이 시기의 아동은 종교에 대한 관심이 매우 높아진다. 신의 존재를 받아들이고 전지전능한 존재에 대한 기원을 중요하게 받아들이면서 그것이 선한 행동이면 보상을 받고, 악한 행동이면 벌을 받는다고 믿고 그렇게 반응해지길 원한다. 어른들의 뜻을 거스르게 될 때는 양심의 가책을 느끼게 된다.

(3) 3단계: 종합적-인습적(synthetic-convention)

아동이 청소년기가 되면서, 점차 영적 실망감을 가진다. 그들은 자신들의 요구사항에 관한 모든 기도가 받아들여지지 않는다는 것을 인식하고 일부 종교적 실천을 포기·수정할 수도 있다. 가끔 부모의 종교 기준 일부를 비판하여 의문을 제기하며, 종교적 실천을 그만두거나 수정하기도 한다.

(4) 4단계: 개별적-반사적(individuating-reflexive)

청소년기가 되면 더욱 회의적으로 변하며, 타인의 종교적 기준과 부모의 종교적 기준을 비교하기 시작한다. 이들은 어떤 것을 채택해서 자신의 가치관 내로 더해야 할지를 결정·시도하고자 한다. 또한 과학적인 관점에서도 종교적 기준을 비교하기도 한다. 청소년들은 많은 종교적 사상에 대해서 불확실해 하고, 적어도 청소년기 후반이나 성인 초반이 되기 전까지는 심오한 통찰력을 갖지 못한다.

5) Gould의 성인기 발달 이론

성인을 중심으로 발달과정에 대한 이론을 개발한 Gould(1972)는 성인기의 중심주제로 변이현상(transformation)을 들고 있다. 성인에 대한 기존의 개념은 성인을 성장과 발달이 완성된 상태로 본다. 이에 반해 Gould는 20세를 전후하여 독자성이 강조되는 새로운 역할이 주어지기 때문에 변이현상의 당위로 인한 역할갈등을 경험하면서 발달이 계속된다고 보았다.

Gould는 성인 남녀를 대상으로 연령층에 따른 역할변화와 혼돈, 인생에 대한 시간 제약감 등의 의식을 조사하여 성인기의 변이현상을 7단계로 제시하였다(표 2-2).

표 2-2 성인기의 변이현상

단 계	특 징
1단계(16-18세)	자신을 가족의 구성원으로 보면서 부모로부터 분리되기를 원함
2단계(18-22세)	스스로 독립심을 갖고 분리되는 한편 때로는 부모가 이끌어 주기를 원함
3단계(22-28세)	가족으로부터 완전히 독립되었다고 생각하면서도 부족한 부문을 느끼며 이를 성장과정으로 지각함
4단계(28-34세)	안정된 결혼생활을 보이면서 자신이 사회에 필요한 사람임을 자각
5단계(34-43세)	자기 반영을 하는 시기 삶의 가치에 대한 의문을 제기. 인생무상을 느끼며 스스로의 삶에 열중함
6단계(43-50세)	성격특성이 분명해지고, 사회활동에 배우자, 친구와 함께 몰두 시간의 한계성을 절감
7단계(50-60세)	변이현상의 절정기, 죽음, 건강과 관련된 사항을 이해하려 함

6) Bandura의 사회학습 이론

사회학습 이론가인 Bandura(1986)는 사회학습이론에서 행동과 환경뿐 아니라 학습자를 훨씬 더 능동적인 것으로 보고 세상에 대한 지식을 얻고 지식을 활용하는 인간의 능력에 영향을 주는 것으로서 인지적 요인의 역할을 인정하고 있다. 아동행동의 갑작스런 변화나 학습은 고전적 조건형성이나 조작적 조건형성의 단순한 원리로는 설명될 수 없으며, 다른 사람의 행동을 관찰하고 모방(modeling)함으로써 발생하는 관찰학습에 의해 나타난다고 하였다.

(1) 관찰학습

Bandura는 관찰학습의 단계에는 주의집중, 기억, 운동재생, 동기유발의 네 가지 과정이 꼭 필요하며, 한 가지라도 빠지면 이론의 모형이 불완전하여 성공적 모방이 이루어지지 않는다고 보았다.

- 주의집중단계 : 모델링을 하는 과정에서 모델의 행동에 주의 또는 집중하고 중요하지 않는 것은 걸러내야 한다.
- 기억 : 주위 모델로부터 받은 내용과 인상을 내면화하고 나중에 그 순서를 제생하도록 해준다.

- 운동재생 : 모방하고자 하는 행동이 심상에 저장되어 있거나 상징적으로 부호화 되어 있을 때 행동으로 하나하나 전환되어야 한다.
- 동기유발 : 다른 사람의 행동을 관찰하여 배웠을지라도 자신에게 이익이 되는 행동이면 동기유발이 될 것이다.

(2) 자기효능감

반두라의 사회학습이론에서 자기효능감은 매우 중요한 요소이다. 자기효능감이란 자신이 바라는 목적을 이루기 위해 어떤 특정행동을 잘 해낼 수 있다는 개인적 신념으로서 어떤 행동을 모방할지 결정하는데 도움이 된다.

3. 청년기의 특징

1) 신체발달

청년기는 어느 시기보다 최적의 신체발달과 성숙이 이루어지는 시기이며, 최적의 심장기능 상태와 지속적인 근육량 증가로 최고의 운동능력을 획득하는 시기이기도 하다. 시력은 20세에 가장 좋으며, 미각 촉각, 후각 등의 감각도 안정적으로 유지된다.

2) 사회심리적 발달

에릭슨의 심리사회적 발달이론에 따르면, 청년은 주변사람들과의 친밀한 관계 형성을 통해 친밀감을 발달시키는 시기이다. 친밀감은 타인과 가깝게 서로 연결되어 맺어져있는 느낌을 말한다. 이는 배우자를 선택하여 결혼이라는 발달과업을 성취하게 하는 원동력이 되고, 원만한 대인관계와 사회생활을 할 수 있는 원동력이 된다. 친밀감을 형성한 청년은 타인에 대한 이해와 배려, 공감능력이 증가하여 사회생활에 긍정적인 효과를 미치는 반면 친밀감을 형성하지 못한 청년은 자의식이 강하고 상대방에 대한 관심과 배려를 보이기가 어렵다.

3) 인지발달

청년의 인지발달수준은 형식적 조작기에 속하며, 추상적인 것에 대해서도 폭넓은 사고와 논리적인 사고를 할 수 있다. 이 시기에는 눈에 보이는 사진이나 동영상을 구체적으로 제시하지 않고 설명이나 교육을 시행하더라도 충분히 알아듣고 논리적인 사고를 한다.

4) 도덕성 발달

콜버그의 도덕적 발달단계에 의하면 청년은 청소년기와 동일한 후인습적 도덕수준의 5단계인 사회계약 지향 단계에 속한다. 이는 자신만의 도덕적, 윤리적 가치, 행동의 의도 파악, 발생된 상황과 정황 등을 함께 고려하면서 옳고 그름을 판단할 수 있는 융통성 있고 자율적인 도덕성을 발휘한다는 것이다. 사회적 법과 질서를 지키는 것도 중요하지만 인간의 생명존중, 자신만의 도덕적 윤리적 가치에 의해 이러한 것들이 변화 가능하고 수정 가능하다고 생각하는 시기이다.

5) 영적 발달

20대 초반까지는 청소년기와 동일한 종합적-인습적 단계의 영적 발달을 한다. 이 단계는 타인과의 폭넓은 관계를 가지면서 자신만의 신앙에 대한 정체성을 만들고 종합해 가는 시기이다. 타인의 신앙과 자신의 신앙이 불일치되는 것을 느끼더라도 감히 표현을 하지 못하고 순응하는 단계이다.

참고문헌

김계숙 외(2013). 인간성장발달과 건강. 서울: 신광출판사.
성경미 외(2014). 인간성장과 발달-이론과 실제. 서울: (주)고문사.
조복희 외(2010). 인간발달(개정2판). 파주: (주)교문사.
홍경자 외(2008). 인간발달과 건강증진(6판). 서울: 현문사

제3장

건강증진

제3장

건강증진

학습목표

1. 우리나라 암 발생률과 암 사망률을 이해할 수 있다.
2. 암예방법에 대해 이해하고 설명할 수 있다.
3. 건강증진과 건강관리의 개념을 이해할 수 있다.
4. 건강상태, 신념 및 습관에 영향을 미치는 요인을 확인할 수 있다.

제1절 건강증진의 중요성

1. 암 발생과 암 사망율

현대사회는 점차적으로 건강증진을 위한 건강관리의 비중이 커지고 중요해지고 있다. 특히 이러한 건강 증진과 건강관리에 항상 대두되는 질병은 암과 만성질환으로 크게 설명되고 있는데 암과 만성질환은 단기간 치료로 완치되는 것이 아니고, 지속적이고 오랜 기간 동안 관리를 해야 하는 공통점이 있다.

암이란 인체의 정상세포 활동 중에 생성되는 비정상적 혹 덩어리이다. 암은 악성종양이라는 단어와도 같은 의미로 사용되는데 무한적 증식을 하고, 주위 조직으로 침윤되며, 림프관이나 혈관 등을 통해 다른 부위로 퍼진다는 특징이 있다. 이러한 암세포는 외부에서 세균처럼 인체에 침입하는 것이 아니고 인체 내의 정상세포가 어떠한 이유로 세포 유전자(DNA)의 변이로 생긴 것으로 알려져 있다(출처: 대한암협회).

그림 3-1 정상세포와 암세포의 분화

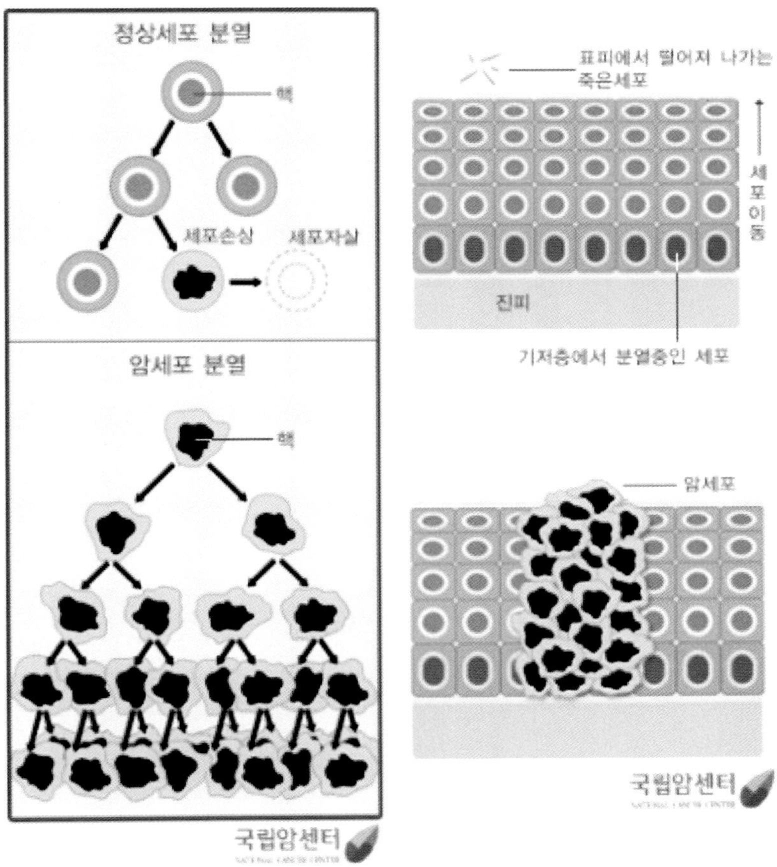

[정상세포와 암세포의 분화]

출처: 국립암센터

전 세계적으로 암은 매년 천만 명 이상 발생한다고 조사되고 있으며, 그중 6백만 명이 이로 인해 사망하는 것으로 나타나 각 국가별 사망의 원인으로 암이 큰 비중을 차지하고 있다. 우리나라에서도 암사망률은 전체 사망원인에서 1위를 나타내고 있으며, 다른 질환의 사망원인은 점차적으로 감소하고 있으나 암으로 인한 사망률은 증가하는 것으로 알려져 있다.

그림 3-2 보건복지부 중앙암등록 통계 (2014년)

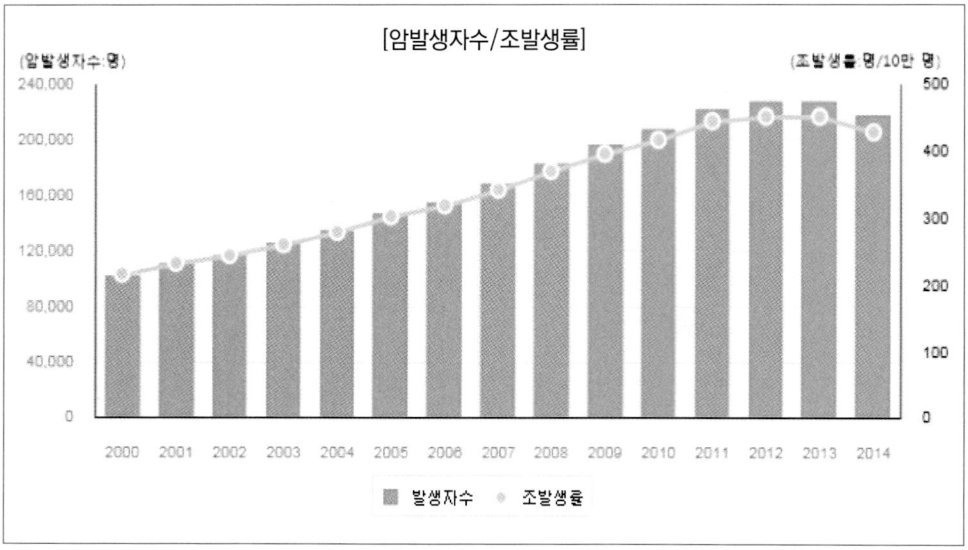

출처: 보건복지부 암등록통계(국가승인통계 제11744호)

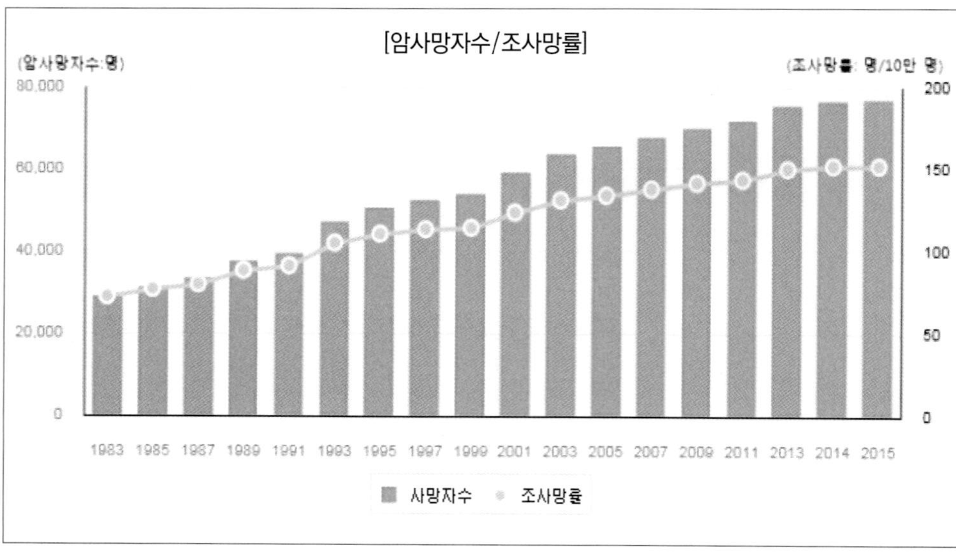

출처: 보건복지부 사망원인등록통계(국가승인통계 제10154호)

2. 암의 원인

암의 발생 원인은 정확히 규명되고 있지 않지만 유전적 요소로 구분할 수 있는 내적 요인과 환경, 사회적 요소가 포함되는 외적 요인으로 구분해 볼 수 있다.

내적 요인인 유전적 요소는 대체적으로 가족력으로 설명하고 있지만, 이 역시 외적 요인인 환경적 요소가 포함되어 있어 정확한 구별이 어려운 실정이다.

외적 요인은 발암성 식품 및 화학물질, 흡연, 방사선·자외선, 계속적인 염증과 손상 등으로 볼 수 있으며, 정상인에 비해 암 발생의 확률이 증가한다. 이는 암 발병의 원인이 생활환경이나 생활습관과 같은 환경적 요인이 더 중요함을 나타내는 것이며, 이러한 요인이 유전적 변형을 촉발하는 데 결정적 역할을 하고 있다고 볼 수 있다.

3. 암 예방

세계보건기구(WHO)에서는 암 발생 인구의 1/3은 조기 건강검진 등을 통해 예방이 가능하다고 하였으며, 적절한 치료와 생활습관 및 식습관 등의 개선을 통해 완치도 가능하다고 하였다. 국가적으로 시행하고 있는 생애주기별 건강검진 등을 통해 이러한 암이나 기타 질환 등을 조기 발견할 수 있어 정기적인 검진이 꼭 필요하다는 것을 알고 있어야 한다. 또한, 생활습관과 식습관 개선, 적당한 운동이 암 예방에 도움이 된다고 알려져 있는데, 암 예방을 위한 대한 암협회가 권고하는 암 예방 권고사항은 아래와 같다.

암 예방을 위한 14개 권고사항
1. 편식하지 말고 영양분을 골고루 균형 있게 섭취한다.
2. 황록색 채소를 주로 한 과일 및 섬유질을 많이 섭취한다.
3. 우유와 된장의 섭취를 권장한다.
4. 비타민 A, C, E를 적당량 섭취한다.
5. 이상 체중을 유지하기 위하여 과식하지 말고 지방분을 적게 먹는다.
6. 너무 짜고 매운 음식과 너무 뜨거운 음식은 피한다.
7. 불에 직접 태우거나 훈제한 생선이나 고기는 피한다.
8. 곰팡이가 생기거나 부패한 음식은 피한다.
9. 술은 과음하거나 자주 마시지 않는다.
10. 담배는 금한다.
11. 태양 광선, 특히 자외선에 과다 노출을 피한다.
12. 땀이 날 정도의 적당한 운동을 하되 과로는 피한다.
13. 스트레스를 피하고 기쁜 마음으로 생활한다.
14. 목욕이나 샤워를 자주하여 몸을 청결하게 한다.

출처: www.kcscancer.org : 대한암협회

제2절 건강증진

1. 정의

건강증진에 대한 정의는 다양하게 이루어져 왔는데 이는 안정성을 유지하거나 위험요인을 예방하는 개념에서부터 자아실현과 성장, 고도의 안녕을 향해 나아가는 개념으로 변화되어 왔으며, 생활방식이나 행동을 변화시키기 위해서는 개인의 책임이 무엇보다 중요하다는 견해를 보이고 있다(임미영, 1999). 또한, 건강한 생활양식을 증진시키기 위한 활동으로써 안녕수준을 높이고 자아실현과 만족감을 유지, 증진하기 위한 방향으로 취해지는 통합된 행위라고 정의하고 있다(Pender, 1982, 1987).

WHO(1986)의 오타와 헌장에서 '건강증진은 사람들의 건강관리능력을 증가시키고 향상시키는 과정이다. 신체적, 정신적, 사회적으로 완전히 안녕한 상태를 이루기 위해 개인 또는 그룹은 열망을 정의할 수 있고, 실현시킬 수 있어야 하고, 요구를 충족시키고, 환경을 변화시키거나 대처할 수 있어야 한다. 따라서 건강은 삶의 목적이 아니라 매일의 삶에 대한 자원으로 보여 지며, 건강은 신체의 수용력뿐만 아니라 사회적, 개인적인 자원으로 강조하는 긍정적인 개념이다. 그러므로 건강증진은 보건 분야의 책임뿐만 아니라 안녕을 위한 건강한 생활습관까지를 포함한다.'라고 정의하고 있다(WHO, 1986). 이러한 광범위한 건강증진에 대한 정의를 1974년 캐나다에서는 <캐나다인의 건강에 대한 새로운 시각A New Perspective on the Health of Canadians>이라는 Lalonde Report, 1979년 미국에서는 <건강한 사람들Healthy People>이라는 Surgeon General Report로 각각 발표하면서 건강증진에 대해 강조하였다. 이 두 보고서에서는 사람들이 그들의 생활양식과 개인적인 행위들을 실천하구 수정함으로써 건강상태를 향상시킬 수 있는 역할을 강조하고 있다. 1980년 미국 공중보건사업부의 건강정보와 증진부서(OHIP)에서는 '건강증진-질병예방'이 국가의 목표라고 밝혔는데(U.S. Surgeon General, 1980), <Healthy People>에서 언급한 광범위한 목적을 달성하기 위해 여러 전략들을 열거하여, 개인적 행동 변화뿐만 아니라 기관, 입법 및 정책의 역할들을 포함하여 말했다. 이 전략들은 15가지 영역으로 구성되어 있는데, 그 중 건강증진, 운동과 건강, 흡연, 스트레스 조절, 영양 및 알코올과 약물에 대해서는 좀 더 구체적으로 언급되어 있다. 우리나라는 1995년 보건복지부에서 국민의 건강에 대한 가치와 책임의식을 함양하도록 건강에 관한 바른 지식을 보급하고, 스스로 건강생활을 실천할 수 있는 여건을 조성함으로써 국민의 건강을 증진하는 것을 목적으로 국민건강증진법을 제정하였다(국민건강증진법 제1조). 건강증진에 대해 정의한 여러 문헌의 내용을 보면 '건강증진이란 건강을 저해하는 인자를 제외해서 건강상태를 유지할 뿐만 아니라 영양, 체력 등을 고려해서 적극적으로 건강상태의 수준을 향상시키는 것이다(대한간호학회, 1996).'라고 하였으며, 건강과 질병은 단순한 차원의 현상이아니라 생리학적, 문화적, 사회경제적, 발달적 요소와 그 개인의 생활양식이 상호 관련되어 나타나는 매우 복합적인 성격을 띠는 결과라고 해석되고 있다(김명자, 1990; 유은광 외, 1999; 박정숙 외, 1996). 이렇듯 여러 문헌에서 공통적으로 건강증진은 건강행위를 유지하며 환경적 영향을 수정하는 데 있어 인간의 능동적 역할을 강조하고 있고 더불어 한 나라의 기관, 입법 및 정책의 역할의 중요성에 대해서도 기술하고 있다. 따라서 건강증진이란, 환경과 개인의 행동을 수정하는 프로그램을 통해 적극적으로 건강상태의 수준을 향상시키는 것이며, 이때의 프로그램은 개인의 생활양식, 지역사회 개발, 조직의 변화 및 정치적 수준의 입법 상에서 나온 교육과 연관되어 있다고 할 수 있다.

2. 건강증진과 질병예방 개념

건강증진이라는 말은 건강보호, 건강유지, 질병예방과 유사한 의미로 혼용해서 사용되고 있는데 이러한 용어는 문헌상 상당한 차이가 있다. Leavell & Clark(1958)는 질병예방을 1차, 2차, 3차의 3가지 수준으로 정의하였고, 5단계를 통해서 각 수준의 예방을 설명하고 있다. 1차 예방은 건강증진과 특정한 건강문제에 대한 보호, 이차 예방은 건강문제의 조기 확인과 건강문제를 경감시키기 위한 즉각적 중재이며, 3차 예방은 질병의 회복과 최적의 기능 수준으로의 재활에 초점을 두고 있다.

예방수준별 활동들의 예는 [표 3-1]에 제시되어 있다.

표 3-1 예방의 수준

수 준	보 기
일차예방 · 전반적인 건강증진과 질병을 예방하기 위해 특별한 보호를 하는 것이다. · 건강한 개인 혹은 집단에 적용되며, 질병이나 불구의 가능성을 감소시키는 활동들로 구성된다.	· 사고와 중독예방, 생의 단계별 영양, 성장 및 발달의 표준, 필요한 운동량, 스트레스 관리, 작업적 위험에 대한 보호 등에 관한 건강교육 · 예방접종 · 특수한 질병에 대한 위험사정 · 가족계획서비스와 결혼상담 · 환경적인 위생과 적절한 주거지, 오락 및 작업조건의 제공

수 준	보 기
이차예방 · 건강문제를 지닌 개개인들을 위해 질병의 조기발견, 즉각적인 중재 및 건강유지에 역점을 둔다. · 합병증과 불구의 예방을 포함한다.	· 고혈압, 당뇨, 자궁암, 녹내장, 성병의 검진 · 정규적인 의료 및 치과 검진 권장 · 유방암과 고환암의 자가검진법 교육 · 아동의 성장과 발달 사정 · 합병증을 예방하기 위해 가정, 병원 혹은 다른 기관에서 제공된 간호사정과 관리(예: 피부통합성 유지, 체위 변경과 운동시키기, 적당한 휴식, 음식, 수분섭취보장, 대·소변의 배설촉진, 투약과 같은 의료요법 실시)
삼차예방 · 질병의 회복단계 초기에 시작되며, 확정적 혹은 불가역적인 결함이나 불구가 있을 때 수행된다. · 초점은 개개인들이 재활하도록 돕고 불구를 지닌 자들을 최적의 기능수준으로 회복시키는 것이다.	· 결장루를 지닌 대상자의 지지집단에게 의뢰하기 · 합병증을 확인하고 예방하기 위해 당뇨병을 지닌 대상자 교육 · 척수 손상을 지닌 대상자가 남아있는 능력의 사용을 극대화하는 훈련을 받도록 재활센터로 의뢰하기

이것은 넓은 의미에서의 보건활동으로서 중요한 측면이고 종래, 환경위생학, 영양학 등을 중심으로 해서 전개되어 왔는데 앞으로는 더욱 넓은 시야에서의 건강증진활동이 기대되고 있다.

Green(1990)은 건강증진이란 건강을 산출해 내기 위한 건강교육, 그리고 그와 관련된 조직체적, 경제적, 환경적 지지로 Brubaker(1983)는 일반대중의 생활방식 혹은 생활환경의 변화를 촉진하는 방법을 통해 건강의 수준을 향상시키려는 건강관리로 정의하였다. 1986년 제 1차 건강증진국제회의(Ottawa)에서는 건강증진이란 삶의 목적이 아닌 일상생활을 위한 차원인 건강을 더 잘 통제할 수 있고 향상시킬 수 있는 인간의 능력을 증가할 수 있게 해주는 과정이라 하였으며, O'Donell (1986, 1989)은 최적의 건강상태 유지를 위한 인간의 생활양식 변화를 돕는 과학이며, 예술로 정의하였다. Pender(1982, 1987)는 건강증진과 일차예방은 별개의 것이라고 생각했는데, 건강증진은 안녕수준을 높이고 개인, 가족, 지역사회의 잠재력을 활성화시키기 위한 방향으로 제시된 활동들의 접근행위라고 정의했다. 일차예방은 특정한 질환의 확률을 줄이기 위한 방향으로 제시된 활동이라고 할 수 있는 회피행위로 정의했는데, 요약하자면 건강증진은 질병중심, 즉 어떤 특정한 문제를 없애는 것이 아닌 반면에 일차예방은 특정한 문제를 피하는 방향으로 연결된다. 이와 같이 건강증진이란 더 높은 건강과 안녕수준에 도달할 목적으로 취하게 되는 어떤 활동 혹은 과정으로 적은 범위에서는 개인에서부터 넓은 의미인 지역사회의 안녕을 증진시키고 건강 잠재력을 활성화시키는 방향으로 나아가게 된다. 따라서 건강 증진의 목적은 건강잠재력의 증진과 건강균형의 유지에 있다.

건강증진의 활동범위는 사회, 문화, 경제 제도의 차이와 그 나라의 지역적 요구와 잠재능력을 고려해야 한다. Ottawa 대회에서 채택한 헌장에서는 건강한 공공정책 확립, 건강 지향적 환경조성, 지역사회 활동 강화, 개개인의 기술개발 및 보건의료사업의 방향 재조정과 같은 5개의 영역을 건강증진의 활동범위로 정하고 있다.

건강증진의 내용은 3가지로 나눌 수 있는데 그 내용은 아래와 같다.

① 사람들의 건강한 생활양식을 유지하고 지원하는 조치
② 건강향상에 도움이 되는 행동변화를 촉진하는 조치
③ 환경적, 사회적 질병원인을 제거하기 위한 환경 변화를 확보하는 조치

<Healthy People 2000>에서는 성인과 아동을 위한 건강증진과 질병예방의 구체적 목적을 서술하고 있으며, 건강증진, 건강보호 및 예방적 건강사업의 세 분야로 구분하여 각각의 구체적 활동을 요약하고 있는데 그 내용은 [표 3-2]와 같다.

표 3-2 건강증진의 세 분야에 따른 구체적 활동

분야	활동
건강증진: 건전한 생활양식을 증진시키는 개인 및 지역사회 활동들	· 운동: 전 인구 30% 이상 적절한 운동 실천 · 영양개선: 비만인구를 20% 이내로 유지 지방섭취율 총 에너지의 30% 이내로 유지 · 흡연제한: 성인흡연율 15% 이내로 유지 20세 흡연율 15% 이내로 유지 · 음주와 약물남용예방: 음주운전 사망률 10만 명당 8.5명 미만 청소년의 코카인 이용률 3% 미만 · 가족계획: 17세 이하 소녀임신을 천 명 당 50명 미만 · 정신건강: 자살률 10만 명 당 10.5명 미만 · 폭행치사: 살인은 10만 명 당 7.2명 이내로 유지 · 보건교육: 전 학교 75%에 보건교육프로그램 보급 사업자의 85% 이상 건강증진활동 전개
건강보호: 환경적인 건강위협을 최소화하기 위해 정부와 산업장이 취한 조치들	· 감염성 질환과 불의의 사고예방, 산업장안전보건, 환경보건, 식품 및 의약품 안전별로 목표설정 · 구강보건: 8세 아동의 우식증 발현율 35% 이내 65세 이상 무치율 20%이내
예방적 건강사업: 건강관리 제공자들이 건강문제를 예방하기 위해 취하는 행동들	· 모자보건, 만성 퇴행성 질환 조절, AIDS 등 성병 및 기타 예방적 건강서비스

건강증진, 질병예방 및 건강보호라는 용어를 구분할 때의 어려움은 하나의 건강 활동이 여러 가지 이유로 해석될 수 있기 때문이다. 예를 들어, 40세 남성이 1일 3마일(약 4.8㎞)을 걷는 프로그램을 시작할 수 있다. 이 남성의 하는 행위의 목적이 심장질환의 위험감소라면 이 활동은 예방행위로 생각할 수 있다. 만약, 그의 걷기 처방이 전신건강과 안녕감을 증진시키기 위한 것이라면 그 활동은 건강증진행위로 여겨질 것이다.

건강증진은 모든 사람들의 건강과 질병사태 또는 연령과 무관하게 제공될 수 있는데 예를 들면, 체중 조절법은 질환이 없는 과체중인 사람과 심장 혹은 관절질환을 지닌 사람에게 유익할 수 있다. 건강하거나 아픈 노인들의 건강증진 항목들로는 적당한 수면, 적절한 알코올 사용, 치아구강건강, 약물 관리, 운동, 발의 건강, 건강 검진에 대한 권면, 보청기 사용, 예방접종, 투약교육, 영양, 신체적 건강, 예방적 건강서비스, 안전대책, 금연 및 체중 조절이 있다.

3. 건강증진 관련 이론

오래 전부터 개개인이 질병예방이 건강증진 활동들에 참여할 가능성을 확인하는데 도움이 되는 건강개념과 행위에 관한 여러 가지 이론 혹은 모형들은 건강에 관심을 가지고 있는 여러 분야의 학자들에 의해 개발되어 왔다.

1) Pender의 건강증진모형

건강증진모형은 건강을 추구하면서 환경과 상호작용 하는 인간의 다차원적인 특성을 묘사하려는 시도이며, 총체적인 인간의 기능에 대한 간호학적 관점에서 기대, 가치 이론과 사회학습(인지) 이론에서 얻은 많은 구조들을 통합한 것이다.

Pender의 건강증진모형(1996)은 모든 건강증진 생활양식뿐만 아니라 특정한 행위를 예측하는 것을 목표로 하는 연구를 위한 하나의 틀로서 건강증진행위의 영향요인을 규명하고 이를 조정할 수 있는 간호의 기틀을 제시하고 있다. 이 모형은 점차적으로 수정, 보완을 통해 2002년 새로운 모델이 [그림 3-3]에 나와 있다. 건강보호행위나 예방적 행위보다는 건강증진행위에 초점을 두고 있으며, 건강증진행위의 결정요인들은 인지-지각요인, 수정요인 및 행동의 계기로 범주화될 수 있다.

(1) 개인적 특성과 경험

한 개인은 이후의 행위에 영향을 미치는 독특한 특성과 경험을 가지고 있으며, 이들의 중요성은 목표행위에 좌우된다.

① 이전의 연관된 행위

이전의 행위는 건강증진행위에 참여할 가능성에 직·간접적인 영향을 미치며 실험연구에서 행위의 가장 중요한 예측인자는 과거에 행하였던 것과 같거나 유사한 행위의 빈도였다.

② 개인적 요인

개인적 요인은 생물학적·심리적·사회문화적 요인으로 분류된다. 생물학적 요인에는 나이, 성, 체중, 사춘기, 폐경기, 운동능력, 힘, 민첩성, 균형 등이 포함되며, 심리적 요인에는 자존감, 자기동기화, 개인의 능력, 지각된 건강상태, 건강의 정의가 포함된다. 사회문화적 요인에는 인종, 민족, 문화이입, 교육, 사회경제적 상태 등이 포함된다.

(2) 행위와 관련된 인지와 감정

건강증진모형 내 이 변수들은 간호활동에 의해 수정될 수 있으므로 중재의 핵심을 이룬다. 행위의 지각된 유익성과 장애성은 개정되기 전의 건강증진모형 설명 시 언급하였다.

① 지각된 자기효능감

자기효능감은 특정한행위의 과정을 조직하고 실행하는 개인의 능력에 대한 판단이다. 건강증진모형에서 자기효능감은 행위와 관련된 감정에 의해 영향을 받으며, 역으로 지각된 장애성에 영향을 미친다. 직접적으로 건강증진행위를 동기화시키고 지각된 장애성과 행위의 실행과 유지에 간접적인 영향을 미친다.

② 행위와 관련된 감정

행위와 관련된 감정은 행위에 대한 직접적인 정서적 반응이나 본능수준의 반응을 반영하며, 긍정적인 감정과 관련된 행위는 반복되는 경향이 있는 반면 부정적인감정과 관련된 행위는 회피된다. 이 변수는 지각된 자기효능감과 행위계획 수립을 통해 직·간접적으로 건강행위에 영향을 미친다.

③ 인간 상호간의 영향

이 변수는 타인의 행동이나 신념·태도에 대한 인지이며, 일차적인 원천은 가족, 또래집단, 건강관리제공자이다. 인간 상호간의 영향은 규범, 사회적 지지, 모델링 등으로 구성되며, 이는 사회적 압력이나 행동계획 수립의 격려를 통해 직·간접적으로 영향을 미친다.

④ 상황적 영향

건강행위에 대한 상황적 영향에는 이용 가능한 선택권의 지각, 요구의 특성, 행위가 일어나도록 하는 환경의 심미적 특성이 포함된다. 개정된 모형 내 상황적 영향은 건강행위에 직·간접적으로 영향을 미치는 것으로 재인식되었다.

(3) 행위의 결과

행위계획을 수립하는 것은 행위적 사건을 시작하는 것이며, 피할 수 없는 갈등적 요구나 저항하기 힘든 갈등적 선호성을 중재하여 개인이 행위를 시작하고 끝낼 수 있도록 조장한다.

① 행위계획 수립

행위계획 수립은 갈등적 선호성과 관계없이 주어진 시간과 장소 내에서 특정한사람과 함께 혹은 혼자서 특정한 행위를 수행하겠다는 약속 그리고 행위를 끌어내고 실행하며 강화시키기 위한 명확한 전략 설정과 같은 인지적 과정을 포함한다.

② 즉각적인 갈등적 요구와 선호성

이 변수는 의도를 가지고 건강증진행위를 계획하기 이전에 있을 수 있는 행위의 과정으로 의식 속에 개입된 선택적 행위를 말한다. 갈등적 선호성은 상대적으로 높은 수준의 조절력을 필요로 하는 선택적 행위이다. 이 변수는 개인이 수립한 행위계획으로부터 이탈하도록 하며, 계획수립에 중등도의 영향을 미칠 뿐만 아니라 행위발생의 확률에도 직접적인 영향을 미친다.

③ 건강증진행위

건강증진행위는 이 모형의 마지막 지점이나 행위결과이며, 긍정적인건강결과를 얻을 수 있는 방향으로 이끈다고 보고되고 있다(그림 3-3).

그림 3-3 Pender의 건강증진 모델 (2002)

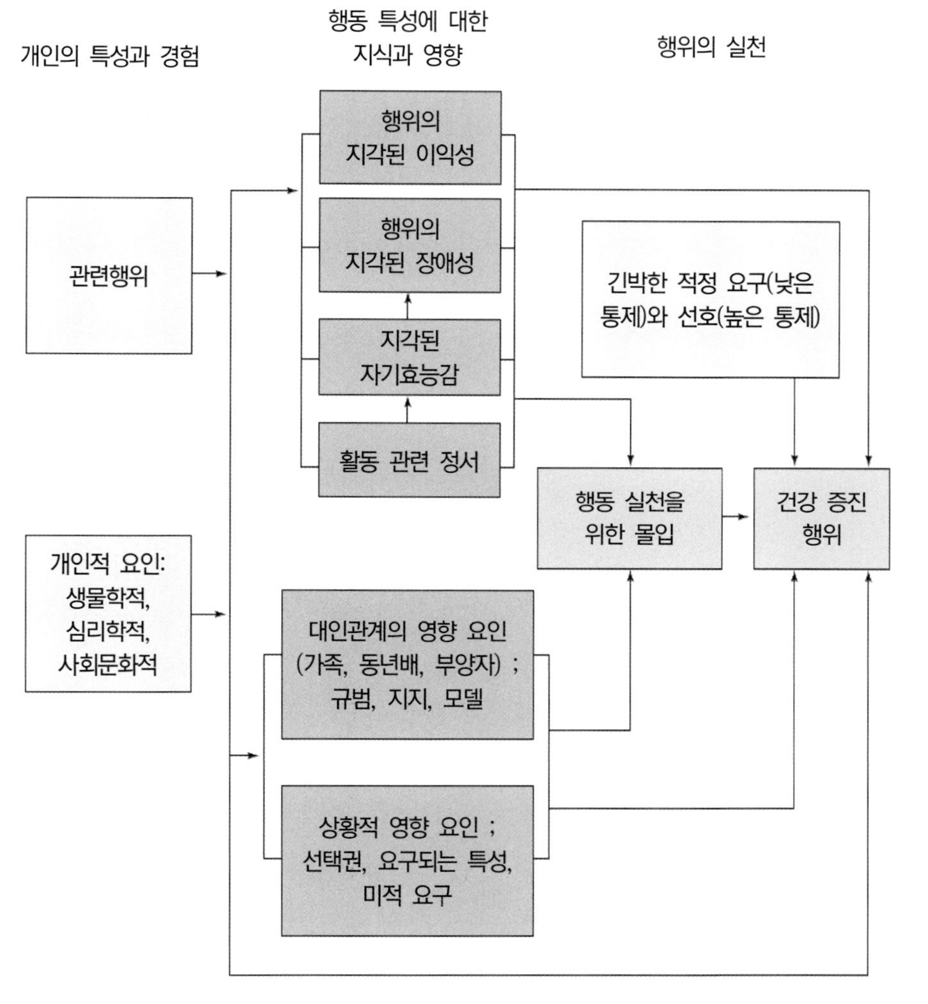

Redrawn fron Pender NJ. Murdaugh CL. Parsons MA: Health promotion in nursing practice. ed 4, Upper Saddle River, NJ, 2002, Penntice Hall.

2) Rosenstock과 Becker의 건강신념모형

건강신념모형은 Hochbaum, kegeles, Leventhal, Rosenstock 등의 사회심리학자들에 의해 시작되었으며, Lewin의 장이론(field theory)과 동기이론(motivation theory)에서 나오는 지각(perception), 가치(value) 및 동기(motivation) 등의 개념을 통해 개발되었다. Rosenstock(1974)은 인간이 건강관련행위를 취하려는 가능성은 행위를 하려는 개인의 심리적 준비 상태(지각된 민감성과 심각성)와 행동에 대한 개인의 평가(지각된 유익성과 장애성)에 의해 결정된다고 하였다. Becker(1974)는 개인의 지각, 수정요인 및 행동개시에 영향을 미치기 쉬운 변수들과 같은 구성요소를 포함시켜서 건강신념모형을 수정했다. Becker(1974)는 개인의 지각, 수정요인 및 행동개시에 영향을 미치기 쉬운 변수들과 같은 구성요소를 포함시켜서 건강신념모형을 수정했다. Becker는 건강동기에 의해 건강관련행위를 설명하였는데 긍정적인 건강동기를 고려해야 할 것으로 추가했다(그림3-4).

그림 3-4 Becker의 건강신념 모델 (1975)

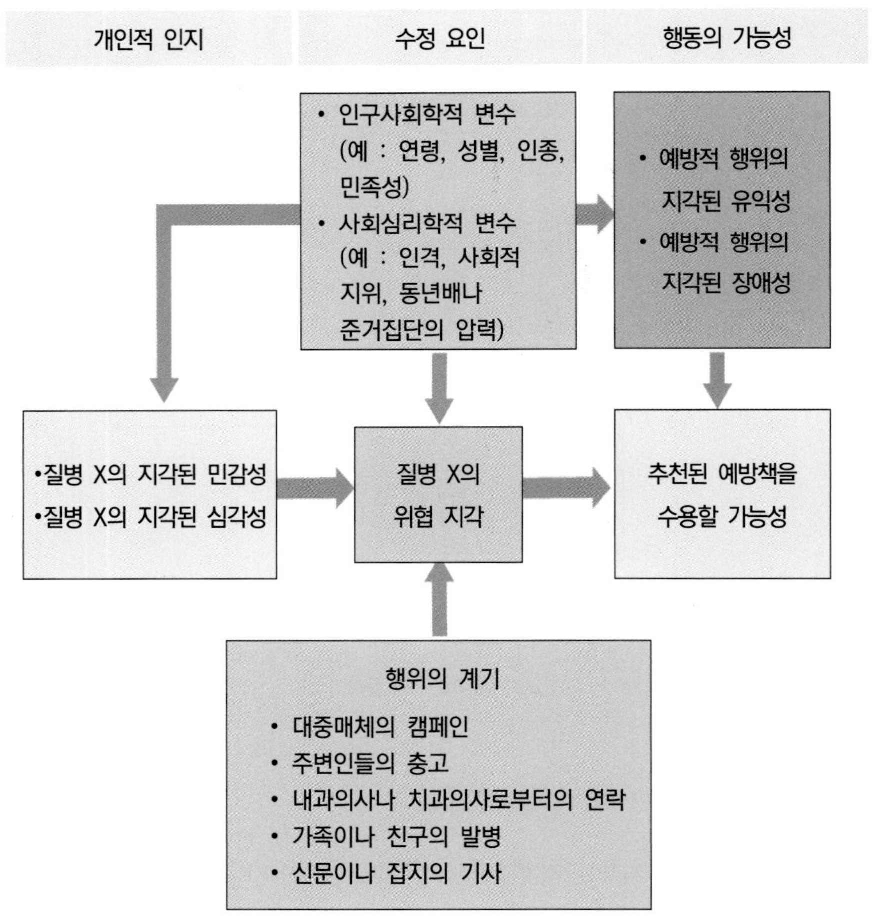

Data from Becker M, Maiman L; Sociobehavioraldeleminants of compliance with care recommendations Med Care 13(1):10, 1975.

3) 건강행위변화의 단계

건강행위의 변화는 사람들이 여러 단계들을 통해서 진행하는 순환적인 현상이다. 사람은 첫 단계에서 행위를 변화시키는 것에 대해 진지하게 생각하지 않으나 마지막 단계에 이를 때까지 성공적으로 행위상의 변화를 지속하게 되는데, 여러 가지 행위변화모형들이 제안되어왔다. Prochaska와 Diclemente가 제시한 단계모형(1983, 1992)은 5단계, 즉 계획 전 단계(precon-templation), 계획단계(contemplation), 준비단계(preparation), 실행단계(action), 지속단계(maintenance)로 이루어진다. 만약 사람이 행위변화에 성공하지 못하면 원상태로 돌아가게 된다.

① 계획 전 단계

사람의 행위를 변화시키는 것을 생각하지 않거나 그 행위에 관한 정보에도 관심이 없으며, 변화의 부정적인 측면을 유익성보다 더 중요하게 여긴다. 어떤 사람들은 행위가 자신들의 통제 하에 있다고 믿지 않을 수 있고 정보에 직면했을 때 방어적일 수 있다.

② 계획단계

사람은 이 단계 동안에 특정한 행위를 변화시킬 것을 진지하게 고려하고 정보를 적극적으로 수립하며, 가까운 장래에 행위를 변화시킬 계획을 말로 표현한다. 변화의 가치에 대한 믿음과 변화시킬 능력에 대한 자신감이 이 단계에서 증가된다. 또한 행위변화의 보상과 상실에 대한 양가감정을 느끼는 것이 보편적이며, 사람에 따라서는 이 단계에서 몇 달 혹은 몇 년간 머무를 수 있다.

③ 준비단계

사람들이 변화를 준비하는 인지적·행위적 활동들을 할 때이며, 이 단계에서 사람들은 행위변화로 인한 이점이 손해보다 더 가치가 있다고 믿고 변화를 하기 위한 구체적인 계획을 하게 된다.

④ 실행단계

사람들이 적극적으로 이전의 행위양상을 중단하고 새로운 행위를 채택하기 위해 행위적·인지적 전략들을 수행할 때이다. 이전 행위의 재현을 막기 위해 이 단계는 여러 주 혹은 여러 달 지속할 필요가 있다.

⑤ 지속단계

사람들은 새로이 채택한 행위양상을 자신의 생활양식 내로 통합한다. 사람들이 이전의 건강에 해로운 행위로 되돌아가고 싶은 유혹을 더 이상 경험하지 않을 때 비로소 이 단계는 끝나게 된다.

상기한 5단계들은 순환적이지만 사람이 어떤 시점에서 이전의 단계로 퇴행할 수도 있다. 갑작스럽게 혹은 점차적으로 이전의 행위양상으로 되돌아가는 경우가 실행단계나 지속단계에서 발생할 수 있다. 예를 들면 이전의 행위로 퇴행하는 사람은 그 다음 단계로의 변화를 시도하기 이전에 계획 전, 계획 혹은 준비단계로 되돌아갈 수 있다.

제3절 건강상태, 신념 및 습관에 영향을 미치는 요인

건강상태 및 신념에 미치는 요인들은 매우 다양하다. 개인의 건강상태는 그 사람의 지정된 시간상의 건강으로 일반적 의미로는 그 용어가 불안·우울 혹은 급성 질병에 적용될 수 있으므로 이는 대개 개인의 문제를 말하며, 또한 맥박수와 체온과 같은 구체적인 것을 말할 수도 있다.

개인의 건강신념은 건강에 관해서 개인이 확실하다고 믿고 있는 것을 말한다. 이러한 신념들은 사실에 기반을 둘 수도 있으나 그렇지 않을 수도 있으며, 이들 중 어떤 부분은 문화의 영향을 받을 수 있다. 건강행위들은 사람들이 그들의 건강상태를 파악하고 최적의 건강상태를 유지하며, 질병과 손상을 예방하고 최대한의 신체적, 정신적 잠재력에 도달하기 위해서 취하는 활동들이다. 예를 들면 지혜롭게 먹는 법, 운동하는 것, 질병의 징후에 주목하기, 치료적 조언 따르기, 흡연과 같은 널리 알려진 건강장애 요인을 피하는 법, 휴식과 이완을 위한 시간 할애 및 효율적 시간관리 등을 말한다.

건강에 영향을 미치는 요인들은 개인의 내적, 외적 요인이 있으며, 사람들은 이러한 요인들을 의식적으로 조절하기도 하고 조절하지 못할 수도 있다. 보통은 자신들의 건강행위를 조절할 수 있으며, 건강에 이롭거나 해로운 행동들을 선택할 수 있지만, 조절할 수 없는 요인으로 유전적 기질, 성별, 연력, 물리적 환경, 문화 혹은 거주 지역 등과 같이 선택할 수 없는 경우도 있다.

1. 내적 요인

내적 요인들에는 생물학적, 심리적, 인지적 및 영적 차원들이 포함된다.

1) 생물학적 차원

유전적 기질, 종족, 성별, 연령 및 발달 수준은 모두 개개인의 건강에 중요한 영향을 미친다.

(1) 유전적 기질은 생물학적 특성, 타고난 성질, 활동 정도 및 지적 잠재력에 영향을 미친다. 이는 당뇨병, 유방암과 같은 특수한 질병에 대한 민감성과 관련되어 있다.

(2) 종족은 특정한 질병 분포와 연관된다. 일례로 흑인은 겸상적혈구성 빈혈과 고혈압이 다른 집단보다 발생 빈도가 더 높게 나타나고, 아메리카 인디언은 당뇨병의 발생빈도가 높다는 결과가 있다.

(3) 성별은 질병 분포에 영향을 미치는데 특정한 후천적/유전적 질환들은 이러한 결과를 뒷받침한다. 여성에서는 흔히 골다공증, 류마티스성 관절염, 낭창성 홍반과 같은 자가면역 질환과 신경성 식욕결핍과 식용항진, 담낭질환, 비만증 및 갑상선 질환을 들 수 있다. 남성에서는 위궤양, 복벽 헤르니아, 호흡기계 질환, 동맥경화성 심장 질환, 치질 및 결핵이 흔하다고 알려져 있다. 특히, 생식기관에 영향을 미치는 질환들은 분명하게 성별에 좌우된다.

(4) 연령도 주요한 요인 중 하나인데 질병분포는 연령에 따라 변화한다. 예를 들면 동맥경화성 심장질환은 중년 남성에서 흔하지만 젊은 남성에게는 드물며, 백일해와 홍역 같은 전염성 질환은 아동에게서 주로 나타남을 알 수 있다.

(5) 발달 수준 역시 건강상태에 영향을 미치는데, 영유아는 생리적, 심리적 성숙이 부족하며, 생후 첫 5년 동안에는 특히 질병에 대한 방어력이 더 낮다. 걷기 시작하는 아이는 낙상이나 외상에 더 쉽게 노출되어 있음을 알 수 있다. 노인의 경우, 신체·감각·지적 능력의 감퇴로 인해 환경적 위험과 스트레스원에 반응하는 능력이 제한된다.

2) 심리·정서적 차원

건강에 영향을 미치는 심리·정서적 요인에는 정신-육체적 상호작용과 자아개념이 포함된다.

(1) 정신적·육체적 상호작용은 건강상태에 긍정적 혹은 부정적 영향을 미친다. 스트레스에 대한 정서적 반응은 신체기능에 영향을 미치게 되는데 시험 전 극도의 불안감을 가지고 있는 학생은 빈뇨, 설사, 복통과 같은 부정적인 신체적 영향을 받을 수 있다. 지속되는 정서적 고통은 질병에 대한 신체의 민감성을 증가시키거나 촉진시킬 수 있으며, 이는 중추신경계와 내분비계의 변화를 통해 면역체계에도 영향을 미쳐 전반적인 건강상태에 영향을 주는데, 특히 면역체계의 변화는 감염, 암 및 자가 면역 질환들의 발생빈도와 관련되어 있다. 점차적으로 신체의 기능을 감독하는 정신능력에 관심이 증가되고 있으며, 이러한 정신건강을 위한 대체요법으로 이완요법, 명상요법 및 바이오피드백 기법들이 간호중재로 대두되고 있으며, 이러한 기법들은 개인과 건강관리 전문가들에 의해 폭넓게 인정되고 있다. 일례로 임산부들은 종종 분만 시 통증을 감소시키기 위해 이완요법을 사용하고 있으며, 고혈압의 위험성이 있는 사람들은 안정적인 혈압 조절을 위한 바이오피드백 기술을 배우고 활용할 수 있다.

(2) 정서적 반응 역시 신체적 상태에 따라 일어날 수 있다. 예를 들면 말기질환자는 정서적 반응으로 질환에 대한 두려움과 지속적인 질병과정으로 인한 우울을 경험할 수 있다. 실제적인 질병은 신체적인 상태로 시작되었지만 장기적인 질병 치료 및 더딘 회복 등으로 정서적인 반응인 우울과 완치할 수 없다는 두려움이 질병치료에 영향을 주어 회복이 더 늦어질 수 있다.

3) 인지적 차원

건강에 영향을 미치는 인지적 혹은 지적인 요인들에는 생활양식 선택과 영적·종교적 신념이 포함된다.

(1) 생활양식은 사회문화적 요인들과 개인적 특성에 의해 영향을 받는 생활형편과 개인적 행위 패턴을 포함하는 일개인의 전반적인 삶의 방식을 말하며, 간단히 말해서 이는 사람들이 관리하고 있는 행위와 행동들로 여겨준다. 생활양식 선택은 건강에 긍정적 혹은 부정적 영향을 미치며, 잠정적으로 부정적인 영향을 미치는 습관들은 종종 위험요인들로 일컬어진다. 예를 들면, 과식, 과체중 및 불충분한 운동은 심장질환, 동맥경화증, 당뇨병 및 고혈압의 발생빈도와 밀접하게 관련되며, 지나친 흡연은 폐암, 폐기종 및 심맥관 질환들과 관련된다. 건

강에 좋은 생활양식 선택의 예들로 규칙적인 운동, 체중조절, 포화성 지방섭취 금지, 음주와 흡연 금지, 좌석벨트 사용, 안전모 착용, 예방접종, 정규적인 치아 검진 및 질병발견을 위한 정규적인 건강기관 방문을 들 수 있다.

(2) 영적·종교적 신념은 건강행위에 중요한 영향을 미칠 수 있다. 예를 들면 종교집단에 따라 수혈을 반대하거나 엄격한 채식주의를 따라 수혈을 반대하거나 엄격한 채식주의를 고수하기도 하며, 또한 남아인 경우 출생 후 8일째에 포경수술을 하기도 한다.

2. 외적 요인

건강상태, 신념 및 습관에 영향을 미치는 외적인 요인들에는 지형, 물리적 환경, 생활수준, 가족적·문화적 신념 및 사회적 지지망 등이 포함된다.

1) 지형(Geography)

지형은 기후를 결정하며 기후는 건강에 영향을 미친다. 예를 들면 말라리아와 이에 관련된 상태들(예: 겸상적혈구 혈색소)은 온대성 기후보다 열대성 기후에서 더 자주 발생하며, 다공증은 아시아, 아프리카, 멕시코 및 알래스카에 비해 유럽 북부와 중부, 캐나다 남부 및 미국 북부에서 더 흔히 발생한다.

2) 환경

사람들은 그들의 환경이 건강과 안녕수준에 영향을 미친다는 사실을 점차로 알게 되었다. 물·공기 및 토양 오염은 생명보급에 영향을 미치며, 이런 오염은 자연적으로 발생할 수 있다. 환경 속의 석면(asbestos)과 같은 물질은 발암물질로 여겨지며, 흡연가들 사이에서 모든 종류의 암 발생률이 더 높기 때문에 담배 연기도 건강을 위협하는 것으로 여겨진다.

환경 내의 또 다른 위험물질은 방사선이다. 건강을 위협할 수 있는 방사선의 두 가지 근원은 방사선을 방출하는 기계와 약물이므로 X-ray의 부적절한 사용은 인체의 여러 기관에 해가 될 수 있다. 또 다른 보편적인 방사선의 근원은 태양의 자외선인데 백인이 흑인보다 태양의 해로운 영향에 더 민감하다.

산성비의 주된 구성요소는 sulfate dioxide와 nitrogen oxides인데, 이런 물질들은 숲·호수·강에 손상을 입히는 것으로 여겨지며, 물이 산성화됨에 따라 생선이나 생선의 알이 손상을 입게 된다.

환경오염의 또 다른 근원은 식물의 질병을 조절하기 위해 사용되는 해충제와 화학물질이다. 이런 오염물질들은 사람들이 섭취하게 되는 동물과 식물들에서 발견될 수 있는데 과량일 경우 건강에 해가 된다.

3) 생활수준

직업, 수입 및 교육을 반영하는 개인의 생활수준은 건강, 이환율 및 사망률에 관련된다. 위생, 식습관 및 건강관리충고를 추구하고 건강요법을 따르는 경향은 고소득과 저소득 집단에 따라 다르다. 직업적인 역할들 또한 사람들에게 특정한 질병의 소인이 된다. 예를 들면 산업근로자들은 발암물질에 노출될 수 있으며, 긴장이 많은 사회적 혹은 직업적 역할들을 더 많이 하는 사람은 스트레스 관련 질병들에 걸리기 쉽고 과식이나 사교상의 약물, 알코올 사용이 더 많아질 수 있다.

4) 가족과 문화적 신념

가족은 유전적인 소질을 전달하는 것 외에도 후손들에게 일상생활과 생활양식의 패턴을 전한다. 예를 들어 어렸을 때 학대받은 여성은 자녀들에게 신체적인 학대를 할 수 있다. 신체적 혹은 정서적인 학대는 장기적인 건강문제를 유발할 수 있으며, 정서적 건강은 지나친 긴장이 없고 타인들로부터 격리되지 않는 사회적 환경을 좌우된다. 개방적 의사소통, 함께 나눔 및 사랑의 분위기는 그 사람의 최적 잠재력의 실현을 조장한다.

문화와 사회적 상호작용은 사람이 건강과 질병을 어떻게 인지하고 경험하며 대처하느냐에 영향을 미치게 된다. 각 문화마다 건강에 대한 관념이 다르고 이것이 후손들에게 전달된다. 문화적인 규칙, 가치관 및 신념들은 사람들에게 안정감을 주고 결과를 예측할 수 있는 느낌을 준다. 제 2세대 집단이 구세대의 신념과 가치관에 문제를 제기하게 되면 갈등, 불안정 및 위험성이 생길 수 있고 질병의 원인이 될 수 있다.

5) 사회적 지지망

사회적 지지망은 개인의 자아개념, 인식, 심리적 구조와 같은 내적 요인들과 밀접하게 관련되는데, 이런 요인들은 개인이 지지망을 개발하는 동기와 능력에 영향을 미친다. 사람들은 가족이나 친구와 같은 지지망을 지니는 것이 질병을 피하는데 도움이 된다. 지지인력들은 또한 그 개인이 질병의 존재를 확인하도록 돕고 아픈 사람이 다시 건강해지도록 자극을 주기도 한다. 부적절한 지지망을 지닌 사람들은 때때로 질병이 많이 진전된 후에야 그 질병을 확인하고 치료를 시도하는 경향이 있다.

참고문헌

김명자. (1990). 건강증진과 간호학. 서울: 신광출판사.

대한암협회 www.kcscancer.org

보건복지부(2014). 중앙암등록 통계 www.mohw.go.kr, http://kosis.kr

박정숙, 박청자, 권영숙(1996). 건강교육이 대학생의 건강증진 행위에 미치는 영향. *대한간호학회지*. 26(2): 359-371.

유은광, 김명희, 김태경(1999). 중년여성의 건강증진행위와 갱년기 증상, 우울과의 관계 연구. 대한간호학회지. 29(2): 225-237.

임미영(1999). 한국 대학생의 건강증진 행위 예측 모형구축. 연세대학교 대학원. 박사학위논문.

Becker, M.H. (1974) The Health Belief Model and Personal Health Behavior. *Health Educ Monographys* 2: 324-508.

Brubaker B. (1983). Health Stability and change: A sudy of urban black youth. *American Journal of Public Health.* 70: 504-513.

Green LW, Kreuter MW. (1990) Health promtoion as a public health strategy for 1990s. *Annual Review of Public Health.* 11: 313-334.

Healthy People 2000: Understanding and Improving Health. Washington, DC: US Dept of Health and Human Services: 2000. Available at: http://www.healthypeople.gov/document.

Lalonde. M. (1974). *A New Perspective on the Health of Canadians: A working Document.* Toronto: Health and Welfare Canada.

Lalonde. M. (2002). *New perspective on the health of Canadians: 28 years later.* Pan American Journal of public health.

Leavell, H.R. & Clark, E.G., et al. (1958). Preventive Medicine for the Doctor in his Community. An Epidemiologic Approach. U.K.: McGraw-Hill Publishing Co.,Ltd.

O'Donnell M. (1986). Definition of Health Promotion. *American Jouranl of Health Promotion.* 1: 4-5.

O'Dennell M. (1989). Definition of health promotion: part Ⅲ: Expanding the definition. *American Journal of Health Promotion.* 3(3): 5.

Pender N.J. (1982). Health Promotion in Nursing Practive. New York: Appleton Century-Crofts.

Pender N.J. (1987) Health promotion in nursing practice. 2nd. ed.(Norwalk. CT: Appleton & Lange).

Pereira Ma, Kartashov AI. Ebbeling CB, Van Hom L. et al. (2005). Fast-food habitsm wieght gain and insulin resistance (the CARDIA study): 15-year prospective analysis. Lancet. 365. 36-42.

Prochaska, J. O. & Diclemente, C.C. (1984). *The transtheoretical approach: Crossing the traditional boundaries of change*. Homewood. IL: Dorsey Press.

Prochaska, J.O. & Diclemente, C.C. (1992). *Stages of change in the modification of problem behaviors*. Sycamore, IL: Sycamore Press.

Rosenstock, I. M. (1974). The health belief model and preventive health behavior. *Health Education Monographs*, 2: 354-386.

U.S. Department of Health, Education, and Welfare. (1979). *Healthy People: The surgeon General's Report on Health Promotion and Disease Prevention.* Public Health Service Publication No. 79-55071.

World Health Organization. (1986). The ottawa Charter for Health Promotion: First International Conference on Health Promotion. http://www.who.int/healthpromotion/conferences/previous/ottawa/en/

제4장
비만관리

제4장

비만관리

학습목표

1. 비만에 대한 개념을 이해할 수 있다.
2. 비만의 원인을 파악하고, 비만의 종류를 설명할 수 있다.
3. 우리나라의 비만실태를 파악하고, 발생할 수 있는 문제점을 확인할 수 있다.
4. 자가 비만도를 측정할 수 있고, 비만관리방법을 설명할 수 있다.

제1절 비만

1. 비만이란

비만은 비(肥) '살이 쪘다', 만(滿) '교만하다, 넉넉하다, 풍족하다, 번민하다'라는 뜻이 합쳐진 단어이다. 즉, 비만이란 '느긋하게 만족하다가 뚱뚱해져서 번민하게 되는 것'이라는 의미를 가지고 있다. obesity의 어원도 마찬가지로 ob'over 지나치다'와 edere 'to eat 먹다'에서 '지나치게 먹다'라는 의미를 가지고 있다. 비만은 단순하게 살이 찌는 체중 과잉이 아닌 신체의 지방조직 즉, 체지방의 과다를 의미하며(대한비만학회, 1995), '과다란 건강을 위협하는 위험인자로의 역할을 하는 정도'까지를 의미한다. 과잉으로 체내에 유입된 에너지가 체내에서 중성지방으로 전환되어 축적된 상태이며, 혈중 지질 농도, 콜레스테롤 농도, 저밀도지단백 콜레스테롤 농도의 증가 등이 나타난다. 과거에는 비만을 질병으로 평가하지 않고 풍요로움과 부유함의 상징으로 평가받기도 했지만, 비만할수록 평균 수명은 감소하고 당뇨병, 고혈압, 고지혈증, 동맥경화성 심혈관계 질환 및 뇌졸중 등의 성인병에 더 노출이 높다. 또한, 비만은 유방암, 대장암 등 각종 암의 발생을 증가시킨다. 비만을 평가하는 기준치는 여러 측면으로 정의할 수 있는데 대표적인 측정법은 1997년 세계보건기구(WHO)에서 발표한 체중을 신장의 제곱으로 나눈 값(kg/m^2)인 체질량지수(Body mass Index: BMI)가

25~29.9인 경우 과체중, 30 이상인 경우를 비만으로 정의하여 전 세계적으로 사용하고 있다. 대한비만학회에서는 체질량지수가 23 이상인 경우 과체중으로, 25 이상은 비만으로 정의하고 있는데, 이외에도 체중으로 비만을 정의할 때는 자신의 이상 체중보다 120% 이상을 나타낼 때 비만으로 정의할 수 있다.

일반적으로 비만이란 단어는 과체중이란 말과 동의어 또는 서로 교환되어 사용되고 있으나 엄밀하게 보면 같은 의미는 아니다. 과체중이란 우리 몸의 모든 조직, 즉 지방조직뿐만 아니라 근육, 뼈까지 포함되어 있는 체중을 의미한다. 예를 들어, 보디빌딩을 하여 근육이 잘 발달되어 있는 사람에게 근육으로 인한 무게로 과체중이 된다면 이를 비만이라고 하지는 않는다. 그러나 대부분의 경우 과체중인 사람이 지방 조직만 증가되어 있는 경우가 많기 때문에 비만과 과체중을 동의어로 사용하고 있다.

2. 비만의 원인

대체적으로 비만은 유전적, 환경적, 심리적 요인과 식습관, 신체활동의 부족 등이 상호작용하면서 일어나는 것으로 파악되고 있지만 현재 정확한 발생 기전이 규명되지는 않았다.

1) 유전적 요인

비만이 가계와 연관되어 집중적으로 발생한다는 사실에서 알 수 있는 것처럼 유전적 요인이 비만의 중요한 원인으로 작용한다고 할 수 있다. 그러나 유전적 소인 이외에도 식생활 습관, 문화적 배경, 행동양식도 가족 구성원이 비슷한 환경에서 생활하기 때문에 따로 분리해서 규명하기는 어렵다. 유전적 확률을 보고한 연구결과에서, 부모가 모두 비만일 때 자녀가 비만일 경우를 약 70%라고 했고, 부모 중 한쪽이 비만일 때 발생 가능성은 약 40%이며, 부모가 비만이 아닌 경우 자녀가 비만일 경우는 약 10%였다. 이러한 결과에서 볼 때 비만과 유전적 요인의 상관관계는 매우 높다고 볼 수 있다. 또한, 쌍생아와 입양 아동을 대상으로 한 연구에서 식생활 방식 등의 환경적 요인 이외에도 유전적 요인이 비만증 발생에 적어도 30~50% 정도의 영향을 미친다는 보고도 있다.

2) 환경적 요인

식생활 습관이나 사회, 경제, 문화적 요소와 연관된 다양한 환경적 요인이 비만에 중요한 원인을 제공할 수 있다. 현대사회는 점점 서구화되어감에 따라 식품이 매우 다양하고 풍부할 뿐 아니라 이에 더불어 과학의 발달로 편리해진 생활환경과 문화로 신체활동의 부족 현상을 일으켜 비만인구가 빠른 속도로 증가하는 실정이다(Byrne et al., 2006). 이러한 현상은 전 세계적으로 심각한 사회 문제를 일으키고 있으며, 만성질환 및 성인병에 큰 요인으로 작용하고 있다. 우리나라 역시 이러한 세계화 현상에 영향을 받아 과체중, 비만 인구가 사회적, 국가적 문제로 대두되고 있다.

3) 심리적 요인

식이섭취 행동이나 신체적인 활동은 정신역동학적인 영향을 많이 받는다. 심리적인 스트레스나 가족 및 타인간의 관계에서 발생하는 심리적 요인은 식이섭취에 영향을 미칠 수 있다. 그렇지만 비만과 관련된 심리적인 문제는 비만의 원인으로도 작용할 수 있지만, 비만으로 발생하는 결과로 나타나는 경우도 많다.

4) 식습관

대체로 비만한 사람들은 필요량 이상의 식사를 하여 과잉 에너지를 축적해 비만이 되는 경우가 많다. 일부는 섭식 조절 기능의 이상으로 과식을 하는 경우도 있지만, 대부분은 지방 및 탄수화물의 함유량이 높은 식사를 하면서 비만을 유발하는 경우가 많다. 대표적인 고열량 음식으로 패스트푸드의 빈번한 섭취가 체중 증가에 큰 영향을 미치는 것으로 보고되고 있다(Pereira Ma, Kartashov AI. Ebbeling CB, Van Hom L. et al., 2005). 하루의 식사 횟수와 비만의 발생관계는 명확하지 않지만, 과체중인 사람은 그렇지 않은 사람보다 식사 횟수는 적고, 빨리 먹는 행동이 영향을 미친다고 추정되고 있다. 즉, 신체상 식욕 억제 활동 기전이 활성화되기 전에 식사를 끝내므로 상대적으로 짧은 시간에 많은 식사를 하게 된다는 것이다.

5) 신체활동 부족

현대사회의 기술 및 과학의 발전은 현대인들에게 삶의 질 향상과 물질적 풍요라는 긍정적인 효과도 제공했지만 산업화와 기계화로 인해 신체활동의 위축으로 방출하는 에너지 소비가 줄어들어 과체중, 비만으로 발생하는 부정적인 요인 중 하나로 나타나고 있다. 에너지 소비의 부족 현상은 비만의 주요 원인이 될 수 있다. 비만한 사람에게서 공통적으로 신체활동이 감소되어 있고 체중과 좌식생활이 비례한다는 보고가 있다. 체지방이 많은 비만한 사람은 최대산소섭취량이 낮고 운동이 부족한 경향이 있으며, 체력적인 면에서 민첩성, 순발력, 지구력 등이 낮게 나타난다. 또한 신체활동에 의한 에너지 소모량이 적으므로 인체의 여러 기능이 저하되고, 활동시간의 감소로 운동부족은 식욕을 증가시켜 과식을 유발하면서 비만이 되는 악순환이 반복된다. 이는 어릴 때부터 다양한 신체활동에 참여하고 유지하는 생활 습관이 중요하며, 성인이 되어서도 건강하고 적절한 체중을 유지할 수 있는 자기 관리를 위해 운동을 지속적으로 할 수 있도록 해야 한다.

6) 기타

위에서 살펴본 여러 비만을 유발하는 요인 이외에도 내분비 장애에 의해 발생하는 비만은 전체 비만증의 약 1% 이하로 비교적 적게 발생되고 있다고 보고되는데, 내분비 계통이 비정상적이어서 피하에 지방이 필요 이상으로 축적되어 비만이 되는 현상이다. 이 외에도 약물치료 등으로 인한 비만, 임신 시 지방세포의 비대에 의해 체지방의 축적으로 인한 비만, 폐경이나 난소 절제술을 한 후 여성호르몬의 부족으로 체내 지방조직이 증가하게 되면서 생기는 비만 등이 있다.

3. 비만의 분류

비만은 특성에 따라 다음과 같이 분류할 수 있다.

1) 원인에 따른 분류

(1) 단순성 비만(원발성 비만)

대부분의 비만이 여기에 속하며 전체 비만의 90%를 차지한다. 과식을 포함한 잘못된 식습관이나 운동부족 등으로 발생하는 비만으로 다른 질병이 없이 초래되기 때문에 기질적 원인을 밝힐 수 없는 경우가 대부분이다.

(2) 증후성 비만(이차성 비만)

단순성 비만과 달리 질환, 유전, 약물 등의 원인으로 발생하는 비만으로 전체 비만의 10% 정도를 차지한다.

① 내분비성 비만 : 호르몬 분비의 이상으로 몸이 비대해지는 것을 말하며 만성적으로 코티솔이 과잉 분비되어 발생하는 쿠싱증후군(Cusing syndrome)

이 가장 흔하다.

② 시상하부성 비만 : 시상하부 복내측핵에 있는 포만중추의 이상으로 비만을 야기한다.

③ 유전성 비만 : 주로 선천성 염색체이상이 수반되는 비만으로 유전형식은 열성과 우성으로 나뉜다.

(3) 조절성 비만

중추신경계 내에서 일어나는 식욕충동에 의해 섭취조절이 되지 않아 비만이 발생하는 것으로 심인성 비만과 신경성 비만으로 나눌 수 있다.

① 심인성 비만 : 대뇌피질의 작용으로 인한 식용항진이 주된 원인이 된다.

② 신경성 비만 : 시상하부의 병변으로 발생한다.

(4) 대사성 비만

음식섭취의 양과 관계없이 선천적 또는 후천적 원인으로 대사에 이상이 생겨 지방조직이 증식되거나 당이 에너지로서 사용되지 못해 지방조직으로 변한 뒤 축적되어 발생하는 비만을 말한다. 비만 체질자는 근육세포 내에서 산소의 작용이 활발하게 움직이지 못해 당의 이용률이 감소하고 지방 조직에 모여 축적되어 지방으로 변한다.

2) 지방세포 양상에 따른 분류

(1) 세포 비대형 비만 : 지방세포의 수는 정상이지만 크기가 증가하는 형태로 성인형 비만이 이에 속한다.

(2) 세포 증식형 비만 : 지방세포의 크기는 정상이지만 수가 증가하는 형태로 각 세포의 지방함유량도 정상이다. 소아비만이 이에 속하며, 세포 비대형 비만보다 심각하다.

(3) 혼합형 비만: 세포수, 크기, 지방함량 모두 비정상적으로 증가하는 형태이다.

3) 지방 축적 부위에 따른 분류

(1) 중심성 비만 : 주로 복부에 과량의 지방이 축적되어 있는 형태이며, 남성은 WHR(Waist/Hip ratio, 허리 둘레/엉덩이 둘레)이 1 이상, 여성은 WHR이 0.9 이상일 때를 말한다.

(2) 말초성 비만 : 엉덩이나 허벅지 또는 어깨에 과량의 지방이 축적되어 있는 형태로, 남성은 WHR이 1 미만, 여성은 0.9 미만일 때를 말한다.

4) 지방의 분포 양상에 따른 분류

(1) 상체비만

복부와 상체에 지방이 집중되는 유형으로 사과형 비만(apple shape obesity)이라고도 한다. 이 경우 지방세포의 수는 정상이지만 크기가 커져 있는 경우가 많다. 대부분 남성비만이 여기에 속한다. 복부 컴퓨터단층촬영(CT)으로 상체 비만자의 지방 분포를 검사해보면 피부 쪽에 지방이 저장된 피하지방형(Subcutaneous fat type)과 내장 주변에 모인 내장지방형(Visceral fat type)으로 구분할 수 있다. 피하지방형은 복부피부를 잡았을 때, 두께가 느껴지는 경우이며, 주로 성장기 비만인 경우에 많다. 내장지방형은 복부피부가 잘 안 잡히는 경우로 당뇨병, 고혈압 등의 만성질환과 그에 따른 합병증 발생이 많으며, 건강 위험요소를 더 많이 가지고 있다.

그림 4-1 복부비만의 형태

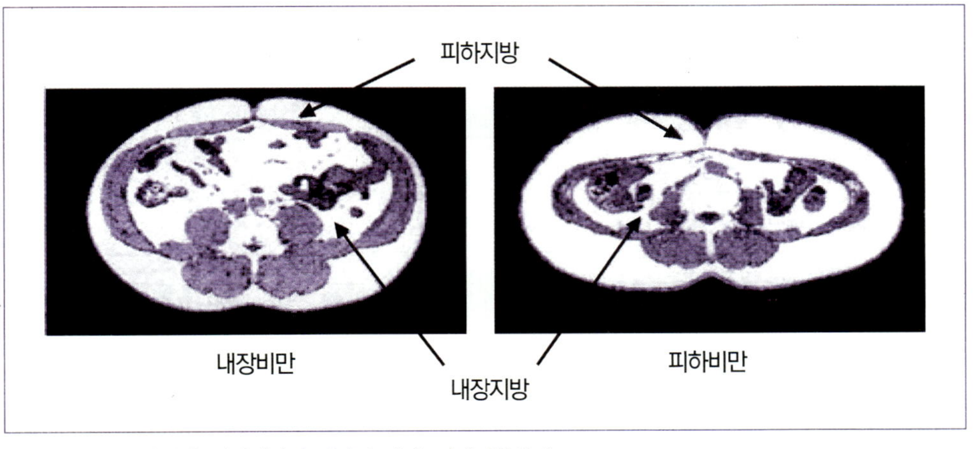

출처 : 권길영·한지혜, 내장지방의 임상적 의의, 강정의학회지. 2007

(2) 하체비만

복부 아래 엉덩이와 허벅지에 지방이 모이는 것으로 서양배형 비만(pear shape obesity)이라고도 한다. 주로 여성에 흔히 나타나고, 지방세포 크기는 정상이지만 수가 크게 증가되어 있는 경우가 많다.

비만에 대한 전체적은 분류는 위와 같이 설명할 수 있는데 이러한 비만의 분류를 표로 정리하면 아래와 같다.

표 4-1 한눈에 보는 비만 분류

<table>
<tr><th colspan="3">기준</th><th>판정</th></tr>
<tr><td rowspan="8">원인에 따른 분류</td><td colspan="2">단순성</td><td>과식과 운동부족이 주된 원인</td></tr>
<tr><td rowspan="3">증후성</td><td>내분비성</td><td rowspan="3">질환, 유전, 약물 등의 신체적 장애가 원인</td></tr>
<tr><td>사상하부성</td></tr>
<tr><td>유전성</td></tr>
<tr><td rowspan="2">조절성</td><td>심인성</td><td rowspan="2">중추신경계 내 섭취조절의 원인</td></tr>
<tr><td>신경성</td></tr>
<tr><td colspan="2">대사성</td><td>후천적으로 대사 조절 장애로 인해 발생</td></tr>
<tr><td colspan="2"></td><td></td></tr>
<tr><td rowspan="3">지방 세포 양상에 따른 분류</td><td colspan="2">세포 비대형</td><td>성인 비만</td></tr>
<tr><td colspan="2">세포 증식성</td><td>소아 비만</td></tr>
<tr><td colspan="2">혼합형</td><td>세포 비대 및 증식이 같이 진행</td></tr>
<tr><td rowspan="2">지방 축적 부위에 따른 분류</td><td colspan="2">중심성</td><td>복부에 지방 축적</td></tr>
<tr><td colspan="2">말초성</td><td>엉덩이나 허벅지에 축적</td></tr>
<tr><td rowspan="2">지방 분포 양상에 따른 분류</td><td colspan="2">상체 비만</td><td>남성형 비만, 사회형 비만</td></tr>
<tr><td colspan="2">하체 비만</td><td>여성형 비만, 서양배형 비만</td></tr>
</table>

4. 비만도 평가

비만도는 신장, 체중을 이용하여 계산하거나, 체지방을 측정하는 방법 등으로 확인할 수 있다.

1) 표준체중에 의한 비만도 평가

(1) 자신의 표준체중을 계산한다.

변형된 Broca법에 의한 표준체중 계산법	
신장 150cm 이하	신장 – 100
신장 150.1~159.9cm 이하	(신장 - 150)/2 + 50
신장 160cm 이상	(신장 - 150) * 0.9

(2) 비만도를 계산한다.

비만도(5) = [자신의 체중(kg) / 표준체중(kg)] * 100

(3) 표준체중에 의한 비만도의 판정표를 비교하여 자신의 비만도를 판정한다.

표 4-2 표준체중에 의한 비만도 판정

기준	판정
80% 미만	심한 체중 부족
80~90%	체중 부족
90~110%	정상체중
110~120%	과체중
120% 초과	비만

2) 체질량지수(Body Mass Index, BMI)에 의한 비만도 평가

체중(kg)을 신장(meter)의 제곱으로 나눈 값을 체질량지수(BMI)라 하며 세계적으로 통용되는 비만도 판정의 기준이다. 대다수 인구 집단에서 체지방량과 상관관계가 높아서 체중과 신장을 이용한 지수 중 가장 널리 알려져 있다.

(1) 체질량 지수를 계산한다.

체질량 지수(kg/m²) = 현재의 체중(kg) / [신장(m) * 신장(m)]

체질량지수(BMI)는 신장과 체중 값을 통해 비만의 정도를 나타내는 지표로 W/H2 (kg/m²) [W; Weight, H; Height]로 나타낸다.

(2) 비만도 판정표를 비교해서 자신의 비만도를 판정한다.

WHO는 1977년 BMI를 기준으로 25kg/m² 이상을 과체중(Overweight), 30kg/m² 이상을 비만(Obese)이라고 정의하였다. 그러나 아시아인들인 경우 체질량 지수가 25kg/m² 이하에서도 비만관 관련된 당뇨병, 심혈관계 질환의 위험도가 증가한다는 보고가 있으며, 같은 체질량지수에서 서양인에 비해 복부지방과 체지방률이 높아 우리나라에서는 국내외 연구 결과를 바탕으로 한 대한비만학회에서 정의하고 있는 비만도를 사용하고 있다. 다음은 대한비만학회에서 정의하고 있는 비만도 판정표이다.

표 4-3 성인의 BMI에 따른 비만도 판정

분류	체질량지수
저체중	< 18.5
정상	18.5~22.9
과체중	> 23
위험체중	23.0~24.9
비만(1단계)	25.0~29.9
비만(2단계)	> 30

3) 체지방량에 의한 비만도 평가

비만은 지방조직이 과잉 축적된 상태를 말하며, 체지방량, 지방분포의 측정은 비만 판정이나 비만의 진단, 영양상태의 평가 등에 중요한 지표이다.

(1) 피부두겹두께(Skinfold thickness) 측정

피부두겹두께를 측정하여 체지방량을 추정하는 방법은 간편한 지방량 측정법으로 오래전부터 사용되어 온 방법이다. 피부두겹두께 측정법으로는 캘리퍼(caliper)를 이용하여 상완배측부(팔꿈치 위쪽)와 견갑골 하부의 피부를 두 겹으로 잡아 두께를 측정하는 것으로 이는 WHO가 추천하는 방법이고 체밀도와 상관관계가 높다.

(2) 신체계측 측정

현재 체지방분포 평가의 표준은 성인의 배꼽 수준의 복부 CT에서 내장지방 면적 100㎠를 내장지방형 비만으로 판정한다. 그러나 일상적으로 임상이나 건강진단에서 모두 CT 검사를 하기는 힘들기 때문에 대부분 신체계측지표 등의 간편법이 사용되고 있다. 이러한 방법 중 허리둘레(waist circumference), 허리둘레/둔부둘레의 비(waist to hip ratio: WHR), 허리둘레/신장 비(waist to height ratio: W/Ht) 등의 신체계측을 통한 체지방분포 평가방법은 간편하므로 생활습관에 의한 질환의 일차선별 및 일상의 건강관리에 사용된다.

① 허리둘레(Waist Circumference)

허리둘레가 WHR보다 내장지방 면적을 더 잘 반영한다는 것이 밝혀졌다. 우리나라에서는 허리둘레가 남성 90cm, 여성 80cm 이상인 경우에 내장지방축적의 위험이 있다고 보고 비만위험도가 높은 것으로 판정하고 있다. 허리둘레는 WHR보다 체중과 상관성이 높아 체지방분포의 지표인 동시에 과체중의 지표이며, 비만의 호전 및 악화에 따라 변화하기 쉬우며, 건강교육이나 비만환자 교육 시 설득력이 높은 지표로 이용 가능하다.

가. 허리둘레 측정

허리둘레를 측정할 때는 정확한 부위를 알고 측정하는 것이 좋다(그림 4-2).

그림 4-2 허리둘레 측정부위

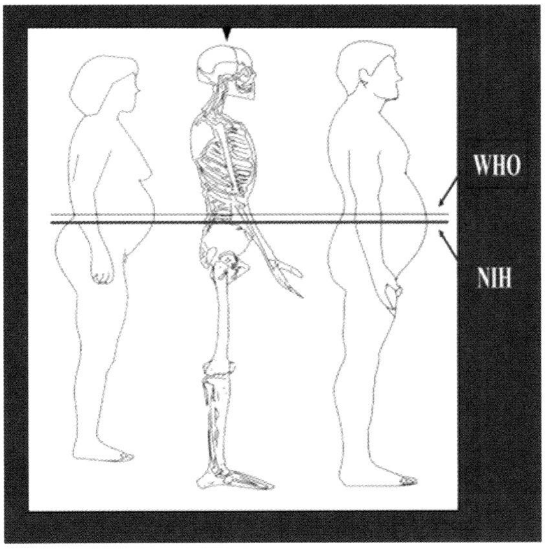

가) 제일 아래 늑골(갈비뼈) 하부와 제일 위 골반뼈(상전장골극) 간의 중간부위 횡단면에서 측정한다(WHO 권장).

나) 양쪽의 제일 위 골반뼈의 바로 위쪽 횡단면에서 측정한다(미국국립보건원, National Institute of Health 권장).

그림 4-3 허리둘레 측정부위(WHO)

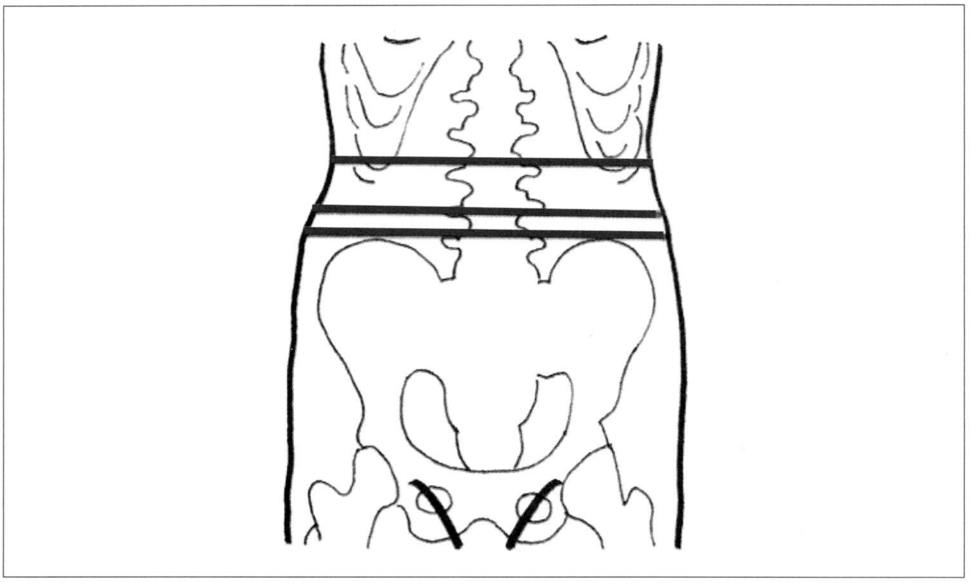

② 허리둘레 / 둔부둘레 비(Waist to Hip Ratio: WHR)

WHR은 체지방분포를 반영하는 신체계측 지표로 가장 많이 사용되고 있다. WHR이 남성에서 1.0 이상, 여성에서 0.9 이상이면 비만에 동반된 건강장애가 일어나기 쉬운 상체비만으로 판정한다. WHR을 이용한 체지방분포 평가는 비만을 측정하는 유용한 지표이다.

허리둘레는 위에서 제시한 부위에서 측정하고 둔부(엉덩이) 둘레는 둔부위 최대 돌출 부위를 횡단면으로 측정하면 된다.

③ 허리둘레 / 신장 비(Waist to Height Ratio: W/Ht)

허리둘레 / 신장 비는 신장을 고려하기 때문에 피험자의 신장차가 기본이 되고 성별 차이, 연령별 차이가 다른 지표보다 적다. W/Wt는 성별과 연령에 관계없이 배꼽 둘레에서 측정한 허리둘레가 신장의 반 이상이면 내장지방 비만을 의심할 수 있다. W/Ht는 허리둘레나 허리둘레/둔부둘레 비보다 많이 이용되지는 않지만, 심혈관 질환 위험을 잘 반영하므로 성인이나 소아에서 이용 가능한 체지방 분포 지표로 유용하다.

(3) 생체 전기저항법(Bioelectric Impedance Analysis Method: BIA)

생체 전기 저항법은 생체에 미세한 고주파 전류를 흘러 전기저항(임피던스)을 구해서 체성분을 추정하고 체지방량을 측정하는 방법이다. 골격근은 전해질을 가지고 있어서 전기가 통하기 쉽지만, 지방조직은 대부분 전해질이 없어 절연체라고 생각하여 축적된 지방량을 추정한다.

그림 4-4 생체 전기저항 측정기

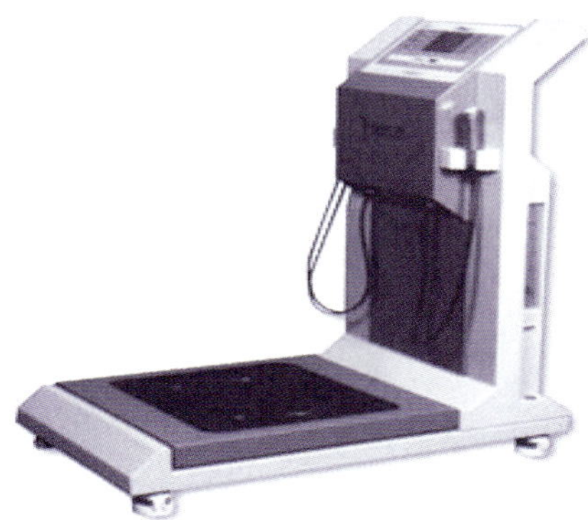

표 4-4 체지방량에 의한 비만도 판정

계산	비만 판정 기준
표준체중의 체지방량과 비교	5% 이상 초과
체지방량 / 체중	25% 이상 (남성)
	30% 이상 (여성)

5. 비만과 합병증

비만한 사람은 대부분 활동하는 것을 귀찮게 여기기 때문에 심혈관계질환, 심근 경색증, 인슐린 비 의존성 당뇨병, 지질대사 이상, 암 등의 합병증과 상관관계가 깊은 것으로 밝혀지고 있다. 비만은 다른 질병에 비해 유병률과 사망률이 높고 정상체중에 비해서 비만자는 당뇨병 질환의 4배, 간경변증 질환의 2배, 뇌혈관질환의 1.6배 및 관상동맥질환의 1.8배 정도 사망률이 높다고 보고되고 있다.

표 4-5 비만에 의한 합병증의 유형

비만에 의한 합병증의 유형		
내과적 질환	순환기	심장마비, 고혈압, 고지혈증, 심비대
	내분비 대사	인슐린 비의존성 당뇨병, 고지혈증, 고뇨산혈증
	소화기	지방간, 담낭질환, 췌장염
	호흡기	호흡곤란, 저산소증
정형외과적 질환		변형성 관절염
산부인과적 질환		난소기능장애, 월경이상, 불임증, 자궁내막염
외과적 질환		정맥류, 외과적 수술 시 위험성
기타		각종 피부염, 편도비대, 사고사, 이하선증대

6. 비만관리

비만관리에는 여러 가지 요법 등이 있는데 대표적으로 식이요법, 운동요법, 약물요법, 행동요법, 수술요법 등이 있다.

1) 식이요법

식이요법은 비만관리에서 가장 중요한 사항이다. 현재 섭취량을 파악하고, 체중감량의 목표를 설정한 후 그에 맞는 열량 섭취를 계산하여 적정한 식단을 작성한다. 비만한 사람에게 식이요법은 매우 고통스럽게 느껴질 수 있는데 식이요법을 통해 섭취량을 줄이는 것이 추후의 치료 계획에 큰 비중을 차지하므로 대상자가 포기하지 않고 올바른 식습관을 형성할 수 있도록 동기를 북돋아준다.

(1) 현재 섭취상태 파악

현재의 섭취상태 여부는 다음과 같은 방법으로 파악할 수 있다.

① 식사일기
② 24시간 회상법
③ 평소 섭취량 조사법
④ 식품 섭취 빈도 조사법
⑤ 식품교환단위를 이용한 영양 섭취량 계산법

(2) 체중감량의 목표설정 및 섭취 열량 계산

체중감소를 위한 식이요법은 체중감량 목표에 따라 구체적으로 계획되어야 한다. 일주일에 0.5kg, 한 달에 2kg씩 감량하는 것이 가장 바람직하며, 일주일에 0.5kg(1파운드)의 체중 감량을 위해서 500㎉의 음식섭취를 줄여야 한다. 현재 자신의 체중을 파운드로 환산한 뒤 15를 곱하면 현재 체중을 유지하기 위해 섭취하는 칼로리값이 나온다. 예를 들면, 60kg의 사람은 파운드로 환산한 경우 60kg × 2파운드 × 15 = 1,800㎉이다.

칼로리 섭취량을 줄이기 위해서는 현재 섭취하는 식품의 양을 줄이거나 칼로리가 낮은 식품으로 바꾸어 섭취할 수 있다.

열량 섭취량 계산 = 평소 열량 섭취량- 체중감소를 위한 열량

예) 평균 2,200㎉/일 섭취하는 사람이 1주일에 0.45kg 감량이 목적일 때

2200㎉ - 500㎉ = 1,700㎉

(3) 적정 식단 작성

식이요법의 이론적인 근거는 섭취열량을 줄이는 것인데 이는 개인의 성별, 연령, 활동량, 관련 질환 등에 따라 달라지며 체중감량과 더불어 건전한 식습관을 지속적으로 유지할 수 있도록 해야 한다.

이러한 식이요법의 원칙은 다음과 같은 3가지로 정리할 수 있다.

① 체중 감소가 일어나기 위해서 열량 요구량보다 적게 섭취한다.

② 영양결핍에 빠지지 않도록 필요한 모든 영양소는 적절하게 충족되어야 한다.

③ 장기 실천 가능한 계획이어야 한다.

정상적인 식사의 이상적 영양소 배분은 탄수화물 60%, 단백질 15%, 지방 25%이지만 비만에 직접적 영향을 주는 것은 탄수화물과 지방이기 때문에 이를 줄이도록 하는 것이 매우 중요하다.

(4) 올바른 식습관 형성

식습관 형성의 구체적 방법을 아래와 같이 정리하였다.

① 체중 조절을 위한 올바른 식사습관

- 세끼 식사는 거르지 않기
- 식사시간은 규칙적으로 하기

- 식사할 때는 천천히 하기
- 기름기가 적은 음식을 위주로 식사하기
- 음식은 짜지 않게 먹기
- 인스턴트 음식은 줄이고 집 음식 위주로 먹기
- 후식, 음료 등의 달고 칼로리 높은 음식은 피하기
- 음식을 먹을 때는 골고루 먹기
- 야식은 절대로 금지
- 섬유소가 많은 음식 섭취하기
- 음식을 지나치게 제한하지 않도록
- 수분은 충분히 섭취하기
- 식사요법 실천은 꾸준하게 하기

② 식사요법에 성공하기 위한 방법

- 식사일기 작성
- 마트에 갈 때는 살 식품의 목록과 양을 적어가기
- 공복 상태에서 시장가지 않기
- 음식은 눈에 띄지 않는 곳에 두기
- 집에서 꼭 필요한 양만 만들고, 개인 접시에 덜어서 먹기
- 식사는 식탁에서 하며, 식사 도중 TV, 신문은 보지 않기
- 숟가락과 젓가락을 같이 사용하지 않기
- 입에 음식물이 있는 상태에서 다른 반찬을 집지 않기
- 식사용기는 되도록 작은 것으로 사용하기
- 같은 양의 음식도 작은 크기, 여러 쪽으로 나누어 먹기
- 음료는 당분 함유가 없거나 적은 것으로 먹기
- 식사 후에는 바로 양치하기

2) 운동요법

식이요법과 더불어 체중조절에 중요한 역할을 하는 것이 운동이다. 규칙적인 운동을 병행하게 되면 에너지 소모를 증가시켜 체지방을 감소시키는데 더욱 효과적인 결과를 확인할 수 있다. 예를 들어 500㎉를 줄이기 위해 식이요법만 시행할 경우 밥을 국그릇 크기에서 일반 밥그릇으로 줄이면 270㎉가 감소되지만, 운동요법인 보통 걷

기를 1시간 병행하면 200~299㎉를 감소시킬 수 있어 500㎉를 줄이는 효과를 볼 수 있다. 또한 운동요법을 병행하여 실시하면 근육량을 유지하면서도 지방량을 감소시킬 수 있고, 운동능력 저하를 예방할 수 있으며, 식욕조절, 열량 소모량 증가, 산소 운반 능력의 증가, 심리적 스트레스의 해소, 근육 조직 증가에 따른 기초 대사량 상승 등의 효과가 있다. 더불어 운동은 비만증에서 흔히 볼 수 있는 고지혈증을 일으키는 혈청 트리글리세라이드와 저밀도 저단백 콜레스테롤을 감소시키는 반면 고밀도 저단백 콜레스테롤을 증가시키기 때문에 동맥경화증의 예방에도 좋은 영향을 준다. 운동량에 따른 에너지 소모는 불규칙하지 않기 때문에 지속적, 규칙적 운동을 시행하면 체중 감량의 효과를 나타낸다. 운동요법은 체지방조직(Lean Body Mass)이 증가하므로 체중 감소가 일어나지 않을 수도 있기 때문에 체중 단독만으로 평가하는 것은 옳지 않고 체지방량을 측정하여 평가하는 것이 좋다.

체중관리를 위해서 운동을 시작하려는 사람은 운동 전에 반드시 운동처방을 위한 신체적 평가를 받은 후 운동을 하는 것이 체계적이고 효과적인 운동을 할 수 있도록 해준다. 운동은 단시간에 이루어지는 것이 아닌 생활 속에서 습관화되어야 하는 것이므로 처음부터 무리한 계획을 세우는 것은 바람직하지 않다. 운동의 가장 기본적인 시작은 가벼운 운동 즉, 걷기 등을 추천한다. 일반적으로 운동 프로그램을 계획할 때는 FITTE 원칙, 또는 FITT-VP원칙에 따라 결정할 수 있다.

FITT-VP는 비만을 예방하고 관리하기 위한 기본 요소를 나타내는데, 이는 Frequency(빈도), Intensity(강도), Time(시간), Type(종류), Volume(운동량), Progression(단계적 진행)이다. FITTE 원칙도 FITT-VP원칙과 동일하지만, Excitement(흥미)라는 요소가 추가된다고 할 수 있다. FITT-VP는 비만의 특징 및 목표에 따라 다양하게 구성할 수 있으며, 운동에 대한 개별적 반응과 적응도에 따라 프로그램을 수정할 수 있어서 운동 프로그램을 계획할 때 유용하게 적용할 수 있다.

Frequency(빈도) : 얼마나 자주 해야 하는가?
Intensity(강도) : 얼마나 힘들게 해야 하는가?
Time(시간) : 얼마나 오랫동안 해야 하는가?
Type(종류) : 어떤 종류의 운동을 해야 하는가?
Volume(운동량) : 총 운동량은 얼마나 해야 하는가?
Progression(단계적 진행) : 운동량의 증가는 얼마나 해야 하는가?

그림 4-5는 신체활동에 대한 에너지 소비를 나타낸 그림이다.

그림 4-5 신체활동에 대한 역치

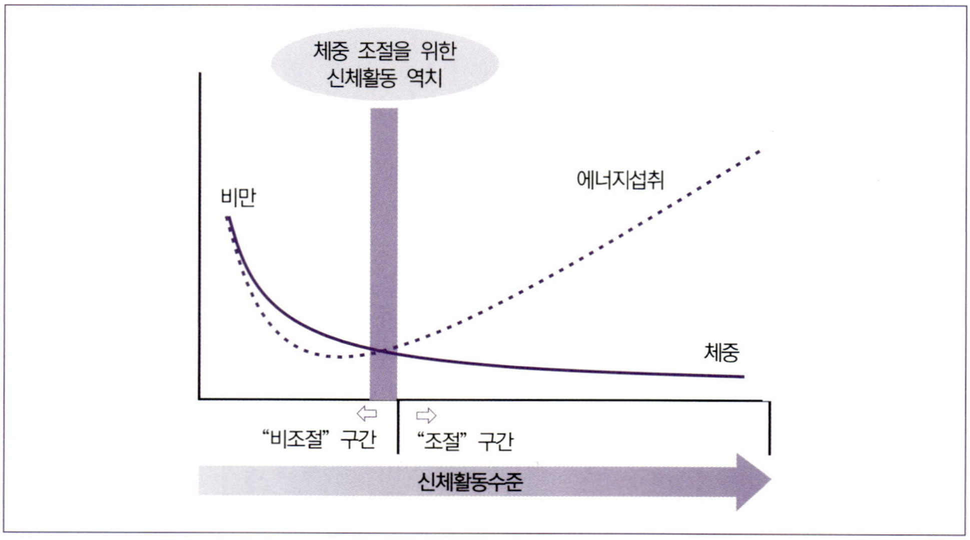

출처: Hill JO et al., 2012. Circulation, 126, 126-132.

- 신체활동이 많아 에너지 소비가 높은 조절 구간에서는 에너지 섭취가 많아서 체중이 쉽게 증가하지 않는다.
- 신체활동이 낮아 에너지 소비가 낮은 비조절 구간에서는 쉽게 체중이 증가한다.
- 건강한 체중을 유지하기 위해서는 신체활동량을 늘리거나 음식 섭취를 제한한다.

(1) 올바른 운동요법

① 준비운동, 본 운동, 정리운동을 반드시 한다.

② 장기적 목표를 세운다.

③ 1주일에 3회 이상 참여, 낮은 강도로 처음 30분부터 시작하여 운동시간 1시간이 될 때까지 서서히 증가시켜 나간다.

④ 바쁜 일과로 운동을 하지 못할 경우에는 일상생활에서 신체 활동량을 증가시킨다.

⑤ 한 가지 운동만 할 경우 쉽게 싫증을 느낄 수 있으므로 여러 가지 종목의 운

동을 실시한다.

⑥ 운동 시 이상이 있거나 심장 질환, 당뇨병 등의 질환이 있다면 반드시 의사와 상담을 한 후 운동의 강도 및 양을 정한다.

⑦ 전신 근육을 용하는 유산소 운동인 걷기, 자전거 타기, 계단 오르기, 에어로빅, 수영, 조깅, 줄넘기, 등산 등을 하는 것이 좋다.

(2) 운동의 종류

① 유산소 운동

- 걷기, 중·장거리 달리기, 마라톤 등
- 체조, 에어로빅, 고정식 자전거, 수영
- 전신을 사용하는 운동

② 무산소 운동

- Power lifting
- 100~400m 달리기 (단거리 수준)
- 복근 운동, 팔굽혀 펴기 등의 근력운동
- 축구, 럭비에서의 전력 질주 운동

③ 저항 운동

- 자기 체중을 필요로 하는 유연성 체조
- 탄력성 있는 고무 튜브를 이용한 운동
- 바벨이나 덤벨을 이용한 운동
- 수압이나 유압식 실린더를 이용한 운동
- 전자식 부하를 주는 중량 운동

(3) 운동 프로그램의 예시 (1시간 운동일 경우)

- 준비운동 (5~10분) 가벼운 체조와 스트레칭
- 근력운동 (20분) 복근 운동, 저항운동
- 유산소운동 (30분) 걷기, 자전거, 수영
- 정리운동 (5분) 제자리 걷기 또는 마무리 체조

3) 인지행동요법

인지행동요법이란 비만 관리에 대한 전반적인 인지를 변화시키고 일상의 습관 또는 행동을 변화시킴으로써 체중 감소를 유도하는 것이다. 이 요법은 음식을 먹게 되는 동기, 태도, 행위, 영양, 운동, 사회적 배경 등 체중과 관련된 모든 것을 포함하며, 다른 방법에 비해 감량한 체중을 가장 오랫동안 유지시킬 수 있고, 중도 포기율도 다른 방법에 비해 낮다는 장점이 있다. 인지행동요법을 시행할 때는 감정적인 면을 고려하여 우울, 불안, 과민반응 등의 치료도 적절하게 병행되는데, 개별 상담을 통해 이루어지거나 단체 일정 프로그램에 의해 시행되기도 한다.

(1) 인지행동요법의 3단계

① 1단계: 자기 관찰 및 자기 감시

잘못된 식습관의 원인을 찾아내기 위하여 매일 섭취하는 음식에 대한 일기를 쓰면서 일기 내용에 음식의 종류, 양, 음식 섭취 장소와 시간, 자세, 감정 상태까지 자세하게 기록한다. 이러한 습관은 과식을 초래하는 요인을 찾아내어 분석하고 해당되는 요인을 수정할 수 있도록 하는 중요한 과정이다. 일기는 최소 1주일간의 식사 일기를 작성해야 하며, 지난 한 주의 원인을 파악하기에 유용하다. 일기와 더불어 자기 평가표의 기록도 도움이 된다. 자기 평가표는 체중관리를 위해 대상자가 일기를 기록한 내용을 보면서 스스로의 행동을 점검할 수 있는 좋은 기회가 되므로 적극적인 프로그램 참여에 도움이 된다.

② 2단계: 자극 조절단계

살이 찌는 행동을 할 수 없게 환경을 변화하는 단계로서 내·외적 자극 조절과 제거를 위해 섭식환경의 정비, 섭식 속도의 지연, 부정적 사고와 감정의 조절, 스트레스 관리, 철저한 영양교육, 운동과 일상 활동의 증가 등을 통해 달성할 수 있다. 또한 스스로 기록한 일기와 자기 평가표를 바탕으로 개인 상담을 실시하여 더 좋은 방안 및 대상자의 요구를 확인하고 발전시킬 수 있다.

③ 3단계: 자기 강화 단계

바람직한 행동을 할 경우 스스로에게 보상을 해줌으로써 더욱 비만 관리를 위한 동기 상승을 촉진시킬 수 있다. 예를 들어 일정한 목표를 달성하면 스스로에게 책이나 꽃등을 선물하기도 하고, 마사지나 뷰티 활동을 하는 등의 긍정적인 보상 활동을 해주는 것이다.

(2) 지속적인 꾸준한 실천 전략

비만관리 프로그램에 참여하는 경우 꾸준히 참여하여 실천할 수 있도록 다음과 같은 전략을 사용할 수 있다.

① 체중관리 프로그램이 제공되는 장소가 개인의 프라이버시가 존중되지 않거나 편안한 분위기가 아니면 이로 인해 참여율이 낮을 수 있으므로 장소 선정에 주의를 요한다.

② 제공자와 대상자간의 상호작용을 유지하기 위해 제공자는 대상자를 진실성 있는 태도로 대하고 긍정적인 분위기를 조성해야 한다. 또한 식이요법, 운동요법 등의 프로그램을 다양하게 계획하여 대상자가 폭넓게 선택할 수 있도록 배려하는 자세가 필요하다. 일례로 식사를 줄이는 것으로 대상자의 욕구 충족이 되지 않을 때는 기존의 계획을 점검하고 변경하여 섭취하는 칼로리 줄이기보다는 운동프로그램을 강화하여 칼로리 소모를 증가시키도록 할 수 있다.

③ 혼자 프로그램에 참여하기 어렵거나 실천하기 어려운 경우 가족 또는 동료가 같이 참여할 수 있는 계획으로 변경할 수 있다. 같이 조깅 및 자전거를 타거나 산책을 할 수도 있는 것처럼 대상자를 지지하며 함께 하는 방법의 프로그램도 고려할 수 있다.

④ 비만대상자들이 지속적으로 참여하고 실천하도록 하는 또 다른 방법은 강화와 지지이다. 그룹 상담, 개인 상담을 통해 대상자를 격려하고 지지해주는 방법은 매우 효과적이다.

4) 약물요법

비만 관리의 기본은 식이요법과 운동요법, 행동요법 등이 일차적이며, 약물 및 수술치료는 이러한 치료를 위한 보조적인 치료이다. 그러나 이러한 일차적 요법을 통한 관리가 지속적으로 어렵거나 장기적으로 다시 체중의 증가가 나타날 수 있으므로 약물요법을 병행하여 더욱 효과적인 관리를 하기도 한다. 따라서 약물요법은 대체적으로 3개월 이상의 장기적으로 약을 복용하게 되며 대표적인 비만치료제로 미국에서는 1997년 시부트라민(Sibutramine), 1999년에 올리스타트(Orlistat)를 사용하였고, 영국을 포함한 대부분의 유럽에서는 2006년 리모나반트(Rimonabant)를 사용하였다. 우리나라에서도 올리스타트를 사용하기 시작하였고, 대중에게 살 빼는 약이라는 명칭으로 널리 알려졌는데 이는 식욕을 억제하고, 지방 흡수를 억제하여 살이 찌지 않도록 하는 작용을 한다. 앞에서도 언급한 바와 같이 비만은 오랜 기간 축적되어온 만성질환이므로 단기간의 약물 복용으로는 효과적이지 못하므로 최소 3개월 이상의 장기적은 복용을 권유하고 있다. 그러나 어떠한 약을 복용하더라도 이에 따른 부작용을 간과할 수 없으므로 신중해야 한다. 대체적으로 비만치료제는 중추신경에 작용하여 식욕을 억제하고, 남용의 우려가 있는 향정신성의약품인 경우가 많다. 따라서 비만치료제에 대한 정확한 정보를 가지고 전문 의료인에게 처방을 받아 원칙적으로 복용하는 것이 중요하다.

5) 수술요법

동양인에 비해 서양인은 고도비만 및 고도비만으로 인한 대사질환 문제가 심각한 상황이다. 이러한 고도비만은 체질량지수가 35kg/㎡ 이상이면서 동반질환이 있거나, 체질량지수가 40kg/㎡ 이상인 경우로 정의한다(NIH consensus, 1991). 이러한 고도비만 및 관련 질환은 합병증 등을 유발하여 조기 사망으로 연결되기도 하며, 우울증, 불안, 스트레스 등의 정신적인 문제를 일으켜 삶의 질의 심각한 저하를 유발하기도 한다. 비만 치료를 위한 여러 요법들이 이러한 고도비만자에게는 효과적이지 못해 대체적으로 5년 이내 다시 체중 증가를 경험하게 되고, 이러한 과정을 통해 새로운 질병에 노출되기도 한다(Colquitt JL, Picot J. et al., 2009).

대체적으로 고도 비만은 주로 서양에서 심각한 사회적 문제로 이슈화되었지만, 서구화 생활로 인해 우리나라를 포함한 동양에서도 이러한 고도비만이 나타나고 있다. 비만수술의 적용대상자는 크게 제한은 없으나 일반적으로 알려져 있는 가임기 여성이나 정신과 질환자, 내분비 질환자, 고령의 노인 및 성장기에 있는 청소년은 고려해야한다. 수술방법은 다양하게 발전되어 최근에는 위우회술, 위소매절제술, 위밴드술, 담췌전환술 등의 방법이 있으며, 복강경을 통해 비교적 간단하게 수술을 한다.

7. 우리나라 비만 실태

최근 우리나라는 점점 비만의 증가로 비만과 관련된 만성질환의 증가를 가져왔고, 이로 인한 주된 사망원인인 순환기계 질환, 암, 당뇨, 고혈압 등의 만성질환이 증가하고 있다. 다음은 2015년 국민건강통계에서 발표한 전국단위의 비만 조사 결과이다.

1) 체질량 지수 기준에 의한 비만 유병률

비만 유병률(만19세 이상, 표준화)은 1998년 26.0%에서 2007년 31.7%로 증가한 후 최근 8년간 약 31~33% 수준을 유지하고 있다. 남자는 2005년부터 2011년까지는 약 35% 수준이었으나 2012년부터 점차 증가하여 2015년 39.7%이었다. 여자는 1998년부터 2015년까지 약 23~27% 수준을 유지하고 있다(그림 4-6, 4-7).

그림 4-6 비만 유병률 추이(체질량지수 기준)

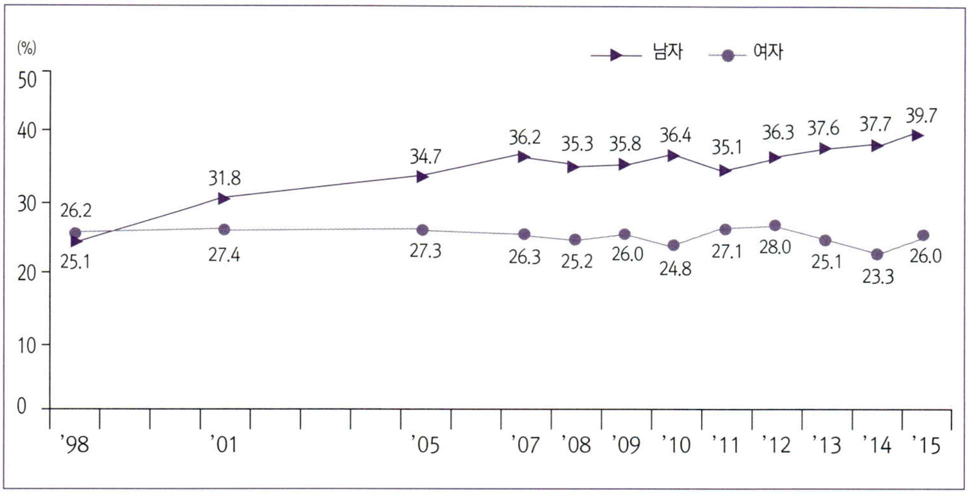

※ 비만 유병률 : 체질량지수 25kg/㎡ 이상인 분율, 만19세 이상
※ 2005년 추계인구로 연령표준화

그림 4-7 연령별 비만 유병률

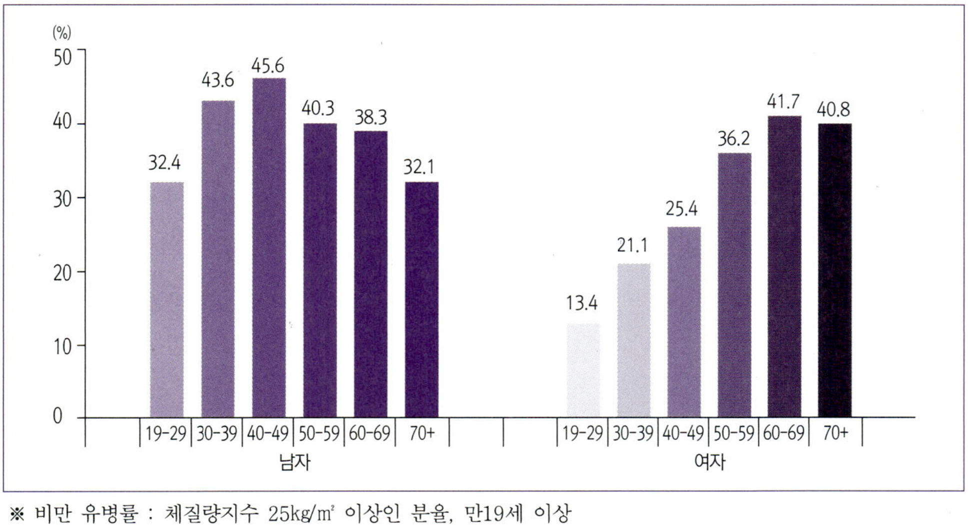

※ 비만 유병률 : 체질량지수 25kg/㎡ 이상인 분율, 만19세 이상

표 4-6 비만 유병률(허리둘레기준)[1] : 성별, 만19세 이상, 경제지표별, 2015

(단위 : %)

구 분	전체			남자			여자		
	n	유병률(표준오차)		n	유병률(표준오차)		n	유병률(표준오차)	
19세 이상	5,596	29.4	(0.7)	2,454	31.7	(1.0)	3,142	27.2	(1.0)
30세 이상	4,912	32.5	(0.8)	2,116	34.4	(1.1)	2,796	30.6	(1.1)
연령(세)									
19~29	684	15.9	(1.7)	338	20.4	(2.5)	346	10.9	(2.0)
30~39	749	25.9	(1.8)	315	31.9	(2.5)	434	19.2	(2.2)
40~49	986	27.8	(1.7)	417	35.7	(2.4)	569	19.7	(2.1)
50~59	1,161	31.7	(1.4)	504	33.9	(2.2)	657	29.5	(2.1)
60~69	1,026	38.7	(1.9)	475	33.2	(2.6)	551	43.8	(2.5)
70+	990	46.7	(1.9)	405	39.4	(2.9)	585	51.4	(2.4)
소득수준(표준화)									
하	1,377	31.8	(1.6)	601	32.0	(2.3)	776	31.5	(2.0)
중하	1,388	27.0	(1.5)	605	31.4	(2.2)	783	22.0	(1.8)
중상	1,405	28.9	(1.3)	627	33.5	(2.0)	778	23.5	(1.7)
상	1,385	23.6	(1.4)	601	28.5	(2.1)	784	18.3	(1.4)

1) 비만 유병률(허리둘레 기준) : 허리둘레가 남자 90cm 이상, 여자 85cm 이상인 분율, 만 19세 이상

2) 소득수준 : 월가구균등화소득(월가구소득 / $\sqrt{가구원수}$)을 성별·연령별(5세 단위) 사분위로 분류

3) 2005년 추계인구로 연령표준화

2) 허리둘레 기준에 의한 비만 유병률

비만 유병률(만19세 이상)은 남자 39.6%, 여자 28.8%로 남자가 여자보다 10.8%p 높았다. 20-50대는 남자의 비만 유병률이 여자보다 높으나, 60대 이상에서는 여자의 유병률이 더 높았다(표 4-5, 그림 4-7). 여자의 경우 소득수준(표준화) 상위 20.4%, 하위 32.9%로 소득수준이 높을수록 낮았다.

허리둘레기준 비만 유병률(만19세 이상)은 남자 31.7%, 여자 27.2%로 남자가 여자보다 4.5%p 높았다. 체질량지수 기준 비만 유병률과 유사하게 20~50대는 남자가 여자보다 높았으나, 60대 이상에서는 여자가 더 높은 경향을 보였다(표 4-5).

3) 관리수준 추이

그림 4-8 비만 관리수준 추이

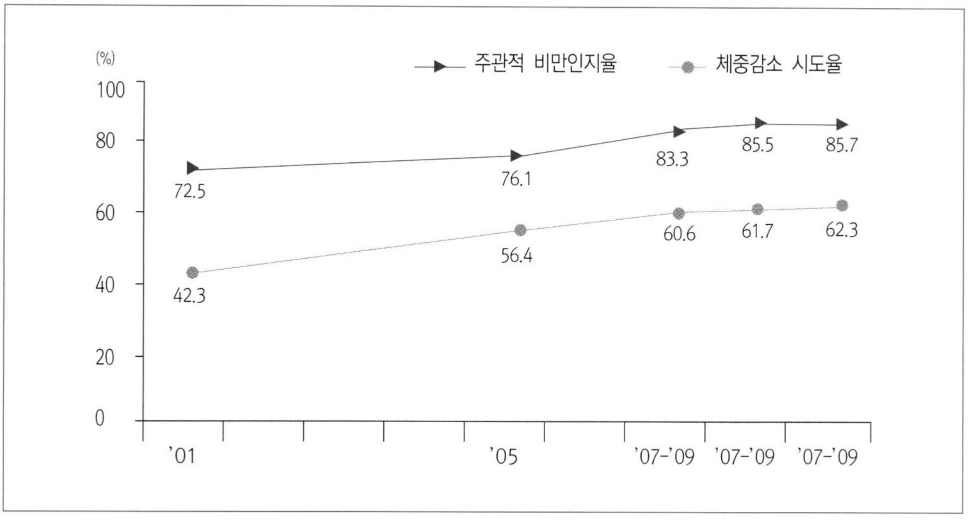

※ 주관적 비만인지율 : 체질량지수 25kg/㎡ 이상인 사람 중 본인의 체형이 "약간 비만" 또는 "매우 비만"이라고 생각하는 분율, 만19세 이상
※ 체중감소 시도율 : 체질량지수 25kg/㎡ 이상인 사람 중 최근 1년간 본인 의지로 체중을 감소하려고 노력했던 분율, 만19세 이상
※ 2007-2009년, 2010-2012년, 2013-2015년 통합산출

주관적 비만인지율(만19세 이상, 표준화)은 제2기(2001) 72.5%에서 제4기(2007-2009) 83.3%로 10.8%p 증가한 후 약 85% 수준을 유지하고 있다. 동기간 남자는 64.7%에서 79.5%로 14.8%p 증가한 후 약 82% 수준, 여자는 80.2%에서 89.5%로 9.3%p 증가한 후 약 91% 수준을 유지하고 있으며, 남녀 모두 연령이 낮을수록 인지율이 높았다(그림 4-8).

체중감소 시도율(만19세 이상, 표준화)은 제2기(2001년) 42.3%에서 제3기(2005년) 56.4%로 14.1%p 증가한 후 약 62% 수준을 유지하고 있다. 동기간 남자는 37.2%에서 52.5%로 15.3%p 증가한 후 약 58% 수준, 여자는 48.0%에서 62.5%로 14.5%p 증가한 후 약 70% 수준을 유지하고 있으며, 남자보다 여자에서 시도율이 높으나 60대 이후는 성별에 따른 차이가 없었다(그림 4-8).

표 4-6 비만 관리수준(주관적 비만 인지율)[1] : 성별, 만19세 이상, 2005-2015

(단위 : %)

구 분		'05			'07-'09(4기)			'10-'12(5기)			'13-'15(6기)		
		n	분율(표준오차)		n	분율(표준오차)		n	분율(표준오차)		n	분율(표준오차)	
전체													
	19세 이상	1,724	74.9	(1.3)	5,412	81.8	(0.6)	5,638	83.4	(0.7)	5,189	82.8	(0.6)
	30세 이상	1,593	74.0	(1.3)	4,948	80.4	(0.7)	5,223	81.7	(0.7)	4,758	80.7	(0.7)
	65세 이상	290	54.8	(3.3)	1,255	62.4	(1.6)	1,417	60.6	(1.7)	1,406	63.1	(1.5)
	19세 이상(표준화)[3]	1,724	76.1	(1.4)	5,412	83.3	(0.6)	5,638	85.5	(0.6)	5,189	85.7	(0.6)
	30세 이상(표준화)	1,593	74.5	(1.3)	4,948	81.2	(0.7)	5,223	82.8	(0.7)	4,758	82.7	(0.7)
	연령(세)												
	19~29	131	81.4	(3.9)	464	90.4	(1.6)	415	94.5	(1.3)	431	96.1	(1.0)
	30~39	312	83.2	(2.3)	910	88.3	(1.4)	913	91.5	(1.2)	763	90.4	(1.3)
	40~49	454	79.3	(2.2)	1,116	85.0	(1.2)	1,075	88.1	(1.2)	912	86.6	(1.3)
	50~59	365	71.0	(2.7)	1,140	81.3	(1.3)	1,194	81.6	(1.4)	1,137	80.2	(1.4)
	60~69	301	65.9	(2.9)	1,062	73.2	(1.7)	1,171	72.9	(1.7)	1,052	77.5	(1.5)
	70+	161	50.3	(4.5)	720	57.0	(2.1)	870	54.7	(2.0)	894	57.9	(1.9)

1) 주관적 비만 인지율 : 체질량지수 25kg/m² 이상인 사람 중 본인의 체형이 "약간 비만" 또는 "매우 비만"이라고 생각하는 분율, 만 19세 이상

2) 2005년 추계인구로 연령표준화

(단위 : %)

구 분		'05			'07-'09(4기)			'10-'12(5기)			'13-'15(6기)		
		n	분율(표준오차)		n	분율(표준오차)		n	분율(표준오차)		n	분율(표준오차)	
남자													
	19세 이상	811	70.1	(1.9)	2,531	80.1	(1.0)	2,635	81.5	(1.0)	2,545	80.8	(0.9)
	30세 이상	737	69.3	(2.0)	2,233	78.4	(1.0)	2,392	79.4	(1.0)	2,268	78.0	(1.0)
	65세 이상	102	46.2	(5.8)	350	58.0	(3.2)	485	59.4	(2.8)	521	62.8	(2.4)
	19세 이상(표준화)	811	69.2	(2.0)	2,531	79.5	(1.0)	2,635	81.7	(0.9)	2,545	82.0	(0.8)
	30세 이상(표준화)	737	67.6	(1.9)	2,233	77.1	(1.1)	2,392	78.6	(1.0)	2,268	78.2	(1.0)
	연령(세)												
	19~29	74	74.8	(5.5)	298	87.9	(2.2)	243	92.3	(1.8)	277	95.1	(1.4)
	30~39	186	80.0	(3.1)	558	84.6	(1.9)	550	88.9	(1.6)	485	87.0	(1.8)
	40~49	234	74.4	(3.4)	595	80.6	(1.8)	588	83.4	(1.8)	509	81.3	(2.0)
	50~59	155	60.3	(4.2)	516	76.9	(2.2)	499	72.5	(2.4)	535	72.4	(2.2)
	60~69	110	50.3	(5.2)	368	66.8	(3.1)	465	68.5	(2.7)	450	74.5	(2.3)
	70+	52	44.4	(7.6)	196	56.7	(4.0)	290	56.6	(3.8)	289	56.4	(3.2)
여자													
	19세 이상	913	80.8	(1.5)	2,881	84.1	(0.8)	3,003	85.7	(0.7)	2,644	85.5	(0.7)
	30세 이상	856	79.3	(1.5)	2,715	82.8	(0.8)	2,831	84.3	(0.8)	2,490	84.2	(0.8)
	65세 이상	188	59.6	(3.8)	905	64.0	(1.8)	932	61.1	(2.0)	885	63.3	(1.9)
	19세 이상(표준화)	913	84.7	(1.3)	2,881	89.5	(0.7)	3,003	90.9	(0.5)	2,644	91.9	(0.5)
	30세 이상(표준화)	856	81.9	(1.4)	2,715	87.3	(0.7)	2,831	88.4	(0.6)	2,490	89.9	(0.6)
	연령(세)												
	19~29	57	94.3	(3.1)	166	96.7	(1.7)	172	99.5	(0.4)	154	98.8	(0.7)
	30~39	126	90.1	(2.7)	352	97.5	(1.3)	363	96.8	(1.1)	278	98.7	(0.8)
	40~49	220	86.3	(2.6)	521	91.8	(1.4)	487	95.3	(1.1)	403	95.5	(1.1)
	50~59	210	81.3	(3.2)	624	86.3	(1.6)	695	90.3	(1.4)	602	89.5	(1.4)
	60~69	191	75.0	(3.4)	694	77.2	(1.8)	706	76.1	(2.1)	602	79.9	(2.0)
	70+	109	53.1	(5.7)	524	57.1	(2.5)	580	53.9	(2.3)	605	58.7	(2.3)

표 4-7 비만 관리수준(체중감소 시도율)[1)] : 성별, 만 19세 이상, 1998-2015

(단위 : %)

구 분		'98			'01			'05			'07-'09(4기)			'10-'12(5기)			'13-'15(6기)		
		n	분율(표준오차)		n	분율(표준오차)		n	분율(표준오차)		n	분율(표준오차)		n	분율(표준오차)		n	분율(표준오차)	
전체																			
	19세 이상	2,053	42.2	(1.2)	1,833	39.1	(1.5)	1,724	55.0	(1.5)	5,412	60.1	(0.8)	5,638	60.7	(0.8)	5,187	61.1	(0.8)
	30세 이상	1,817	40.4	(1.2)	1,664	37.8	(1.6)	1,593	53.4	(1.5)	4,948	59.7	(0.8)	5,223	60.2	(0.9)	4,756	60.4	(0.8)
	65세 이상	232	23.2	(3.1)	264	18.7	(3.0)	290	35.2	(3.3)	1,255	42.7	(1.7)	1,417	44.2	(1.7)	1,405	47.1	(1.6)
	19세 이상(표준화2)	2,053	43.0	(1.2)	1,833	42.3	(1.6)	1,724	56.4	(1.6)	5,412	60.6	(0.8)	5,638	61.7	(0.9)	5,187	62.3	(0.9)
	30세 이상(표준화)	1,817	39.9	(1.2)	1,664	39.4	(1.6)	1,593	53.7	(1.5)	4,948	59.9	(0.8)	5,223	60.9	(0.9)	4,756	61.4	(0.9)
	연령(세)																		
	19~29	236	53.7	(3.5)	169	52.3	(4.4)	131	65.6	(4.9)	464	62.8	(2.6)	415	64.4	(2.6)	431	65.4	(2.6)
	30~39	473	51.3	(2.3)	407	51.4	(2.7)	312	61.7	(2.8)	910	63.8	(1.7)	913	64.8	(1.9)	762	62.7	(2.0)
	40~49	518	42.0	(2.4)	499	44.4	(2.9)	454	58.1	(2.8)	1,116	63.6	(1.5)	1,075	66.7	(1.8)	912	66.7	(1.7)
	50~59	426	38.2	(2.7)	328	35.3	(3.1)	365	51.7	(3.1)	1,140	62.8	(1.6)	1,194	59.7	(1.9)	1,137	61.5	(1.7)
	60~69	278	26.2	(2.9)	285	24.7	(3.1)	301	48.9	(2.9)	1,062	56.7	(1.9)	1,171	56.4	(1.8)	1,052	61.8	(1.7)
	70+	122	19.1	(4.0)	145	13.2	(3.4)*	161	25.5	(4.1)	720	35.4	(2.1)	870	38.5	(2.1)	893	40.5	(2.0)

1) 체중감소 시도율 : 체질량지수 25kg/m² 이상인 사람 중 최근 1년간 본인의지로 체중을 감소하려고 노력했던 분율, 만19세 이상

2) 2005년 추계인구로 연령표준화

3) 연령대별 자료수(n)가 20명 미만으로 연령표준화 결과 비제시

4) 자료수(n)가 20명 미만으로 결과 비제시

* : 변동계수(coefficient of variation) 25-50%, ** : 변동계수 50% 이상

(단위 : %)

구 분		'98			'01			'05			'07-'09(4기)			'10-'12(5기)			'13-'15(6기)		
		n	분율(표준오차)		n	분율(표준오차)		n	분율(표준오차)		n	분율(표준오차)		n	분율(표준오차)		n	분율(표준오차)	
남자																			
	19세 이상	881	41.0	(1.7)	854	37.0	(1.9)	811	53.1	(2.1)	2,531	57.9	(1.1)	2,635	57.5	(1.2)	2,545	58.4	(1.1)
	30세 이상	751	39.7	(1.8)	747	35.6	(1.9)	737	52.0	(2.2)	2,233	58.1	(1.2)	2,392	57.9	(1.2)	2,268	57.9	(1.2)
	65세 이상	43	30.2	(8.0)*	86	17.2	(4.3)	102	33.2	(5.6)	350	42.8	(3.1)	485	49.8	(2.8)	521	48.1	(2.4)
	19세 이상(표준화)	881	-	-3)	854	37.2	(2.0)	811	52.5	(2.2)	2,531	57.0	(1.1)	2,635	57.0	(1.2)	2,545	58.4	(1.2)
	30세 이상(표준화)	751	-	-	747	34.6	(1.8)	737	50.7	(2.1)	2,233	56.9	(1.1)	2,392	57.5	(1.2)	2,268	57.6	(1.2)
	연령(세)																		
	19~29	130	47.1	(4.6)	107	46.4	(5.9)	74	58.7	(6.4)	298	57.2	(3.1)	243	55.5	(3.5)	277	61.1	(3.1)
	30~39	260	43.7	(2.7)	233	44.1	(3.6)	186	58.7	(3.9)	558	60.0	(2.3)	550	59.8	(2.4)	485	57.5	(2.5)
	40~49	245	36.8	(3.2)	244	40.8	(3.8)	234	57.2	(3.7)	595	59.5	(2.1)	588	62.0	(2.5)	509	61.9	(2.4)
	50~59	147	40.0	(4.1)	136	30.0	(4.1)	155	42.9	(4.9)	516	59.3	(2.4)	499	53.6	(2.8)	535	57.6	(2.5)
	60~69	80	36.6	(6.4)	93	26.0	(5.3)	110	46.4	(6.1)	368	54.0	(3.0)	465	55.6	(2.7)	450	61.7	(2.6)
	70+	19	-	-4)	41	5.5	(3.8)**	52	26.5	(7.3)*	196	38.8	(4.0)	290	46.3	(3.6)	289	38.6	(3.3)
여자																			
	19세 이상	1,172	43.2	(1.6)	979	40.7	(2.1)	913	57.3	(1.9)	2,881	63.1	(1.1)	3,003	64.8	(1.1)	2,642	64.8	(1.0)
	30세 이상	1,066	40.9	(1.6)	917	39.3	(2.1)	856	54.9	(1.9)	2,715	61.7	(1.1)	2,831	62.9	(1.2)	2,488	63.7	(1.1)
	65세 이상	189	21.7	(3.3)	178	19.4	(4.0)	188	36.2	(3.9)	905	42.6	(1.9)	932	41.4	(2.0)	884	46.5	(2.0)
	19세 이상(표준화)	1,172	48.1	(1.7)	979	48.0	(2.4)	913	62.5	(2.2)	2,881	68.0	(1.2)	3,003	70.7	(1.2)	2,642	70.4	(1.2)
	30세 이상(표준화)	1,066	43.8	(1.6)	917	43.7	(2.1)	856	57.7	(2.1)	2,715	65.5	(1.1)	2,831	66.9	(1.3)	2,488	68.7	(1.2)
	연령(세)																		
	19~29	106	63.1	(5.0)	62	62.8	(7.6)	57	78.9	(6.4)	166	76.5	(3.9)	172	83.5	(3.0)	154	76.3	(3.5)
	30~39	213	61.5	(3.5)	174	60.2	(3.8)	126	68.0	(4.5)	352	73.3	(2.6)	363	75.3	(2.6)	277	75.7	(2.9)
	40~49	273	47.7	(3.3)	255	47.4	(4.4)	220	59.5	(3.8)	521	69.9	(2.2)	487	74.0	(2.4)	403	75.0	(2.5)
	50~59	279	37.0	(3.2)	192	38.6	(4.2)	210	60.1	(3.8)	624	66.8	(2.3)	695	65.5	(2.4)	602	66.1	(2.1)
	60~69	198	21.6	(3.5)	192	24.1	(3.8)	191	50.2	(3.5)	694	58.3	(2.3)	706	57.0	(2.3)	602	61.9	(2.3)
	70+	103	17.9	(3.9)	104	16.2	(4.6)*	109	25.1	(4.9)	524	34.2	(2.4)	580	35.1	(2.4)	604	41.5	(2.3)

2) 체중 조절

(1) 체중 조절과 건강

체중이 10% 증가할 경우 사망률은 남성 13%, 여성 9%가 증가하고, 체중이 30% 증가할 때 남성 42%, 여성 30%가 증가한다는 보고가 있다.

(2) 체중 조절 실태

우리나라에서 매년 실시한 국민영양건강실태조사에는 2008년 이후 주관적 비만인 지율은 증가하는 추세를 보이고 있으며, 2016년 전체 인구의 39.6%가 스스로 비만이라고 인지하고 있음을 알 수 있다.

표 4-8 2008-2016 주관적 비만 인지율

(단위; %(표준오차))

구분		2008	2009	2010	2011	2012	2013	2014	2015	2016	95% CI
N	(명)	21,910	23,179	22,888	23,123	23,157	23,137	23,028	23,000	22,948	
전체	(조율)	30.0(0.3)	32.2(0.3)	35.7(0.4)	39.6(0.4)	40.0(0.4)	39.3(0.4)	39.1(0.4)	38.8(0.3)	39.3(0.4)	38.6-40.1
	(표준화)	29.9(0.3)	32.1(0.3)	35.6(0.3)	39.5(0.4)	39.9(0.3)	39.4(0.3)	39.2(0.3)	39.0(0.4)	39.6(0.4)	38.9-40.3
남		28.2(0.5)	30.9(0.5)	34.0(0.5)	37.7(0.5)	38.4(0.5)	37.5(0.5)	37.7(0.5)	37.2(0.5)	38.2(0.5)	37.2-39.2
여		31.6(0.4)	33.5(0.5)	37.3(0.5)	41.4(0.5)	41.6(0.5)	41.0(0.5)	40.5(0.5)	40.3(0.5)	40.4(0.5)	39.5-41.3
19~29		23.6(0.8)	26.9(0.7)	28.6(0.8)	34.5(0.8)	33.1(0.8)	33.6(0.8)	32.3(0.9)	32.9(0.8)	32.0(0.9)	30.3-33.7
30~39		31.6(0.4)	34.7(0.8)	39.0(0.7)	43.3(0.7)	44.0(0.8)	44.4(0.8)	42.5(0.8)	42.6(0.8)	43.5(0.8)	41.9-45.0
40~49		34.8(0.8)	35.7(0.8)	39.9(0.8)	43.4(0.8)	44.6(0.7)	43.5(0.7)	44.3(0.8)	44.1(0.8)	44.8(0.8)	43.2-46.3
50~59		34.0(0.8)	35.4(0.9)	38.5(0.8)	42.8(0.8)	42.8(0.8)	40.6(0.8)	40.8(0.8)	40.2(0.8)	41.5(0.8)	39.9-43.2
60~69		30.4(0.9)	31.6(0.9)	35.9(0.9)	38.1(1.0)	39.1(1.0)	39.6(1.0)	40.4(0.9)	38.1(0.9)	39.0(0.9)	37.2-40.7
70 이상		21.8(1.1)	23.0(1.0)	26.8(1.0)	26.5(1.0)	28.3(0.9)	26.4(0.9)	29.2(0.9)	29.3(0.9)	30.4(0.9)	28.7-32.2

출처: 지역건강통계. 2008-2016.

표 4-9 2008-2016 연간 체중 조절 시도율

(단위; %(표준오차))

구분		2008	2009	2010	2011	2012	2013	2014	2015	2016	95% CI
N	(명)	21,909	23,181	22,875	23,116	23,058	23,138	23,025	23,000	22,944	
전체	(조율)	46.8(0.4)	53.0(0.4)	56.0(0.4)	61.7(0.4)	58.9(0.4)	63.7(0.4)	61.9(0.3)	64.3(0.4)	62.3(0.4)	61.6-63.0
	(표준화)	46.5(0.4)	52.7(0.4)	55.9(0.4)	61.6(0.3)	59.2(0.3)	64.3(0.3)	62.9(0.3)	65.4(0.3)	63.8(0.3)	63.1-64.4
남		40.0(0.5)	45.6(0.5)	48.5(0.6)	55.0(0.5)	51.7(0.5)	56.7(0.5)	55.2(0.5)	57.1(0.5)	56.1(0.5)	55.0-57.1
여		53.4(0.5)	60.0(0.5)	63.2(0.5)	68.2(0.4)	65.8(0.5)	70.5(0.4)	68.3(0.5)	71.2(0.4)	68.3(0.4)	67.4-69.2
19~29		50.4(0.8)	57.1(0.8)	60.3(0.9)	65.7(0.8)	64.8(0.9)	70.0(0.8)	68.5(0.8)	69.0(0.8)	67.5(0.8)	65.8-69.1
30~39		49.5(0.8)	56.2(0.8)	59.4(0.8)	64.5(0.7)	62.7(0.7)	67.8(0.7)	68.2(0.7)	72.1(0.8)	69.6(0.7)	68.1-71.0
40~49		50.1(0.8)	56.3(0.8)	59.2(0.8)	64.4(0.7)	62.0(0.8)	67.4(0.7)	65.6(0.7)	69.0(0.8)	68.9(0.7)	67.5-70.3
50~59		47.7(0.9)	52.7(0.9)	57.4(0.9)	64.4(0.8)	62.0(0.8)	64.1(0.8)	60.9(0.8)	64.2(0.8)	62.1(0.8)	60.5-63.7
60~69		39.8(1.0)	46.2(1.0)	49.0(1.0)	64.4(1.0)	60.3(0.8)	57.0(1.0)	55.0(1.0)	57.4(1.0)	55.2(0.9)	53.5-57.0
70 이상		22.6(1.1)	28.9(1.1)	29.5(1.1)	36.5(1.1)	33.1(1.1)	39.0(1.1)	36.7(1.1)	37.8(1.0)	35.1(1.0)	33.2-37.0

출처: 지역건강통계. 2008-2016.

연간 체중 조절 시도율은 전체 조사 대상자 중 여성은 남성보다 체중을 줄이기 위한 시도율이 68.3%로 남성의 56.1%보다 높은 것으로 나타났으며, 전체 연령층에서는 30대와 40대에서 각각 69.6%, 68.9%로 나타나 성인병의 발생률이 높은 중년층에서 체중 조절 시도율이 높게 나타남을 알 수 있다.

3) 비만의 사회경제적 문제

비만은 과도한 체지방의 증가로 인해 대사 장애가 유발된 상태이며, 이로 인한, 허혈성 심질환, 뇌졸중, 당뇨병, 고혈압, 근골격계 질환, 각종 암등의 중요한 위험인자이다. 또한, 비만으로 인한 유병률의 증가는 여러 합병증을 유발하여 개인과 국가의 사회경제적인 부담으로 증가하게 된다. 1997년 세계보건기구에서도 21세기에 비만은 흡연과 더불어 세계인의 건강을 위협하는 가장 심각한 공중보건학적 문제가 될 것이라고 했다. 비만으로 인한 사회경제적 문제점을 대한비만학회(비만치료지침, 2012)에서는 아래와 같이 요약하였다.

(1) 비만과 비만의 합병 질환의 치료를 위한 보건의료 비용(직접비용)
(2) 조기 사망/장애, 병가 등으로 인한 생산성 감소(간접비용)
(3) 비만으로 인한 건강과 삶의 질 저하(무형의 비용)

위의 내용에서도 알 수 있듯이 비만은 하나의 질병으로 시작하여 종료되는 것이 아닌 여러 합병증과 더불어 신체적 정신적 스트레스를 제공하여 삶의 질에도 영향을 미치며, 결국에는 사망으로까지 연결됨을 알 수 있다. 따라서 비만 유병률의 증가율을 낮추어 사회적, 경제적인 문제로 연결되지 않게 자가 건강관리를 통해 비만을 예방하고 조기 치료를 하는 것이 매우 중요하다고 할 수 있다.

참고문헌

대한비만학회. 비만치료지침. 2012.

대한비만학회. 임상비만학. 고려의학: 1995.

박혜순, 오상우, 강재헌, 박용우. 최중명, 김용성, 최웅환, 유형준, 김영설. (2003). 한국인에서 대사증후군의 유병률 및 관련 요인 - 1998년 국민건강영양조사를 바탕으로. *대한비만학회지*. 12: 1-14.

보건복지부(2016). 2015 국민건강영양조사.

보건복지부 질병관리본부(2015). 국민건강통계. http://knhanes.cdc.go.kr

Byrne CD, Wild SH. (2006). ABC of Obesity: Risk factors for diabetes and coronary heart disease. *BMJ*. 11(333): 109-1011.

Colquitt JL, Picot J, Loveman E, Clegg AJ. (2009). Surgery for obesity. *Cochrane Database System Review*. 2: CD003641.

Gastrointestinal surgery for severe obesity. (1991). Consens Statement. 9(1): 1-20.

Swain. David P. (2014). ACSM's Guidelines for Exercise Testing and Prescription 9'th. American College of Sports Medicine. Philadelphia: Wolters Kluwer Health/Lippincott Williams & Wilkins.

Villareal DT, APovian CM, Kushner RF, Klein S. (2005). Obesity in older adults: Technical review and position statement of the American Society for Nutrition and NASSO. The Obesity Society. *Obesity Research*. 13(11): 1849-1863.

World Health Organization. (1998). Obesity-Preventing and managing the Global Epidemic: Report of a WHO Consultation on Obesity. WHO/NUT/NCD; 981. Geneva.

제5장

운동관리

제5장

운동관리

학습목표

1. 건강증진과 운동의 필요성을 이해할 수 있다.
2. 운동의 종류와 방법에 대해 설명할 수 있다.
3. 올바른 운동수행 과정에 대해 설명할 수 있다.
4. 운동 시의 유의사항에 대해 설명할 수 있다.
5. 운동요법의 중재전략을 설명할 수 있다.

1. 운동이란 필요한 것인가?

인간의 움직임은 크게 2가지 목적으로 분류할 수 있다. 첫 번째는 사람 즉 동물로서의 움직임, 그리고 다른 한 가지는 인간으로서의 움직임으로 나눌 수 있다. 동물로서의 움직임의 목적은 인체의 보존과 종의 보존과 같은 복잡한 생물학적인 의미를 가지며, 인체의 생명유지를 위해 동물은 식물이나 음식물의 채집, 위험으로부터의 보호 적과의 싸움 등을 들 수 있으며, 인간으로서의 움직임은 레저활동, 사회적 친목, 스포츠 활동, 이동 등과 같이 생활 속에서 인간이 추구할 수 있는 사회적 신체활동의 의미를 가진다. 하지만, 이러한 2가지의 기능면에서의 신체활동 부족 및 활동의 저하는 성인기의 체력 저하로 이어지며, 이로 인한 다양한 건강상의 문제의 원인이 된다.

생애전반에 걸쳐 규칙적인 운동 혹은 신체활동의 적절한 수행은 심혈관계, 근골격계, 신체조성의 긍정적 개선에 도움이 되며, 무엇보다 청년기에 높은 심신의 건강수준을 높이는 것이 청년기뿐 아니라 중년 혹은 노년기가 되었을 때 건강한 삶의 근간이 될 수 있으므로 청소년기와 청년기에 최대한 체력을 향상시켜 놓을 필요가 있다.

세계보건기구(WHO)에서 발표한 건강을 위한 신체활동 국제지침(Global Recommendation on Physical Activity for Health)에서는 청년의 신체활동이 다음과 같은 효과를 가져온다고 제시하고 있다. 먼저, 신체활동은 심혈관계 질환 발생 위험을 낮출 수 있다.

그림 5-1 생애 남녀 체력 변화의 비교 모식도

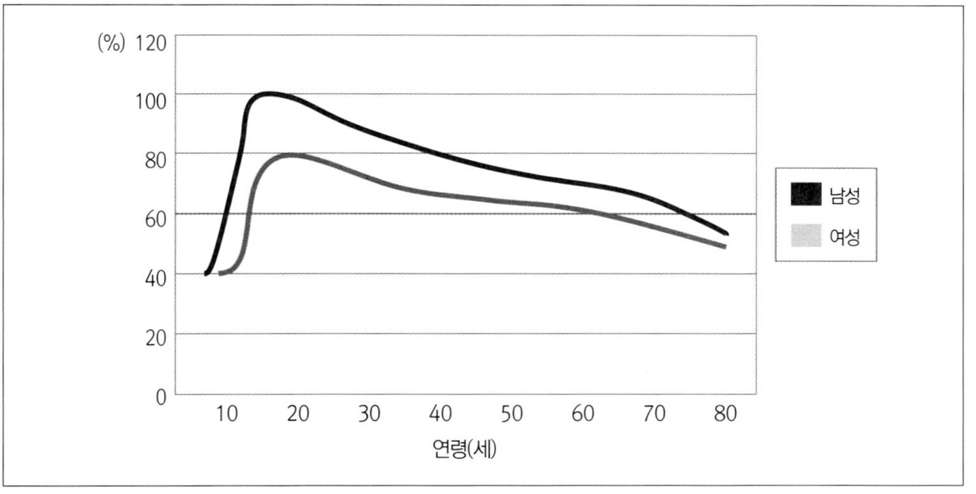

출처 : 운동의 필요성 - 서울대학교 의과대학 국민건강지식센터

이는 신체활동이 심폐능력을 향상시켜 콜레스테롤 수치를 낮추고 혈중지질을 변화시키며, 혈압을 정상 수준으로 유지하는데 도움이 되기 때문이다. 또한 청소년기의 신체활동은 근육과 골량을 증가시켜 근골격계의 건강을 개선하여 노년기의 근육감소증의 예방효과뿐 아니라 기초대사량을 높임으로써 체중이 쉽게 늘어나는 것을 예방할 수 있다. 그 결과 과체중·비만 및 대사증후군 발생률을 낮추는데 도움이 된다. 다음으로, 청소년의 신체활동은 골밀도 상승을 포함한 뼈 건강에 도움이 되고 연골 및 근육 발달에 도움을 주어 부상의 위험을 감소시키는데 도움이 된다. 마지막으로, 청소년의 신체활동 참여는 정신적 건강에도 도움이 된다. 유산소 운동은 뇌인지기능의 향상에 직간접적으로 도움이 되며, 또한 엔돌핀이 발생에 도움을 주어 우울증을 예방할 수 있으며 학업으로 인해 발생하는 스트레스를 해소하는데 효과적이다. 따라서 본인에게 맞는 적절한 운동습관을 가지는 것은 심신의 건강을 증진하는 것은 청년기뿐 아니라 생애전반에 건강한 삶을 가져다주는 데 중요하다고 할 수 있다.

2. 운동 부족과 건강 악화

심폐지구력에 해당하는 최대산소섭취량, 최대심박출량, 1회 심박출량과 함께, 근력, 근량과 같은 근기능의 저하의 주된 요인은 운동 및 신체활동 부족과 관련이 높다. 하지만 이러한 신체기능은 적극적 운동 참여로도 많은 개선이 가능하다. 한편 최대심박수, 근섬유수, 신경전달속도는 연령 증가에 따라 저하하지만 활동성과 운동에 의해 상대적으로 영향을 적게 받는 것으로 보고되어 있다(Pu et al., 1999)(표 5-1). 이러한 근거에서, 생애 질병예방 및 신체기능의 유지와 건강 증진을 위한 운동 참여는 유익하며, 청년기뿐 아니라 연령 증가에 따른 건강수명을 보장할 수 있는 유익한 수단으로 생각해볼 수 있다.

신체활동은 운동, 스포츠 및 레저활동, 이동 등을 포함하는 넓은 의미의 개념으로 대상에게 맞는 적절한 강도(중강도 및 고강도)의 신체활동은 건강증진에 유익한 효과를 가져다준다고 알려져 있다. 골격근을 사용하여 우리 몸에서 에너지 소비를 발생시키는 모든 움직임으로 정의된다.

표 5-1 인체생리학적 변화와 연령 증가, 활동성, 운동과의 관계

신체기능	연령 증가	활동성 저하	운동 실시
호흡순환기능			
최대산소섭취량	↓	↓	↑
최대심박수	↓	↔	↔
1회 심박출량	↓	↓	↑
근기능			
근력	↓	↓	↑
근섬유수	↓	↔	↔
근량	↓	↓	↑
신경기능			
신경전달속도		↔	↔

전형적인 일상에서 수행하는 신체활동의 강도는 일반적으로 저강도(.3 METs), 중강도(3~6 METs), 그리고 고강도(.6 METs)의 3단계로 나눌 수 있다. 여기서 METs (metabolic equivalent)란 대사당량을 의미하며, 다양한 신체활동 및 운동 강도를 설명하는 표준화된 단위이다. 1 METs는 체중 1kg당 1분에 3.5ml의 산소를 섭취하는 것에 해당한다. 즉 중강도를 나타내는 최저 단위인 3 METs란 안정하고 있을 시(약 1.2 METs) 대략 3배정도의 대사당량에 해당하는 중간 강도의 운동량을 의미한다. 또한, 중강도의 운동 강도는 개인의 산소섭취 예비 능력의 50%(최대 산소 섭취량의 50-60%)에 해당한다.

일반적으로 운동습관이 없는 보통의 생활수준을 유지하는 대학생의 경우 고강도의 높은 강도의 신체활동을 수행하는 운동 강도는 비교적 나타나지 않는다. 또한 본인의 체력에 비하여 무리한 고강도의 운동 혹은 신체활동은 상해의 위험을 높일 수 있다. 따라서 본인에게 맞는 강도의 운동수행이 요구되며, 적당한 수준의 신체활동의 지속적 실시는 활력 있는 생활과 심신기능을 증진시키는데 중요한 부분이다. 더불어 우리의 신체활동 증감에 영향을 미치는 내적 요인뿐 아니라 환경요인(온도, 일조량, 계절변화 등)인자에 대해 충분히 파악하고 적절히 대처하는 전략을 수립하는 것이 중요하다. 따라서 신체활동 혹은 운동중재에 있어 나이와 성별은 물론 계절에 따라서도 운동 권고 지침(기준, 목표, 처방 등)을 환경의 변화에 따라 적절히 수정하고, 지속적으로 적절한 맞춤형 운동 수준을 파악하고 유지하는 무엇보다 중요하다. 아래 그림에서 나타난 것처럼 무리한 강도의 활동은 상해의 위험이 높아질 수 있으며, 낮은 강도의 활동은 생리학적 개선효과가 적게 나타나기에 건강증진을 위해서는 고강도의 활동보다는 일상에서의 중간강도의 활동을 늘리는 것부터 수행한 이후, 운동의 습관화 혹은 목적에 따라 단계적으로 빈도를 늘려 이행하는 것이 효과적이다.

그림 5-2 운동강도에 따른 생리학적 변화와 상해의 위험24

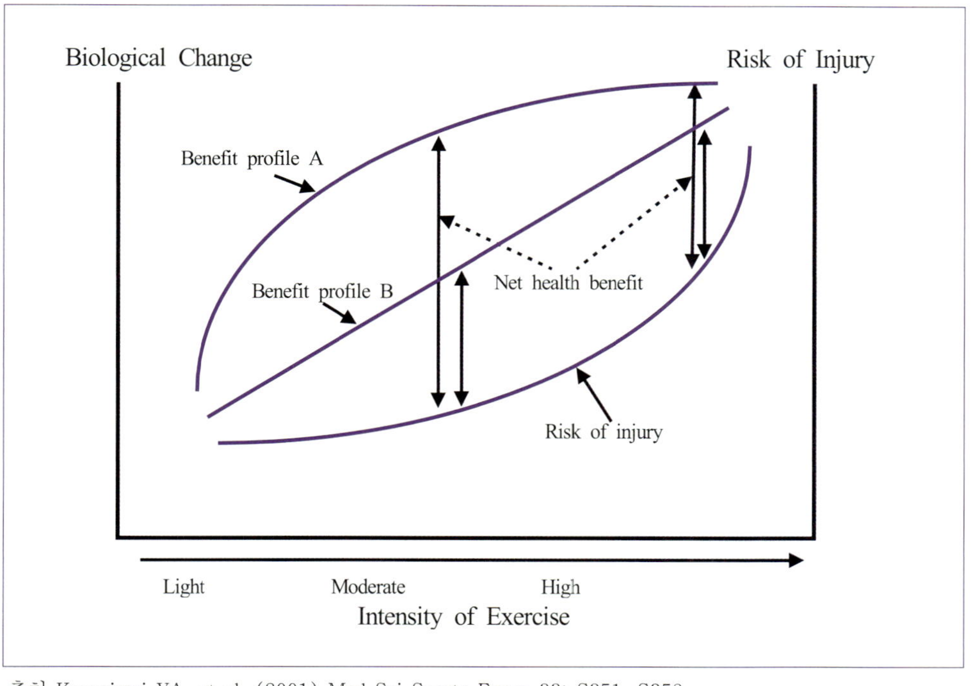

출처 Kesaniemi YA, et al. (2001) Med Sci Sports Exerc 33: S351−S358.
출처: http://www.sportnest.kr/904 [스포츠둥지]

3. 청년기의 신체활동과 체력

1) 신체활동 권고

청년기에는 근골격계의 성장 및 체력의 향상을 위해 중-고강도의 운도의 수행이 필요하다. 2007년 American College of Sport Medicine(ACSM)과 American Heart Association (AHA) 에서 발표한 성인을 위한 신체활동 지침서에 의하면 하루 30분, 주 5회, 총 150분 중강도(≥ 3 metabolic equivalents(METs)) 이상의 유산소 활동과 근력 운동은 만성질환과 심혈관 질환을 감소하는 것으로 보고하고 있으며(Traustadóttir et al., 2011), 이러한 중강도 신체활동은 공중보건학(Public health)적으로 세계적으로 가장 널리 이용되고 있다. 또한, 규칙적인 신체활동은 생리학적 노화 기능 및 산화 스트레스, 면역기능을 개선시키는 것으로 보고 있으며(Pansarasa et al., 1999; Jankord et al., 2004), 선행연구에 의하면 신체활동은 염증인자(e.g. tumor necrosis factor (TNF)-α, interleukin(IL)-1β)는 저하시키고 항산화(i.e. IL-10) 기능은 상승시켜 노화 관련 질환과 밀접한 관계를 가지는 것으로 알려져 있다(Nelson et al., 2007; Fatouros et al., 2004).

또한 비만자들은 정상 체중의 일반인들보다 일상생활(장소의 이동하기 또는 여행, 물건 줍기 그리고 대중교통 이용 등)의 어려움이 있고, 이러한 제약들 때문에 더욱이 신체활동량이 감소하기 때문에 비만자들의 신체활동량의 증가로 체중과 근육량의 증가는 매우 중요하다(Silva et al., 2013). 따라서 규칙적인 신체활동으로 인한 생리학적인 노화 기능과 심혈관질환의 예방은 중요한 문제점으로 시사되고 있다.

2) 체력

스포츠 의과학이 고도로 발전한 현대 사회에서 체력은 사람들이 건강과 관련하여 매우 중요하게 생각하는 부분이며 신체의 생리적 기능과 운동 기능을 비롯한 다양한 신체적 능력을 의미할 뿐만 아니라 신체의 종합적인 작업 능력으로 신체 활동이나 더 나아가 생명 유지의 기초가 되는 능력이라고 할 수 있다(조현철, 2004).

체력의 정의는 그 사회의 시각적 환경과 문화, 전문가의 견해에 따라 다양한 정의가 있다. 초기에는 체력이 단순한 근력, 특히 대근육 근력의 일반적인 발휘력으로 정의되었으나 19세기 초에는 체력의 지표가 되는 능력이라고 하였고 1910년대에 들어와서는 심폐기능을 평가수단으로 하는 신체 활동의 효율이 체력의 지표로 인식되었으며, 1920년대 접어들면서 체력을 신체 종합적으로 파악하려는 경향이 나타나게 되었다.

현재에는 체력을 유전적 요인과 생활방식, 건강의식에 의한 환경적 조건에 의해 결정된다고 가정하고 있으며 유·청소년기처럼 발육발달이 왕성한 시기는 평생 건강을 위한 중요한 시기이므로 건강관련체력(health-related fitness)을 중요시해야 한다고 주장하고 있다(Boisseau & Delamarche, 2000; Hameed et al., 2004).

2007년 국민체력실태조사 결과를 참고하면 활발한 발육·발달시기에 있는 초등학생들은 과거에 비해 신장, 체중 및 체지방률은 전반적으로 증가추세를 보이나 체력은 저하하는 경향을 보이고 있다. 체력은 과거의 운동과 관련된 개념에서 건강과 관련된 요인으로 인식이 변화하면서 건강관련 체력 증진에 중점을 두고 있다.

따라서, 체력이란 일상생활을 영위할 수 있는 건강한 몸과 스트레스를 이길 수 있는 정신, 원만한 사회생활을 할 수 있는 능력으로 삶의 질을 결정하는 기본요소로 생활습관병과 밀접한 관계를 가지며 그 구성요소는 심폐지구력, 신체조성, 유연성, 근력, 근지구력이다(천광우, 김기진, 2009; ACSM, 2008; Gallahue & Ozmun, 2002).

4. 운동의 종류

1) 유연성 (신전/신장) 운동(Stretching Exercise)

유연성이란 관절의 운동범위(Range of motion)를 말한다. 즉 유연성운동은 목표하는 관절의 운동의 운동가능범위를 증가시키는 운동이다. 관절의 운동범위는 관절막, 근육과 근막, 힘줄(건), 인대 등의 신축성에 의하여 결정되므로 유연성운동은 이러한 부위 특히 근육과 근막의 신축성을 향상시키는 데 그 목적이 있다.

현대인들은 오랜 앉아 있는 좌식생활로 인하여 움직임이 적고 이로 인하여 유연성이 부족해지는 경향이 있다. 유연성은 활동과 일상생활에서의 움직임을 편하게 하고 근육의 염좌(삠)나 긴장을 감소시키는 데에 필요하며 또한 좋은 자세와 근육강화를 위해 중요하다. 이 운동은 힘든 유산소 운동을 하기 위한 준비운동 및 정리운동으로 효과적이며, 또는 다른 운동을 하지 않는 날에, 그리고 전신의 유연성을 기르기 위한 운동으로 선택할 수 있다.

✓ 유연성 운동 시 주의 사항

① 천천히 그리고 부드럽게 움직인다. 펄쩍 뛰거나 급히 움직이지 말아야 한다.
② 긴장된 근육과 경직된 관절을 유연하게 하기 위하여 긴장감이 느껴질 때까지 신전시키고 15를 셀 때까지 그대로 자세를 유지한다.
③ 오른쪽과 왼쪽의 운동이 항상 동일하게 실시할 수 있도록 한다.
④ 운동을 순서적으로 준비하여 운동할 때 일어났다 앉았다 하지 않도록 한다.
⑤ 자연스럽게 호흡하면서 숨을 참지 말아야 한다. 소리 내어 하나, 둘, 셋, 숫자를 세면서 숨을 편안하게 쉰다.

2) 근육강화 운동

근육(근력)강화운동은 저항력에 대항하는 근육을 운동시킴으로써 근육의 힘을 유지하거나 증진하는 데 도움이 되는 운동이다. 순간적인 근육강화운동을 실시할 때는 대체로 무산소 상태에서 에너지를 이용하게 되므로 무산소운동이라고도 하며, 이때의 주 에너지원은 글리코겐이다. 이 운동은 특수 근육군의 크기와 힘이 향상되며 근육이 강화되면 관절을 안정시키고 더욱 편안하게 해 준다. 근육강화운동에는 등척성 운동과 등장성 운동이 있다.

(1) 등척성 운동 (Isometric Exercise)

정적인 운동(static exercise)으로 근육의 수축은 일어나지만 부하의 이동이 없고 전체 근육의 길이가 변하지 않는 운동이다. 즉 관절을 굽히거나 하지 않으면서도 근육을 단단하게는 하여 근육의 힘을 기르는 운동이다.

(2) 등장성 운동 (Isotonic Exercise)

이 운동은 일정한 무게의 부하로 움직이는 운동이다. 즉 근육을 강화하기 위해 관절을 움직이는 것이다. 예를 들어, 의자에 앉아 있는 동안 무릎을 쭉 펴는 것은 대퇴근육을 강화시키는 등장성 운동이다. 등장성 운동은 관절범위운동을 포함하지만, 속도를 증가시키고 반복 횟수를 늘림으로써, 또는 운동 중 가벼운 무게를 첨가시키므로써 더욱 근육강화운동이 된다.

힘과 지구력을 키우려면 동적이면서 반복성이 적으며 저항이 적은 등장성운동이 좋으며, 그러나 등척성운동으로 충분히 근육의 힘과 지구력을 기른 후에 하는 것이 좋다.

✓ 근육강화 운동 시 유의사항

① 규칙적인 운동을 하지 않고 있다면 근육 강화 운동을 시작하지 말고 유연성 운동을 먼저 시작해야 한다. 유연성 운동을 15분간 연속적으로 할 수 있다면 유산소 운동뿐만 아니라 근육 강화 운동도 시작할 수 있다.
② 운동의 정도는 오른쪽과 왼쪽이 같아야 한다.
③ 천천히 한다.
④ 자연스럽게 숨을 쉰다. 숨을 멈추지 말고 수를 크게 세는 것은 숨 쉬는 것을 도울 수 있다.
⑤ 근력강화 운동은 1주에 2~3회 정도 실시한다.

3) 유산소(지구력) 운동 (Aerobic exercise)

유산소 운동은 산소를 사용하여 에너지원을 분해하기 때문에 유산소운동이라 하며, 인체가 산소를 최대로 이용할 수 있는 능력을 증가시키는 운동이다. 지구력 운동이라고도 하는 이 운동은 운동하는 근육에 필요한 산소를 운반해주는 혈관 등의 순환기능과 폐, 기관지 등의 호흡기능을 증진시켜 유산소 능력을 증진시킬 수 있는 심폐기능 모두를 증진시키는 운동이다. 유산소 능력이란 심폐 지구력을 의미하는 것으로, 그 사람이 1분간에 최대로 섭취할 수 있는 산소의 양 즉 최대산소섭취량으로 표시한다.

유산소 능력은 20대까지 증가하나 이후 점차 감소한다. 운동량이 많은 사람은 매 10년마다 약 4%정도 감소하는데 비해 운동량이 적은 사람은 8~10% 이상씩 감소한다. 그러나 나이가 많더라도 운동을 꾸준히 하면 15~40% 정도 유산소 능력이 향상될 수 있다. 그러나 3주정도 침상에서 절대안정을 취한 경우 유산소 능력이 약 30%정도 감소한다는 보고가 있다.

유산소운동의 종류로는 조깅, 걷기, 수영, 마라톤, 체조, 에어로빅, 고정식 자전거타기 등이 있으며 에너지원으로 주로 지방산이 이용되므로 체지방을 감소시키고자 할 때 좋은 운동이다. 에너지원으로 글리코겐도 이용된다.

✓ 유산소 운동 시 주의사항

① 처음부터 유산소운동을 하면 근육에 무리가 갈 수 있다. 유연성운동, 근육강화운동을 한 후 유산소운동을 하는 것이 좋다.
② 운동 시간은 점차 늘린다.
③ 1주 3-5회 실시한다.
④ 운동부하검사를 통하여 자신의 심폐지구력을 평가한 후 실시하면 좋다.

운동부하검사
◈ 목적 – 운동 중 가스교환 능력 – 심폐기능 평가 – 이상상태 발견 – 운동 강도 한계, 운동적응능력 파악

5. 운동의 효과

규칙적인 운동의 효과는 운동에 의한 즉시 효과와 오랜 기간의 적응 후에 오는 훈련의 효과로 구분할 수 있다. 훈련효과는 반복적인 운동이 적응상태를 유발하는 것으로 특히 지속적인 운동이 중요하기 때문에 다음은 훈련효과를 중심으로 살펴보았다.

1) 결합조직의 변화

결합조직은 관절과 연관된 구조로서 뼈, 인대, 건, 관절, 연골을 포함하며 훈련으로 결합조직의 변화가 초래된다.

(1) **뼈의 변화** : 성장하고 있는 동물에서 높은 강도의 운동은 뼈 길이와 둘레 성장을 자극하였고 뼈밀도를 증가시켰다. 근력 증가 훈련 후 뼈밀도 증가(피질골, 소주골)가 나타났다.

(2) **인대, 건의 변화** : 훈련으로 근육의 자극은 인대와 건이 뼈에 부착하는 힘이 증가하며, 큰 스트레스에 견딜 수 있는 힘이 증가되어 손상의 기회가 감소한다.

(3) **관절과 연골의 변화** : 훈련에 의해 관절과 연골에 유발되는 변화는 모든 관절의 연골두께의 증가에 기인한다. 관절의 유연성이 증가되어 ROM(Range Of

Motion, 관절운동범위)이 증가된다.

2) 골격근의 변화

근육이 활동적으로 격렬하게 이용될 때 근육의 크기가 증가하거나 근력이 증가되며, 근육의 일이 더 효율적으로 되고 피로를 덜 느낀다. 한편 근육이 활동하지 않으면 근육 감소와 근축을 유발한다(Park et al., 2010).

(1) **모세혈과 밀도의 변화와 골격근 비후** : 장기간의 지구력 훈련은 근육비후를 유발하고 골격근의 모세혈관 밀도를 증가시킨다. 근육비후는 근섬유의 크기가 증가되어 나타나며, 근육이 비후되어 근질량과 근력이 증가한다. 지구력 운동선수는 일반인에 비해 근섬유의 크기가 30% 증가된다는 보고가 있다.

(2) **myoglobin 함량 증가** : 마이오글로빈은 근육에 존재하는 산소와 결합하는 단백질(oxygen-binding protein)로 세포막에서 미토콘드리아까지 산소 확산을 돕는다. 훈련 후 골격근의 마이오글로빈 함량이 증가한다.

(3) **탄수화물 산화의 증가** : 훈련 후 산소의 존재 하에서 당원을 분해시키는 골격근의 능력을 증가시킨다. 즉, 근육이 에너지를 발생시키는 능력을 증진시킨다.

(4) **지방산화의 증가** : 훈련 후 산소가 존재한 상태에서의 지방분해가 증가된다. 지방은 지구력운동에서 골격근의 주요 연료로 작용하므로 지방산화 능력의 증가는 골격근 활동을 증가시키는데 결정적인 요인이 된다.

(5) **속근섬유와 지근섬유의 변화** : 속근섬유(fast twitch fiber)는 제2형섬유(type II fiber)라고도 하며 수축속도와 ATP 분해능력이 빠르고 짧은 시간 큰 힘이 요구되는 활동에 관여하는 섬유이다. 이에 비하여 지근섬유(slow twitch fiber)는 type I fiber로서 수축속도와 ATP 분해능력이 느리고 모세혈관의 밀도나 사립체의 양은 많으므로 지구력활동에 관여한다. 지근섬유는 속근섬유보다 지구력 운동자에서 더 많은 비율을 차지한다. 이러한 변화로 근지구력과 근력을 증가시키고 피로를 덜 느끼게 한다.

3) 순환기계 변화

유산소성 운동은 심혈관계와 호흡기계의 기능을 증진시켜 모든 체조직에 산소와 영양분의 운반을 증진시킨다.

(1) **심박동수 저하** : 운동훈련에 의하여 심박동수가 저하된다.

(2) **일박출량 증가** : 심실강 증가로 이완기동안 심실내 혈액의 충만이 증가하여 일박출량이 증가한다.

(3) **혈액량과 혈색소 증가** : 총혈액량과 혈색소총량이 훈련으로 증가된다. 이들은 최대산소섭취량과 밀접한 연관이 있다. 반면에 혈색소 농도(Hb concentration)는 변화가 없다

(4) **혈압의 변화** : 훈련 후 동일한 부하 하에서의 혈압이 훈련 전에 비하여 더 낮다. 고혈압이 있는 사람들은 안정 시 이완기혈압, 수축기혈압이 모두 감소한다.

4) 호흡기계 변화

(1) **훈련 후 최대분당환기율 증가** : 일호흡용적과 호흡수의 증가로 최대분당환기율이 증가되며 이차적으로 최대산소섭취량의 증가도 초래된다.

(2) **폐용적의 증가** : 안정상태의 폐용적이 훈련된 사람에서 훨씬 크다. 운동으로 폐기능이 증진되어 폐용적이 증가한다. 1초간 최대폐활량, 강제폐활량, 최대폐활량 등이 증가된다.

(3) **확산능력 증가** : 안정 시, 운동 시의 확산능력이 증가한다. 폐용적의 증가로 폐포-모세혈관의 표면적을 증가시키고 결과적으로 확산능력이 증가된다.

5) 신체구성의 변화

(1) **총체지방 저하** : 섭취열량과 소모열량간의 균형의 변화로 초래된다. 마른 사람보다 비만인에서 지방소실이 현저하다. 운동으로 지방조직에서 자유지방산 유리가 증가되고 지방의 이용이 증가되므로 총체지방은 감소한다.

(2) **무지방체중 증가** : 근육과 뼈의 비후 등으로 무지방체중이 증가한다.

(3) **혈중 콜레스테롤, 중성지방(triglyceride) 농도 변화** : 규칙적으로 운동한 사람에서 혈중 콜레스테롤, 중성지방 농도가 저하된다. 이러한 변화는 특히 훈련 전에 혈중농도가 높았던 사람에서 현저하다. LDL(low density lipoprotein)의 농도는 감소되고 HDL(high density lipoprotein)은 증가되어 관상동맥성 심장질환을 예방한다.

6) 면역기능 향상 및 종양에 대한 효과

면역기능의 변화와 결과적으로 종양에 대한 개체의 방어력을 증진시키는 운동의 효과가 일부 보고되고 있다.

(1) **특정유형의 암 발생감소** : 역학연구에서 운동을 규칙적으로 한 여성에서 유방이나 생식기계통에 암위험이 적음을 보여주고 있다.

(2) **암의 발병 후 치료예후 증진** : 순환백혈구의 증가, 자연살생세포의 증가 등이 운동의 효과로 보고되어 면역반응의 증가를 나타낸다. 운동은 사람들의 영양섭취를 증대시키는 경향이 있다. 즉, 훈련자가 비훈련자보다 영양소와 섬유질을 더 많이 섭취한다.

7) 내분비와 대사적 효과

(1) **글루코스내성 증진** : 운동으로 당내성이 증진된다. 이와 함께 인슐린의 감수성을 향상시켜 당뇨병 환자에게 운동을 실시하여 인슐린의 용량의 감소, 당화혈색소농도의 감소 등이 보고되었다.

(2) **심리사회적 스트레스 반응 감소** : 운동은 스트레스를 감소시킨다. 운동 후 스트레스 호르몬인 코티솔(Cortisol)의 분비가 감소된다.

(3) **엔돌핀(Beta-endorphin)의 증가** : 내인성 마약이라고 할 수 있는 엔돌핀이 증가된다.

8) 심리사회적 효과

(1) **자아개념 증진** : 신체적인 효과와 성취경험을 통하여 자기효능, 자존감이 증진되고 나아가 자아개념 증진, 신체상 증진 등이 나타난다.

(2) **불안과 우울 감소** : 스트레스는 불안과 공포를 자극하며 우울을 유발한다. 운동으로 스트레스가 감소되므로 결과적으로 불안이 감소되고 우울도 감소된다.

(3) **안녕감 증진** : 전반적인 기분과 심리적 안녕감 향상 등이 나타난다. 매일 조깅을 하는 사람이 조깅 중 뇌파의 alpha파가 나타나고 희열을 경험하는 것으로 나타났고, 마라톤 선수와 단거리 육상선수에서도 alpha파가 나타났다.

운동의 효과

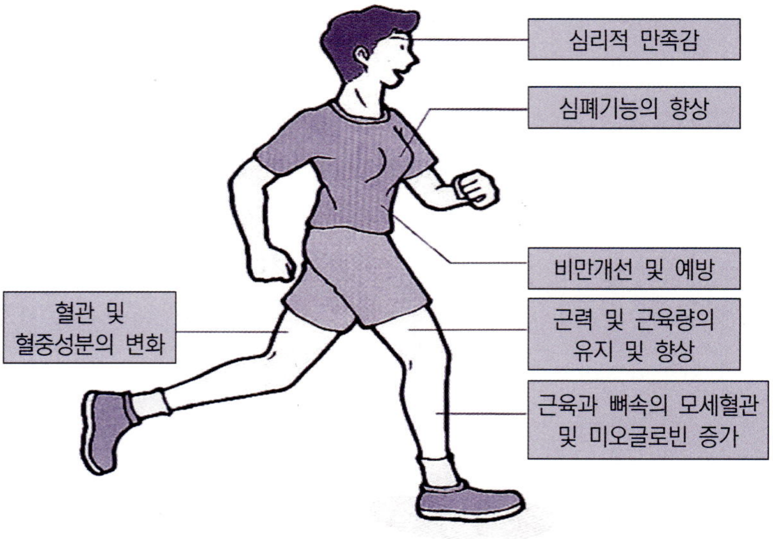
심리적 만족감
심폐기능의 향상
비만개선 및 예방
혈관 및 혈중성분의 변화
근력 및 근육량의 유지 및 향상
근육과 뼈속의 모세혈관 및 미오글로빈 증가

6. 운동의 원리

1) 과부하의 원리

신체의 운동능력, 즉 체력을 향상시키려면, 이미 신체에 적응된 부하나 일상생활 기능 수준 이상의 부하보다 많은 양의 부하(과부하, overload)운동이 필요하고, 일정한 운동을 지속하면 운동량의 증가가 새로 주어져야 한다는 원리이다.

2) 점진성의 원리

인체는 갑작스런 운동 부하는 견디기 어렵고 쉽게 피로하고 적응이 어렵고, 반면에 일정한 낮은 부하의 운동은 기능 향상이 어렵다. 그러므로 상해를 최대한 예방하면서 운동의 효과를 지속적으로 극대화시키려면 점차적으로 운동 부하를 높여가야 한다는 원리이다.

3) 반복성의 원리

운동은 정기적으로 반복적으로 하면 학습효과를 얻을 수 있다는 원리이다. 일시적, 집중적인 운동은 충분한 효과가 기대되지 않을 뿐만 아니라 때로는 피로 및 사고의 원인이 된다.

4) 개별성의 원리

개인의 체력과 운동에 대한 잠재력, 성격, 성별, 체질 등의 여러 가지 특수 조건을 고려하여 개별적 특성을 고려해야 한다는 원리이다.

5) 특수성의 원리

운동을 실시하면 운동한 근육에만 효과가 나타난다는 원리이다. 그러므로 운동을 하지 않은 근육에는 효과가 없으므로 모든 근육을 적절히 운동해야 한다.

6) 역전성의 원리

운동을 수행한 후 운동의 효과가 나타나지만, 운동을 지속적으로 하지 않으면 그 효과는 시간이 지나면서 소실되고 다시 돌아갈 수 있다는 원리이다.

7. 운동의 과정

운동을 실시할 때는 준비운동, 본운동, 정리운동을 하는 것이 바람직하며 이렇게 함으로써 근육과 관절의 손상을 방지할 수 있다.

1) 준비운동(warm-up)

준비운동은 본운동을 위해 심장과 폐를 안전하게 준비시키고, 관절에 영양분을 주고, 유연성과 근육강화를 증가시키고 유지하도록 돕는 운동이다. 유연성운동을 할 수도 있고, 걷기와 같은 본운동을 천천히 시작할 수도 있다.

2) 본운동

본운동은 자신의 운동 목적에 따라 운동의 종류를 선택할 수 있다. 근육강화운동이나 유산소운동이 이에 속한다. 다음의 운동프로그램을 계획 시 고려할 사항들은 모두 이 본운동에 해당한다.

3) 정리운동(cool-down)

신체를 이완시키고, 근육의 통증과 불규칙한 심박동을 피하고, 운동 중에 신체가 발생한 열을 발산시키기 위해서 필요하다. 정리운동은 유연성운동으로, 또는 지구력 운동 동안 하던 운동을 "느린 동작"으로 할 수도 있다.

준비운동의 기대효과
◈ 체온상승 → 운동에 필요한 신경근육의 조정 능력 향상
◈ 호흡과 순환 기능의 적응성 향상
◈ 관절가동범위 증진, 유연성 증가
◈ 상해 예방
◈ 운동 중 쇼크사 예방
정리운동의 기대효과
◈ 근육내 혈액순환 유지 → 체위성 저혈압(현기증, 구역질, 실신) 예방
◈ 피로물질(젖산) 제거
◈ 근육통 예방

8. 운동프로그램의 계획

운동프로그램을 계획할 때는 아래의 FITTE 법칙을 생각하는 것이 좋다.

FITTE 법칙	
◈ 얼마나 자주 운동하는가 - 빈도(Frequency)	: 3-5일/주
◈ 어느 정도 힘들게 운동하는가 - 강도(Intensity)	: 최대심박수의 55-64%(초보자), 65-90%
◈ 한 번에 얼마동안 운동하는가 - 시간(Time)	: 20-60분 (지속적 또는 간헐적 운동)
◈ 어떠한 운동을 하는가 - 형태(Type)	: 유산소운동
◈ 어떻게 운동하는가 - 즐거움(Excitement)	: 즐겁고 흥미롭게 운동
	(미국 스포츠의학회 2001년 지침)

1) 운동의 빈도(Frequency)

운동의 횟수는 1주에 3~5일 하는 것이 좋다. 매일 하는 것은 손상의 위험성이 크고 1~2일 이하로 하는 것은 건강증진의 효과가 적다. 운동과 운동 간격이 48시간을 넘지 않게 하는 것이 좋으며, 48시간이 지나면 운동의 효과를 잃기 시작한다.

2) 운동의 강도(Intensity)

운동의 강도는 심폐기능에 충분한 자극을 주면서(유효성) 과도한 부담이 되지 않도록(안정성) 하여야 한다. 운동강도를 결정하는 가장 타당한 방법은 최대산소 섭취량(VO_2max)을 사용하는 것이다. 운동부하검사를 통하여 최대산소섭취량을 구할 수 있으며 목표운동강도는 최대산소섭취량의 40~85% 범위 내에서 결정한다. 체력이 약한 사람은 40~60%정도의 낮은 강도로, 강한 사람은 60~80%의 강도로 시작하여 점차 강도를 늘려야 한다.

지속적인 경도-중등도 운동에서는 주 에너지원으로 지방이 이용되어 지방산화가 촉진되고 젖산 축적이 적어 피로도 적다. 반면에 순간적인 힘을 쓰는 고강도 운동에서는 에너지원으로 탄수화물 이용되고 오히려 유리지방산 사용이 감소되어 지방산화가 억제되며 젖산 축적으로 피로도 높아지기 때문에 목적에 맞게 적절한 운동강도를 설정하는 것이 중요하다.

최대산소섭취량과 최대심박수의 강도는 다소 차이가 있어 최대심박수의 70~90%는 최대산소섭취량의 56~83%에 해당한다. 그러므로 심박수를 이용한 운동처방은 산소섭취량에 의한 방법보다는 조금 높은 범위에서 이루어질 수 있다.

Kavornen 방법 : 최대심박수를 이용한 목표심박수 결정 방법

목표심박수 = 안정시심박수 + (최대심박수 − 안정시심박수) × %강도
최대심박수 = 220 − 나이;　　%강도 = 40(유효한계) ~ 85(안전한계)

예) 안정 시 심박수가 80인 20세의 운동강도
최저 목표심박수 = 80 + (200 - 80) * 0.4 = 128 (유효한계)
최대 목표심박수 = 80 + (200 - 80) * 0.85 = 182 (안전한계)

최대산소섭취량과 최대심박수의 강도 비교

% 최대산소섭취량 (VO_2max)	28	42	56	70	83
% 최대심박수 (HR max)	50	60	70	80	90

3) 운동 지속시간(Time)

1회 운동시간은 목표 운동강도에서 20~60분 정도 하도록 한다. 운동 강도가 낮은 경우 좀 길게, 운동 강도가 높은 경우에는 좀 짧게 세트를 두어 인터벌운동을 하는

것이 좋다. 체력이 강하거나 평소 운동을 하던 사람들은 점진적으로 강도와 지속시간을 늘여도 된다. 한편 운동을 실시할 때는 식후 1~2시간 후 운동하는 것이 좋으며, 하루 중 일정한 시간을 정해놓고 하게 되면 운동의 생활화가 쉽게 이루어진다.

✓ 운동 프로그램 Tip!!!

- 운동 습관이 없을 경우 저충격, 저강도 운동부터 시작
- 차츰 강도, 시간을 늘려감
- 강도가 높아지면 시간과 빈도를 줄일 수도 있다.
- 1시간 이내 : 식욕 감소 & 지방 분해 활발
- 1시간 이상 : 식욕 증가 가능

4) 운동의 형태(Type)

운동의 형태, 즉 운동의 종류는 운동 처방의 목적, 현재 운동능력, 개인적인 기호, 경제사정 등 생활환경 여건에 따라 실행 가능한 종목을 선택한다.

운동 형태
◈ 일반적 적당한 운동(저강도) 걷기, 속보, 수중보행, 사교댄스, 체조, 자전거 타기, 크로스컨트리 스키, 수영
◈ 운동강도를 주의하면 적당한 운동 조깅, 장거리 수영, 재즈댄스, 에어로빅 댄스, 탁구, 게이트볼, 골프, 스쿠버다이빙, 계단 오르기
◈ 관절에 무리를 주기에 체력수준에 맞추어 주의해야 하는 운동 언덕 급히 오르기, 테니스, 배드민턴, 농구, 배구, 축구, 등산, 덤벨체조, 줄넘기, 근력 트레이닝

5) 즐거움 (Excitement)

지속성과 동기부여의 측면에서 즐겁게 실시할 수 있는 유산소 운동을 미국 스포츠 의학회에서는 권장하고 있으며, 어떤 운동의 형태이던지 즐겁게 하는 운동의 효과는 극대화 될 것이다. 운동을 즐겁게 하는 것은 매번 운동을 할 때에도 중요한 요인이겠지만, 특히 이 요소는 운동을 지속하는 중요한 전략이 된다. 혼자 하는 것보다는 친구 혹은 그룹이 하거나 운동하면서 바깥 경치를 보거나 그림 감상, 음악 감상은 물론 TV시청을 하도록 하는 방법은 운동의 직접적 효과면에서는 떨어질 수 있으나, 지속적 수행과 동기부여의 측면에서 즐거운 운동이 효과적인 방법이 된다.

6) 운동 프로그램의 예

(1) 1회 운동 프로그램의 예

1회 운동 프로그램

준비운동(5~10분, 스트레칭)

↓

본운동(유산소운동 80%, 20~50분)

↓

(근육강화운동 20% 5~20분)

↓

정리운동(5~10분, 스트레칭)

(2) 주별 운동프로그램의 예

기초자료	운동처방
27세 여성 60Kg (체중) 운동 중 심전도 : 정상 안정 시 심박수 : 67회/min 최대심박수 : 195회/min (측정치) 최대산소섭취량 : 26ml/kg/min 운동부하검사 : 자전거에르고미터로 시행	운동유형 : 고정식자전거 운동강도 : 60−85% VO_2max 운동심박수 : 135회(최소) / 154회(목표) : 173회(최고) 운동시간 : 20−60분 운동빈도 : 3−5 일/주

운동프로그램

운동단계(주)	운동시간(분)	운동강도(%VO_2 max)	빈도(회 / 주)
초기단계			
1	20	60	3
2	30	60	3
3	40	60	3
4	40	60−70	3
발달단계			
5−6	40	70	3
7−8	40	70−75	3
9−10	45	70−75	4
11−12	45	75−80	4
13−14	50	75−80	5
15−16	50	80−85	5
유지단계			
17 이후	50−60	85	3
	50−60	수영	1
	50−60	에어로빅, 걷기	1

9. 지속적인 운동 수행을 위한 전략

"나는 운동을 할 수 있다"는 자신감이 높을수록, 집단으로 모여 운동하였을 때, 운동을 하면 유익하다고 생각하는 사람이 운동을 지속하는 것으로 나타났다. 그리고 운동을 일방적으로 하게 하는 것보다 스스로 운동을 약속하여 실천하게 하였을 때 그 효과가 증가하였다.

운동을 지속시키는 방법
◈ 서면계약 작성 (약속이행) ◈ 실행 가능한 적절한 운동 선택 ◈ 운동량, 강도, 지속시간, 빈도 알맞게 조정 ◈ 천천히 시작해서 점점 강도를 증가 ◈ 개인적인 관심 활용 ◈ 즐거운 환경 조성 ◈ 편한 시간 ◈ 가족이나 친구 또는 그룹으로 실시 ◈ 결과 기록 ◈ 긍정적 강화 (상, 칭찬)

10. 운동 시의 주의 사항

1) 일반적으로 운동을 실시할 때에 아래의 사항에 유의한다.

(1) 운동은 천천히 시작하고 여유 있게 진행한다.

(2) 준비 운동, 정리 운동을 충분히 실시한다.

(3) 심하게 근육을 긴장시키거나 경쟁적인 운동은 피한다.

(4) 부상 혹은 낙상 방지를 위해서 운동에 적합한 복장을 갖춘다.

(5) 운동의 순응도를 증가시키기 위해서 운동 및 일상 신체활동 증진의 필요성과 효과에 대해서 강조하고 이전의 생활 습관과 조화를 이루면서 운동을 하도록 권장한다.

2) 운동 시 확인하여야 할 주의사항

(1) 상해나 사고의 위험성을 최소화한다(내적 요인, 외적 요인의 제거).

(2) 피로하지 않는 범위 내에서 팔과 다리를 많이 사용한다.
(3) 대상의 욕구, 건강상태, 장비와 시설, 개인의 기호나 가용시간을 고려한다.
(4) 관절부위 및 활동근육에 무리를 주지 않는 운동을 선택하여 1시간 정도 지속할 수 있는 적절한 강도로 지속적 활동을 실시한다.
(5) 운동습관이 없는 경우 단시간에 큰 힘을 발휘하는 것 같은 무산소 운동과 민첩성을 필요로 하는 운동은 바람직하지 않다.
(6) 사고의 위험성을 최소화하기 위하여 몸 상태를 확인하며, 운동의 강도 조절한다.
(7) 운동 전후에 가벼운 몸풀기를 실시한다(예: 가벼운 보행, 스트레칭 등).
(8) 운동 시 혹은 운동 후의 수분공급에 주의를 기울인다.
(9) 매일 몸 상태에 체크하며 상태에 따라 운동량을 조절한다.
(10) 운동할 때, 단련 부위를 의식하며 실시하는 것이 중요하다.
(11) 운동에 의한 피로가 축적되지 않도록 충분한 휴식을 취한다. 충분한 휴식과 영양 섭취가 필요하다.

3) 운동 후 주의사항

(1) 땀을 흘릴 정도 이상의 운동을 한 경우에는 반드시 정리운동을 한다.
(2) 본운동이 끝난 다음 곧바로 운동을 중지해 버리면 구역질, 현기증, 냉한, 저혈압 서맥 등의 혈관성 미주신경반사에 의한 증상을 일어나는 경우도 있기에 사고를 초래할 수 있다.
(3) 운동 후 안정상태에 들어가기 위해서는 5분 정도 걷거나 또는 느린 속도로 뛰는 것이 좋다.
(4) 운동 후 샤워는 피부를 깨끗이 하고 혈액순환을 왕성하게 하여 몸속 노폐물의 배설을 촉진한다. 그러나 운동 직후의 냉수 샤워나 뜨거운 샤워는 체내의 급격한 온도변화를 가져오므로 금하는 것이 좋으며, 샤워나 목욕은 10분 정도의 휴식을 취한 후에 심박수가 안정시의정상상태로 되돌아오는 시기를 기다렸다가 약간 미지근한 물로 하는 것이 좋다.
(5) 운동 후의 식사와 수면 운동 후 음식을 바로 섭취하면 위장에 부담을 주므로 운동의 강도에 따라서 적어도 10~20분 정도의 시간이 지난 뒤 식사를 한다.
(6) 수면은 피로회복에 가장 좋으며 수면이 부족하면 피로회복도 늦어지고 신체 조절이 어려울 수도 있으므로 운동량이 많은 날은 충분한 수면을 취한다.

(7) 운동 혹은 운동시설에서 운동을 실시하기 전 대상의 생체정보를 체크할 수 있는 환경이라면, 아래의 사항을 검토하여 대상자 스스로가 운동을 할 수 있는지 전문가 혹은 임상의와 협의하여 프로그램을 운영할지를 결정하기 위하여 아래의 사항을 검토할 필요가 있다.

4) 운동 전 혹은 운동 시의 유의사항(Anderson의 권고기준으로부터 응용)

운동을 하지 않는 편이 나은 경우

(1) 휴식 맥박 수 120/분 이상

(2) 확장기 혈압 120mmHg 이상

(3) 수축기 혈압 200mmHg 이상

(4) 협심증을 현재 가짐

(5) 1개월 이내에 심근 경색 병력이 있음

(6) 울혈성 심부전의 소견

(7) 심방 세동 이외의 현저한 부정맥

(8) 운동 전 안정 시에 이미 동계, 호흡 곤란이 있을 때

11. 효과적 운동 실천하기

이론적으로는 우리 모두 운동의 중요성을 인지하고 있지만 이러한 운동을 습관화하는 것은 쉽지 않다. 따라서 이러한 운동 증진을 위한 중재방법으로는, 행동변용에 관련한 중재방법이 효과적이다. 객관적으로 설정 가능한 행동양식에 비하여 신체활동을 저해하는 환경요인 및 내적 요인을 제거하고 보호요인을 증대시키는 것이 필요하다. 구체적으로는 활동 시간을 정하고, 기록하거나 메모하는 방법을 통하여 운동할 것을 타인과 약속한다던지, 운동 횟수를 세어가며 타인과 경쟁하거나, 일정 횟수의 운동량을 달성하면 표현하기, 운동 중의 불쾌감을 줄이기(적정 강도의 운동을 수행), 운동 실시 계약 싸인과 같은 행동 계약을 하는 것 등을 들 수 있다. 또한, 신체활동 및 운동의 습관화를 위해 현재 본인의 일상적인 신체활동 특성을 인식하고, 자신에게 맞는 신체활동에 대한 행동목표를 설정하여, 우선 하루 중에서 목표로 하는 중등도 활동 시간 및 목표 운동 횟수 등을 설정하고, 무리가 가지 않는 범위 내에서 본인이 실행 가능한 목표를 설정하는 것이 중요하다.

즉, 운동을 시작하기가 힘들고, 운동을 지속하기는 더욱 힘들다. 그러므로 바람직

한 운동의 효과를 거두기 위하여는 스스로 운동을 계속할 수 있도록 자기관리 전략을 적절히 이용하여 적절한 시기에 알맞은 방법으로 자신의 신체 상태에 맞는 운동을 선택하여 일상생활 속에서 생활화하여 지속적으로 시행하는 것은 청년기뿐 아니라 성인기 및 노년기의 질병예방 및 건강증진을 위해서도 중요하다.

운동효과를 높이기 위한 운동지침

◈ 실행가능한 목표를 정한다.
◈ 스트레칭을 일상화한다.
◈ 유산소운동을 한다.
◈ 근력운동을 한다.
◈ 운동을 지속적으로 실시한다.

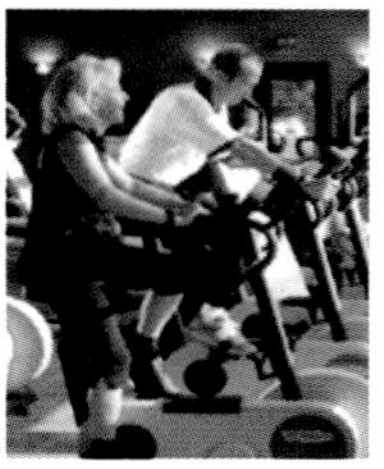

참고문헌

박현태(2015). 노인 운동 프로그램의 설계와 요소. In 강승애, 김효정, 박현태 등 편 노인체육론, 서울 대한미디어..

조현철(2004). 운동과 건강. 서울: 라이프사이언스.

천광우, 김기진(2009). 남자 초등학생의 농구참여에 따른 신체 구성과 체력 및 혈중변인의 비교. 한국발육발달학회지. 17(3). 187-191.

ACSM(2008). ACSM'S Health-Related Physical Fitness Assessment Manual-second edition. Baltimore: Lippincott Williams & Wilkins.

Boisseau, N., & Delamarche, P.(2000). Metabolic and hormonal responses to exercise in childrens and adolescents. Sports Medicine. 30(6). 405-422.

Erickson K, , Hillman CH and Kramer AF. 2015. Physical activity, brain, and cognition. Current Opinion in Behavioral Sciences, 4:27-32

Fatouros IG, Jamurtas AZ, Villiotou V, et al.(2004). Oxidative stress responses in older men during endurance training and detraining. Med Sci Sports Exerc. 36(12): 2065-2072.

Gallahue, D. L. & Ozmun, J. C.(2002). Understanding motor development: children, adolescents, adults(5th ed.). McGraw-Hill Companies.

Hameed, M., Lange, K. H., Andersen, J. L, Sshjerling, P., Kjaer, P., Kjaer, M., Harridge, S. D., & Goldspink, G.(2004). The effect of recombinant human and resistance training on IGF-1 mMTA expression in the muscles of elderly men. *Journal of Physiology*. 15. 555(pt1). 231-240.

Jankord R, Jemiolo B.(2004). Influence of physical activity on serum IL-6 and IL-10 levels in healthy older men. Med Sci Sports Exerc. 36(6): 960-964.

Kesaniemi YA, Danforth EJ, Jensen MD, Kopelman PG, Lefebvre P, Reeder BA.(2001). Dose-response issue concerning physical activity and health: An evidence-based symposium. Med Sci Sports Exerc 33: S351-S358. Nelson ME, Rejeski WJ, Blair SN, Duncan PW, Judge JO, King AC, Macera CA. 2007. Castaneda-Sceppa C. American College of Sports Medicine; American Heart Association. Physical activity and public health in older adults: Recommendation from the American College of Sports Medicine and the American Heart Association. Circulation. 116(9): 1094-1105.

Pansarasa O, Bertorelli L, Vecchiet J, Felzani G, Marzatico F. (1999). Age-dependent changes of antioxidant activities and markers of free radical damage in human skeletal muscle. Free Radic Biol Med. 27(5-6): 617-22.

Park H, Park S, Shephard RJ, Aoyagi Y. (2010). Yearlong physical activity and sarcopenia in older adults: the Nakanojo Study. Eur J Appl Physiol. 109(5): 953-61.

Pu, C.T., Nelson, M.E. Aging, function and exercise. in: W. Frontera (Ed.) Exercise in rehabilitation medicine. 3rd edition. IL Champaign. Human Kinetics: 1999.

Silva AO, Karnikowski MG, Funghetto SS, Stival MM, Lima RM, de Souza JC, Navalta JW, Prestes J. (2012). Association of body composition with sarcopenic obesity in elderly women. Int J Gen Med. 6: 25-29.

Traustadóttir T, Davies SS, Su Y, Choi L, Brown-Borg HM, Roberts LJ 2nd, 2012. Harman SM. Oxidative stress in older adults: effects of physical fitness. Age (Dordr). Aug; 34(4): 969-82.

Yasunaga A, Togo F, Watanabe E, Park H, Park S, Shephard RJ, Aoyagi Y. (2012). Sex, age, season, and habitual physical activity of older Japanese: The Nakanojo study. J Aging Phys Activ. 16(1): 3-13.

제6장

영양관리

제6장

영양관리

학습목표

1. 영양과 건강을 설명할 수 있다.
2. 영양과 질병을 설명할 수 있다.
3. 영양소의 구성을 설명할 수 있다.
4. 올바른 식습관을 설명할 수 있다.
5. 영양관리 전략을 설명할 수 있다.
6. 식이요법의 중재전략을 설명할 수 있다.

영양은 건강의 기초요소이며 정상적인 성장과 발달, 조직의 유지 및 회복, 세포대사 및 장기의 기능에 필수적이다. 우리가 섭취한 음식은 인체 내에서 에너지를 생성하여 생산적인 삶을 사는데 중요한 역할을 할 뿐만 아니라 질병을 예방하고 치료하는데도 필수적인 요소이다. 따라서 균형 잡힌 식사와 영양소 섭취는 인체 면역기능을 유지시켜 건강증진에 매우 중요하다. 건강한 식습관 형성을 통한 영양관리는 질병예방과 치료의 밀접한 관계가 있어 중요한 건강증진의 과제이다.

1. 영양과 건강

세계보건기구(WHO) 헌장에는 건강을 "육체적·정신적·사회적으로 완전히 행복한 상태를 말하며, 단순히 질병에 관한 것만을 지칭하는 것이 아니라"고 정의하고 있다. 즉 복합적인 상황에서 이에 대응하는 반응과의 관계가 조화됨으로써 유지되는 것이라고 할 수 있다. 그런 의미에서 식생활은 건강의 모든 단계에서 중요한 역할을 한다고 볼 수 있다.

식품은 소화관에 들어가는 모든 고형물질이나 액체로 체조직을 구성하고, 체내의 대사과정을 조절하며, 열량을 제공해서 생명을 유지하게 해주는 것으로서 그 식품의 성분을 영양소라고 하며, 영양소에는 단백질, 탄수화물, 지방, 무기질, 비타민 등이 있다. 또한 신체 내에서 합성되지 못하여 성장과 정상기능을 위해 꼭 식품으로써 공급되어야 하는 영양소를 필수영양소라 한다. 건강을 유지하고 생명현상을 정상적으로 기능하기 위해서는 적절한 영양이 필요하다.

2. 영양과 질병

적절한 식사는 영양분과 에너지를 공급하고 몸의 구성성분을 공급한다. 반면에 부적절한 식사로 영양부족이 초래되면 감염이 되고 면역력이 저하되며, 영양이 과잉되면 비만을 초래하며 만성질환의 원인이 된다.

1) 영양부족과 건강문제

영양부족은 음식의 부적절한 섭취나 음식의 소화 및 흡수 장애로 일일 에너지 요구량을 충족시키지 못한 경우를 말한다. 영양부족은 전신허약, 체중감소, 감염가능성 상승, 상처치유를 지연시킨다. 인간이 성장하고 활동을 하기 위하여 수많은 영양소가 필요하며, 한 가지 영양소의 부족이라도 건강상의 문제를 초래할 수 있다. 빈혈은 주로 철, 비타민 B12, 엽산 부족에 의하여 발생하고, 어린이의 철분 부족은 성장발달에 악영향을 미치게 된다. 청년기의 부적절한 칼슘섭취로 뼈에 칼슘 침착이 충분히 일어나지 못하면 결과적으로 성장발달의 지연뿐만 아니라 골다공증의 근골격계 질환의 원인이 될 수 있다. 한편 저체중인 경우에 힘과 의욕이 떨어지고 성장 발육이 늦어질 위험이 있는데, 아침 거르기, 편식 습관, 과소 섭취, 무리한 다이어트 등이 원인이 되어 저체중이 된다.

2) 영양과잉과 건강문제

영양과잉은 일일 에너지 요구량을 초과하는 열량섭취를 말하며, 영양과잉 시 지방조직 형태로 에너지가 저장된다. 저장된 지방량이 많아지면 과체중이 된다. 과체중은 고혈압 당뇨병 등의 만성질환의 원인이 된다. 활동과 호흡이 힘들어지는 정도를 병적 비만이라고 하며 비만인 사람은 과도하게 열량 섭취를 하고 있으나 필수비타민이나 무기질의 결핍이 나타날 수 있다. 영양과잉은 건강상의 위험을 초래하는 중요한 요인으로 현대인에게는 영양부족보다는 영양과잉이 더 큰 건강 위험 요소가 된다.

비만을 측정하는 방법은 피부주름두께 측정법과 체질량 지수를 사용한다. 캘리퍼를 이용하여 엄지와 검지로 6~7㎝ 간격을 두고 이두박근, 삼두박근, 견갑골 하부, 장골능 상부 등 피부 네 곳의 두께를 측정하며 3~5번 측정하여 평균치를 산출한다. 피하지방 두께의 값은 간접적으로 체지방률을 나타내는 수치가 되며 체지방의 밀도와 높은 상관관계를 나타낸다. 체지방 지수(BMI)는 가장 널리 사용되고 있으며 특히 성인에게 체지방 지표로 유용하게 이용되는 비만지수로 신장과 체중을 적용하는 계산법이다. 흔히 BMI(Body Mass Index)로 kg/㎡(체중/신장)으로 BMI가 25~29.9는 과체중 30 이상이면 비만으로 정의하고 있다. 다음은 섭취열량 소비를 위한 신체활동 시간(예시)을 제시하였다.

표 6-1 대표 외식식품 섭취 열량 소비를 위해 필요한 신체활동 시간[1)]

	라면 1인분(505㎉)		피자 1조각(450㎉)		자장면 1인분(797㎉)	
	남(70㎏)	여(50㎏)	남(70㎏)	여(50㎏)	남(70㎏)	여(50㎏)
걷기	1시간 58분	2시간 45분	1시간 45분	2시간 27분	3시간 6분	4시간 20분
계단 오르기	51분	1시간 11분	46분	1시간 4분	1시간 21분	1시간 54분
자전거 타기	52분	1시간 12분	46분	1시간 4분	1시간 21분	1시간 54분
조깅	59분	1시간 22분	52분	1시간 13분	1시간 33분	2시간 10분
등산	52분	1시간 12분	46분	1시간 4분	1시간 21분	1시간 54분
수영	52분	1시간 12분	46분	1시간 4분	1시간 21분	1시간 54분

1) Ainsworth, B. E., Haskell, W. L., Whitt, M. C., Irwin, M. L., Swartz, A. M., Strath, S. J., … & Jacobs, D. R.(2000). Compendium of physical activities: An update of activity codes and MET intensities. Medicine and science in sports and exercise, 32(9; SUPP/1), S498-S504.

3. 영양소의 구성

1) 에너지

사람이 생명을 유지하고 살아가기 위해서는 에너지 공급이 반드시 필요하다. 식품 섭취를 통해 얻어지는 에너지는 기초대사를 유지하기 위한 에너지(기초대사량 또는 휴식대사량), 신체활동에 필요한 에너지, 그리고 식품의 소화흡수에 필요한 에너지(식사성 발열효과 또는 식품의 특이동적 작용)로 사용된다. 인체는 에너지 섭취량과 소모량의 균형을 통하여 항상성을 유지하는데 에너지 소비량에 비해 섭취량이 부족하면 체중이 감소하고, 소비량에 비해 섭취량이 많으면 잉여 에너지가 체지방의 형태로 저장된다. 체지방이 과도하게 축적된 상태인 비만은 암, 심장순환기계 질환, 당뇨병 등의 발생 위험을 높이는 것으로 알려져 있으므로 적정 에너지 섭취에 대한 기준이 필요하다.

▸ 탄수화물

탄수화물은 1g당 4kcal의 에너지를 내는 중요한 에너지원으로 DNA와 RNA의 구성성분이며, 모든 조직 특히 포도당을 전적으로 이용하는 뇌와 신경조직에 대사성 연료를 공급하며, 적혈구 또한 포도당을 주요에너지원으로 사용한다. 탄수화물에는 단당류, 이당류, 다당류가 있다. 설탕, 포도당은 단순당질인 단당류로서 탄수화물 이외의 영양소를 가지고 있지 않아 칼로리를 내는 데만 이용된다. 일반적으로 우리가 섭취하는 식이에는 탄수화물이 소화 가능한 다당류와 부분적으로 소화되거나 소화되지 않는 섬유질의 형태로 함유되어 있다. 복합당질인 다당류는 감자, 곡류 등에 있는 녹말로 비타민과 무기질을 함유하고 있으나 식품 가공과정에서 파괴 또는 손실된다. 저탄수화물 식사를 하면 혈액 내 인슐린 농도가 감소하고 글루카곤 농도가 증가하게 되어 체내대사가 변화된다. 즉, 인체는 체내에 축적된 단백질을 사용하여 당질을 합성하고, 포도당을 대신하는 대체 에너지원으로 케톤체를 합성하여 에너지원으로 사용한다. 그러나 이런 상태가 장기간 지속되면, 체단백이 감소되고 케톤체가 증가하여 케토시스를 유발할 위험이 높아진다. 반대로 탄수화물 섭취량이 증가하면, 특히 정제된 형태의 탄수화물인 당류의 섭취가 증가하면, 비만 위험이 높아지고 혈액 내 중성지방량이 증가되어 당뇨병, 고지혈증, 대사증후군의 위험이 커진다.

▸ 단백질

인체는 정상적인 성장과 생리적 기능 및 생명 유지를 위해 아미노산과 질소화합물의 단백질 공급원이 필요하다. 단백질은 체조직을 구성하고 유지하며 필요한 아미노산을 얻기 위해 외부에서 섭취해야 하는 필수영양소이다. 단백질은 세포의 동적인 평형을 유지하고 있으면서 인체의 기능을 유지하기 위해 단백질 합성과 분해를 계속해서 하고 있다. 섭취된 단백질은 체단백 합성을 위하여 아미노산을 공급하며, 인체의 단백질은 뼈, 건, 혈관, 피부, 모발, 손톱을 구성하며 체액과 호르몬, 혈장 단백질, 신경전달물질 등을 합성하는데 이용된다. 단백질 결핍증은 저개발국가나 저소득층 아동들에게서 흔히 나타나는데, 단백질이 결핍되면 발육부진이 발생하고 질병 감염에 민감도가 증가한다. 생애주기별로 볼 때 특히 성장기, 임신기와 수유기에는 부가적인 단백질 섭취가 요구된다. 성장기에 단백질 섭취가 충분히 이루어지지 않으면 성장지연 및 뇌기능 감퇴, 성성숙의 지연 등이 나타난다. 열량 섭취를 줄이면 근육조직이 과다하게 손실될 수 있으므로 이를 막기 위해 적정수준의 단백질 섭취가 필요하며, 단백질은 동물성 단백질과 식물성 단백질을 함께 섭취하여 아미노산 균형을 유지해야 한다. 노인의 경우 만성질환 및 외상이 있고 활동이 부족한 사람이 단백질을 불충분하게 섭취할 경우 근육감소증이 빨리 진행되며 이는 각종 장애와 사망의 원인이 된다. 평균적으로 단백질 섭취량은 총 에너지 섭취량의 12~20%인데 이는 질소평형을 유지하는 데 필요한 것보다 약간 높은 양이다.

▸ 지방

지방은 중성지방, 콜레스테롤 및 지방산으로 구성되며, 인체에 에너지를 제공할 뿐만 아니라 세포막의 구성성분이 되고, 지용성비타민의 흡수를 도와준다. 필수지방산인 리놀레산(n-6 지방산)과 리놀렌산(n-3 지방산)은 반드시 식품을 통해 섭취되어야 한다. 이들은 체내 필요에 따라 다른 지방산으로 전환되어 면역작용이나 다양한 화학적 메신저로 작용한다. 필수지방산이 결핍되면 피부에 염증이 생기고 피부가 벗겨지며 위장에 문제가 생기고 면역기능이 손상될 수 있으며, 특히 성장기에는 성장지연이 나타난다. 지방은 에너지원으로 1g 연소 시 9㎉의 에너지를 발생시킨다. 따라서 탄수화물이나 단백질에 비해 두 배 이상을 에너지를 공급하기 때문에 과다하게 섭취할 경우 비만의 위험이 높아질 수 있고, 포화지방산이나 트랜스지방산의 과다섭취는 뇌·심혈관계질환, 이상지질혈증, 당뇨병, 고혈압 등의 위험을 증가시킬 수 있다. 단백질과 마찬가지로 지방 역시 양적인 면 뿐 아니라 질적인 면을 고려하여 포화지방이나 콜레스테롤 함량이 높지 않은 것이 좋다. 특히 불포화지방산이 많은 어류가 좋은데 그 중에서도 DHA가 풍부한 등푸른 생선인 꽁치, 고등어, 참치, 청어 등을 섭취하는 것이 좋다.

▸ 비타민

비타민은 체내에서 충분히 합성되지 않는 유기화합물이며 생화학반응에서 촉매제 역할을 한다. 비타민은 주로 과일류와 채소류에 많이 들어있으며 소량으로 몸의 생리작용을 조절한다. 비타민은 종류에 따라 수용서 비타민과 지용성 비타민으로 나눈다.

수용성 비타민에는 비타민 B군 및 아스코르빈산(비타민 C)이 있다. 비타민은 1일 권장량을 충족시킬 수 있도록 공급되어야 하는데, 열량섭취가 낮을 경우에는 별도의 보충이 필요하지만 수용성 비타민은 물에 잘 녹기 때문에 과잉으로 섭취해도 몸에 축적되지 않는다. 비타민 C는 항산화제로 작용하고 여러 화학반응의 보조인자로 기능한다. 비타민 C를 부족하게 섭취하면 콜라겐 합성이 방해되어 빈혈, 소화기능 저하, 신경장애 및 괴혈병 증상이 나타난다. 그 결과 결합조직에 변화가 생겨 연골과 근육

조직이 변형되기도 하고 혈관이 약화되어 부신출혈 증세가 나타나기도 한다.

지용성 비타민은 비타민 A, 비타민 D, 비타민 E, 비타민 K가 있다. 이들은 지용성으로 지방질과 같이 소화·흡수되고 리포단백질이나 킬로미크론 형태로 지방질과 함께 결합되어 지방조직이나 간에 저장된다. 지용성 비타민으로 소변으로 배설되지 않으므로 저장조직에 축적되어 중독을 나타낼 수가 있다. 비타민 A는 점막의 유지와 시각과정에 필수적이다. 비타민 D는 일종의 호르몬으로 칼슘과 인의 대사를 조절하고 장에서 칼슘과 인의 흡수를 촉진하고 골 미네랄화에 영향을 미친다. 비타민 E는 다불포화지방산을 산화시키는 역할을 한다. 따라서 다불포화지방산의 섭취가 많아지면 요구가 증가한다. 비타민 K는 필요량의 반 정도는 장내 세균에 의해 합성되기 때문에 식사에 의한 결핍은 드물다. 비타민 K는 프로트롬빈과 기타 혈액응고 인자들이 간에서 합성되는 데 필요하다.

▸ 섬유소(식이섬유질)

식이섬유는 포유동물의 소화효소로 분해되지 않는 탄수화물과 리그닌과 같은 식물세포성분에 내재된 성분을 말하며, 최근에는 분리하거나 합성하는 방법으로 제조하여 인체의 생리적 기능에 유익한 영향을 줄 수 있는 기능성 식이섬유를 모두 포괄하여 지칭한다. 식이 섬유질은 해조류, 과일류, 채소류 등에 많이 들어있으므로 일일 20~30g 정도 섭취하도록 권장하며, 소장에서 분해되지 않고 대부분 대장까지 그대로 도달하며, 위장관을 통과하는 동안 다양한 생리적 영향을 준다. 식이섬유는 포만감을 유지하도록 하여 식욕을 조절하는데 도움을 줄 수 있으며, 결과적으로 비만의 위험을 낮추는데 도움이 될 수도 있다. 또한 식이섬유는 혈당 수준을 낮추고 혈청 콜레스테롤 수준을 정상화시키는 데 도움을 주는 것으로 알려져 있다. 최근 장내세균의 중요성이 크게 대두되면서 식이섬유의 건강상의 이점에 대한 연구의 필요성이 부각되고 있다.

4. 식습관

1) 식습관에 영향을 미치는 요인

(1) 생물학적 요인

식습관에 영향을 미치는 요인으로서 새로운 펩타이드가 에너지소비, 식욕, 신진대사 요인을 규제하는 역할을 하는 것으로 확인되고 있다. 탄수화물과 지방의 상호작용은 식욕을 왕성하게 하고 이들의 신진대사는 음식섭취에 대한 신호를 조절한다. 유전은 음식에 대한 욕구의 변화와 음식 맛에 영향을 미치고 비만을 유발시키는 특정한 소인이 무엇인가를 알 수 있게 한다. 노인의 생물학적 변화는 연령이 증가하면서 맛에 대한 혀의 감각이 둔화되어 단맛과 짠맛에 대해 둔감해진다. 반면 신맛과 쓴맛에 대한 감각은 더 발달한다. 또한 노인들은 위액분비가 감소하여 철분, 칼슘, 비타민12의 흡수가 제한되고 연동운동이 감소되어 섬유소가 많은 음식인 야채, 과일, 곡류 빵 및 시리얼 등의 요구량이 높아진다. 노화에 따라 기초대사량이 낮아져 총 열량의 필요량은 낮아진다.

(2) 정신적 요인

모든 연령의 많은 인구집단을 대상으로 적절한 식습관을 가지게 하려면 동기부여와 심리적 요인을 먼저 고려해야 한다. 식습관에 대한 긍정적인 인식은 자신의 건강과 안녕이라는 가치를 높게 두어 무엇을 먹어야 하는지를 결정하고 조절하도록 심리적 환경을 만든다. 우울, 자기통제 결여, 좌절감, 불안과 같은 부정적인 감정은 영양부족이나 영양과다로 올바른 식습관 형성을 방해한다.

건강에 대한 좋은 식습관은 가능한 어릴 때 형성될수록 하는 것이 바람직하며 습관은 중요한 식습관 결정인자이다. 대다수 사람들의 습관은 많은 준비를 하지 않아도 빠르게 먹을 수 있는 음식(fast food)을 선호하게 되지만, 습관은 변화될 수 있고 좋은 식습관 형성이 많은 이점이 있다고 생각하게 되면 인간의 예전의 습관에 대신하여 새로운 태도와 행동에 긍정적으로 적응할 수 있다. 식습관에 영향을 주는 또 하나는 햄버거, 스위트롤, 커피, 초콜릿 등을 무의식적으로 습관적으로 먹는 것이다.

(3) 사회문화적 요인

식습관은 어릴 때 그 가정에서의 준비되는 음식이나 가족들의 식습관에 가장 큰 영향을 받는다. 대중매체 또한 건강행위 전반에 영향을 미치는 중요한 사회문화적 측면이다. TV와 인쇄매체들은 식습관에 대한 사회적 욕구와 건강행위를 행동하게 하는 긍정적, 부정적 결과를 양산한다. 광고되는 음식물의 많은 부분은 영양적 가치가 적은 음식물들이기 때문에 청소년들의 균형적이고 올바른 식생활 형성에 방해가 된다.

문화적인 측면 또한 좋은 식습관 형성에 중요하다. 청소년들은 외모지상주의와 날씬할 것을 기대하는 문화적 기대감 때문에 국가적인 노력에도 불구하고 청소년들의 섭취장애가 점점 증가하고 있다. 청소년은 제 2차 성장기로서 에너지 요구 및 단백질, 칼슘과 철분의 필요량이 증가하기 때문에 특별히 관심을 가져야 한다. 따라서 대중매체의 건강 기준이나 식품광고는 청소년들의 올바른 식습관에 큰 영향을 주고 있음을 고려해야 한다.

(4) 환경적 요인

건강한 식습관 형성에 있어서 많은 환경적 장벽이 존재한다. 현대생활에서는 풍부한 음식을 언제, 어디서나, 지속적으로 구입할 수 있게 됨으로써 긍정적인 식습관 형성을 어렵게 만든다. 식습관 형성에 영향을 미치는 주요한 환경적 요인이 접근성, 편리성, 비용성인데 이들 요인들은 건강한 행동습관이 형성되는 시기에 긍정적인 식습관 형성을 방해하는 장벽이 될 수 있다. 집밖에서의 외식은 고지방, 콜레스테롤, 염분은 높고 칼슘, 비타민, 섬유소가 낮아 건강에 유해하다. 또한 지나친 음식 탐닉도 긍정적인 식습관 형성을 어렵게 하고 성인병의 원인이 된다. 소비자들은 식품을 구입할 때 식품에 표시되어 있는 식품의 유통기한과 식품의 영양표시를 확인하는 습관을 들여 건강을 유지하는 습관을 가지도록 한다.

2) 우리나라의 식습관

2012년 국민건강영양조사에 따르면, 우리나라 청소년들의 아침 결식율은 남자가 25.7%, 여자가 29.9%로 나타났다. 아이들의 아침밥이 중요한 이유는 아침식사를 거르면 오랜 시간 계속되어 온 공복상태를 해소하기 위해 과식이나 폭식, 고열량의 간식섭취로 이어지기 쉽다. 이것이 영양 불균형과 비만을 초래한다. 또한 당을 에너지원으로 하는 두뇌의 기능이 떨어지고 활동 에너지 부족으로 의욕이 떨어지게 된다. 특히 공부를 해야 하는 학생들의 경우, 아침식사를 거르면 두뇌회전이 늦어져 학습능력도 떨어질 수밖에 없다.

건강식사의 첫 번째는 아침식사로부터 시작된다. 아침 식사를 통해 하루를 시작하는 적절한 영양 공급을 시작해야 한다. 규칙적인 아침식사는 힘과 지구력을 향상시켜 건강한 생활의 원동력으로 작용하며 점심과 저녁식사의 폭식을 예방할 수 있어 영양의 균형을 유지하는 데 매우 유리하다. 전날 저녁식사 이후의 오랜 공복기로부터 포도당을 정상적으로 공급하여 정상적인 혈당을 유지시킴으로써 하루 업무 수행과 건강 유지에 매우 유리하다. 하루 식사량을 10으로 하면 아침은 3 점심은 5 저녁은 2의 양을 먹는 것이 인체 리듬에 가장 좋다.

둘째로 1년 365일, 매일 아침 정확한 시간에 먹는 규칙적인 식사습관은 건강과 직결된다. 아침을 거르고 오후에서야 첫 끼니를 먹는 불규칙한 식사습관을 계속하면 위장병 등 소화기 계통 질환과 함께 비만, 피로 등의 질병과 함께 일상생활의 리듬이 깨어지기 쉽다.

셋째로는 탄수화물, 지방, 단백질, 비타민, 무기질의 5가지 영양소가 골고루 들어가 있는 신선한 계절식품들로 구성하는 것이 좋다. 또한 최근 식생활의 서구화, 불규칙한 식사, 잦은 외식 등 잘못된 식생활로 뇌혈관질환, 심장병, 위암, 고혈압성질환, 당뇨병 등의 만성 퇴행성 질환이 나날이 증가하고 있다. 이러한 만성퇴행성 질환은 식습관의 불균형으로 생긴 것이므로 식생활의 개선을 통해서 나아질 수 있다. 지난 30년간 국가경제가 급격히 성장한 결과 우리의 생활환경이 급변하여 일상생활에서의 신체활동이 감소되고 식생활의 변화 또는 서구화가 되었으며, 이로 인하여 영양문제의 양극화가 초래되었다. 노인과 소외계층의 상대적 빈곤에 의한 영양부족이 문제되고 있음과 동시에 신체활동량에 비해 과다한 에너지와 고지방섭취로 인한 비만, 과체중, 과잉 영양으로 인한 만성퇴행성 질환의 증가가 또 다른 영양문제가 되고 있다.

5. 영양관리 전략

1) 영양계획

새로운 개념의 영양소 섭취기준(Dietary Reference Intakes, DRIs)은 각 영양소의 평균필요량(Estimated Average Requirement, EAR), 권장섭취량(Recommended Nutrient Intake, RNI), 충분섭취량(Adequate Intake, AI), 상한섭취량(Tolerable Upper Intake Level, UL)의 4가지로 구성된다(그림 6-1). 평균필요량은 대상 집단을 구성하는 건강한 사람들의 절반에 해당하는 사람들의 일일 필요량을 충족시키는 영양소 섭취수준이며, 권장섭취량은 평균필요량에 표준편차의 2배를 더하여 정한다. 충분섭취량은 영양소 필요량에 대한 정확한 자료가 부족하거나 필요량의 중앙값과 표준편차를 구하기 어려워 권장섭취량을 산출할 수 없는 경우에 제시되며, 상한섭취량은 인체 건강에 유해영향이 나타나지 않는 최대 영양소 섭취수준으로서 과량 섭취 시 건강에 악영향의 위험이 있는 경우이다. 탄수화물과 지질의 영양섭취기준은 다른 영양소와 달리 서로간의 균형이 중요하므로 에너지적정비율(Acceptable Macronutrient Distribution Ranges: AMDR)을 설정한다. 2015 한국인 영양소 섭취기준은 총 36종의 영양소(에너지 및 다량영양소 8종: 에너지, 탄수화물, 당류, 지질, 단백질, 아미노산, 식이섬유, 수분, 비타민 13종, 무기질 15종)에 대하여 기준을 제시하고 있다. 영양소 섭취기준을 위한 연령군은 생애주기에 따라, 영아기는 0~5개월과 6~11개월, 유아기는 1~2세와 3~5세로 구분하였고, 아동기는 6~8세와 9~11세, 청소년기는 12~14세와 15~18세로 남녀를 구분한다. 성인기와 노년기는 남녀를 구분하여 각각 세 개의 구간(19~29세, 30~49세, 50~64세)과 두 개의 구간(65~74세, 75세 이상)으로 분류하고 있다.

그림 6-1 영양소 섭취기준(Dietary Reference Intakes, DRIs)의 종류

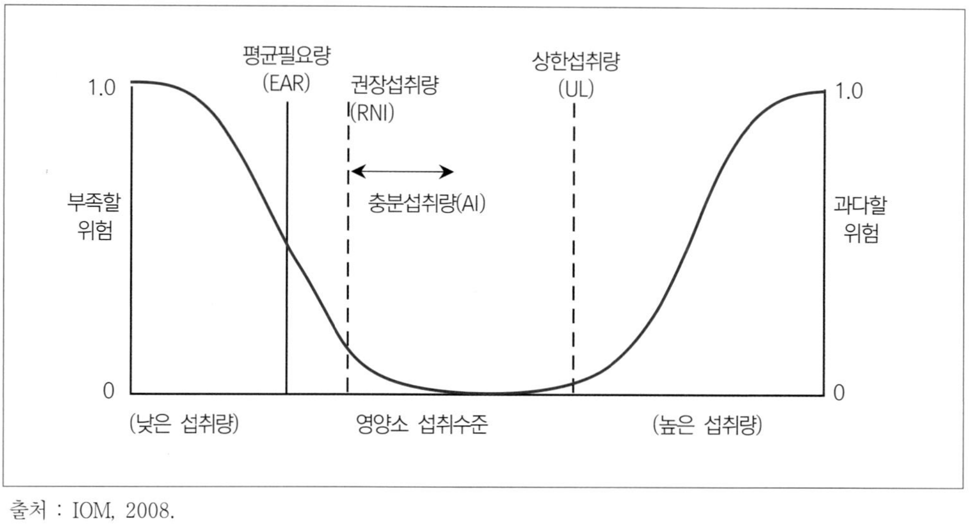

출처 : IOM, 2008.

▸ 2015 한국인 영양소 섭취기준 - 에너지적정비율

보건복지부, 2015

영양소		에너지적정비율			
		1-2세	1-2세	1-2세	비고
탄수화물		55-65%	55-65%	55-65%	
단백질		7-20%	7-20%	7-20%	
지질	총지방	20-35%	20-35%	20-35%	
	n-6계 지방산	4-10%	4-10%	4-10%	
	n-3계 지방산	1% 내외	1% 내외	1% 내외	
	포화지방산	-	8% 미만	7% 미만	
	트랜스지방산	-	1% 미만	1% 미만	
	콜레스테롤	-	-	-	목표섭취량

▸ 2015 한국인 영양소 섭취기준 - 당류

보건복지부, 2015

총당류 섭취량을 총 에너지섭취량의 10-20%로 제한하고, 특히 식품의 조리 및 가공 시 첨가되는 첨가당은 총 에너지섭취량의 10% 이내로 섭취하도록 한다. 첨가당의 주요 급원으로는 설탕, 액상과당, 물엿, 당밀, 꿀, 시럽, 농축과일주스 등이 있다.

표 6-2 2015 한국인 영양소 섭취기준 연령·체위기준

연령	2015 체위기준					
	신장(㎝)		체중(㎏)		BMI(㎏/㎡)	
0-5(개월)	60.3		6.2		17.1	
6-11	72.2		8.9		17.1	
1-2(세)	86.4		12.5		16.7	
3-5	105.4		17.4		15.7	
	남자	여자	남자	여자	남자	여자
6-8(세)	126.4	125.0	26.5	25.0	16.6	16.0
9-11	142.9	142.9	38.2	35.7	18.7	17.5
12-14	163.5	158.1	52.9	48.5	19.8	19.4
15-18	173.3	160.9	63.1	53.1	21.0	20.5
19-29	174.8	161.5	68.7	65.1	22.5	21.5
30-49	172.0	159.0	66.6	54.4	22.5	21.5
50-64	168.4	155.4	63.8	51.9	22.5	21.5
65-74	164.9	152.1	61.2	49.7	22.5	21.5
75 이상	163.3	147.1	60.0	46.5	22.5	21.5

2) 식단 작성

식사구성안은 일반인이 복잡하게 영양가 계산을 하지 않고도 영양소 섭취기준을 충족할 수 있도록 식품군별 대표 식품과 섭취 횟수를 이용하여 식사의 기본구성 개념을 설명한 것이다. 식사구성안의 영양적 목표는 한국인 영양소 섭취기준을 바탕으로 에너지, 비타민, 무기질, 식이섬유는 섭취 필요량의 100%를 충족하며, 탄수화물, 단백질, 지방의 에너지 비율은 각각 55~65%, 7~20%, 15~30% 정도를 유지하고, 설탕이나 물엿과 같은 첨가당 및 소금은 되도록 적게 섭취하도록 하는 것이다. 식품군은 곡류, 고기·생선·달걀·콩류, 채소류, 과일류, 우유·유제품류, 유지·당류, 이렇게 6개이다. 대표식품의 1인 1회 분량은 일반인들이 쉽게 인지하고 이해할 수 있도록 식품의 분량을 고려한 에너지를 기준으로 정하며, 식사구성안의 영양목표를 충족시키는

1일 식사 구성을 제시하기 위한 권장식사패턴이다. 식품구성자전거는 권장식사패턴을 반영한 균형 잡힌 식단과 규칙적인 운동이 건강을 유지하는 데에 중요함을 전달하고 있다. 아울러 수분의 적당한 섭취가 중요함을 강조하기 위하여 앞바퀴에 물이 담긴 컵을 표시하였다.

그림 6-2 식품구성자전거와 식품군별 1인 1회 분량

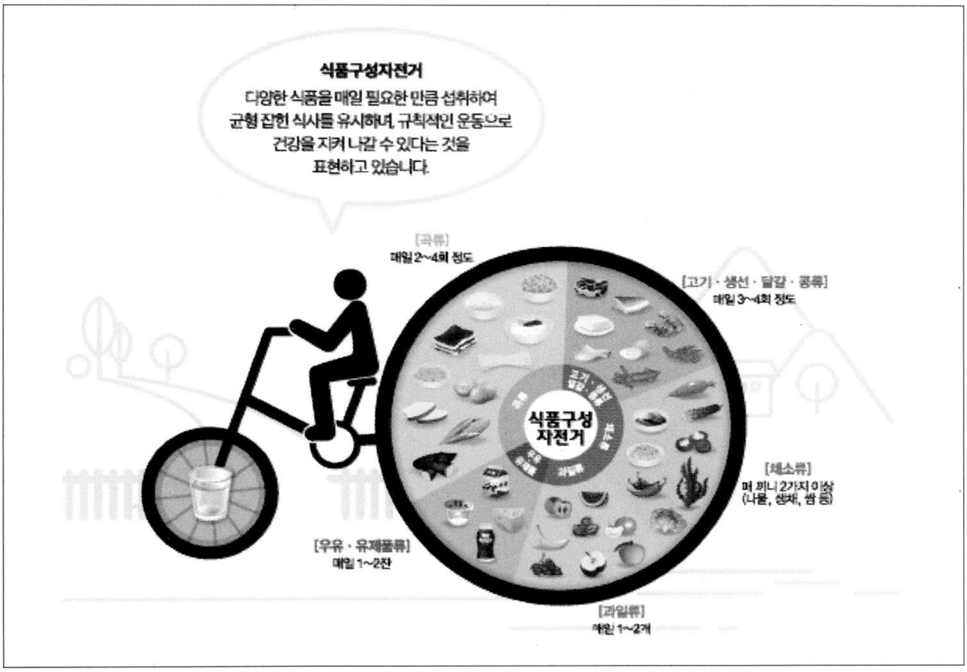

출처 : 보건복지부·한국영양학회, 2015 한국인 영양소 섭취기준

식품구성자전거는 6개의 식품군에 권장식사패턴의 섭취횟수와 분량에 맞추어 바퀴 면적을 배분한 형태로, 기존의 식품구성탑보다 다양한 식품 섭취를 통한 균형 잡힌 식사와 수분 섭취의 중요성 그리고 적절한 운동을 통한 비만 예방이라는 기본 개념을 나타낸다. 식품군별 대표식품의 1인 1회 분량을 기준으로 섭취 횟수를 활용하여 개인별 권장섭취패턴을 계획하거나 평가할 수 있다.

3) 식사계획

식사계획은 개인이나 집단은 물론 정부의 식생활 관련 정책 및 영양/건강 사업의 계획, 실행, 평가 등 여러 분야에서 이용될 수 있다. 개인 또는 집단을 대상으로 하여 식사를 계획할 때는 구체적인 목표에 맞는 영양소 섭취기준을 활용해야 함에 유의하여야 한다. 개인의 경우, 식사계획은 권장섭취량 또는 충분섭취량을 기준으로 하며, 상한섭취량을 초과하지 않도록 한다. 집단을 대상으로 식사계획을 하는 경우에는 평균필요량이나 상한섭취량을 기준으로 설정한다. 이때, 영양소 섭취량 분포에서 평균필요량보다 적게 먹는 대상자 비율을 최소화하도록 섭취량 분포를 이동시키고 상한섭취량보다 적은 양의 중앙값을 선정하여 식사를 계획한다. 즉, 평상시 영양소의 결핍 또는 과잉 섭취를 막고, 부적절하게 영양을 섭취하는 사람들의 비율을 줄이기 위함이다. 원칙적으로 집단의 식사계획 시 권장섭취량을 사용하지 않아야 하나 특정 집단의 성장 및 건강상태를 반영하여 권장섭취량과 충분섭취량을 기준으로 사용할 수도 있다. 각 영양소 섭취기준을 활용한 개인/집단 별 식사계획은 [그림 6-3] 및 [그림 6-4]와 같다.

그림 6-3 개인의 식사 계획 시 영양소 섭취기준의 활용

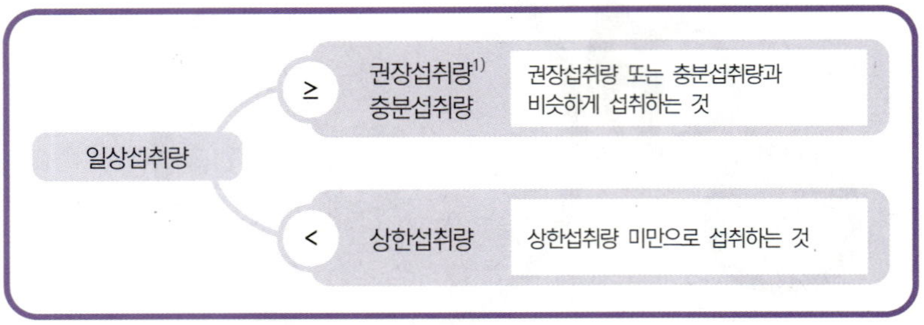

1) 에너지필요추정량 포함

출처 : IOM, 2000.

그림 6-4 집단의 식사 계획 시 영양소 섭취기준의 활용

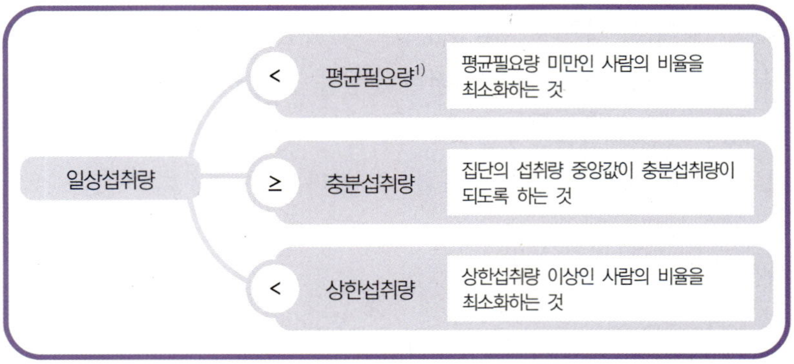

1) 에너지필요추정량 포함

출처 : IOM, 2000.

표 6-3 식품군별 대표식품의 1인 1회 분량

식품군	1인 1회 분량
곡류	밥 1공기(210g), 국수 1대접(건면 100g), 식빵(대) 2쪽(100g), 감자(중) 1개(130g)*, 씨리얼 1접시(40g)
고기·생선·달걀·콩류	육류 1접시(생 60g), 닭고기 1조각(생 60g), 생선 1토막(생 60g), 달걀 1개(60g), 두부 2조각(80g), 콩(20g)
채소류	콩나물 1접시(생 70g), 시금치나물 1접시(생 70g), 배추김치 1접시(40g), 오이소박이 1접시(60g), 버섯 1접시(생 30g), 물미역 1접시(생 30g)
과일류	사과(중) 1/2개(100g), 귤(중) 1개(100g), 참외(중) 1/2개(200g), 포도(중) 15알(100g)
우유·유제품류	우유 1컵(200g), 호상요구르트 1/2컵(100g), 액상요구르트 3/4(150g), 아이스크림 1/2컵(100g), 치즈 1장(20g)*
유지·당류	식용유 1작은술(5g), 버터 1작은술(5g), 마요네즈 1작은술(5g), 설탕 1큰술(10g), 커피믹스 1봉(12g)

* 다른 식품들 1회 분량의 1/2 에너지를 함유하고 있으므로 식단 작성 시 0.5회로 간주함
출처 : (사)한국영양학회, 한국인 영양소 섭취기준 1차 개정판, 2010

4) 올바른 식생활

식사는 기본적으로 일정한 시간에 하고, 식품구성자전거에서 제시한 다양한 식품들을 골고루 먹어서 영양소를 섭취하도록 하며, 자신의 체중과 활동량에 알맞게, 싱겁게 그리고 온 가족이 한 자리에 모여 즐겁게 먹는 것이다. 동일 식품군 내에서도 다양한 식품을 포함시켜 구성해야 하며, 이는 우리 몸에 필요한 모든 영양소를 필요한 양만큼 가지고 있는 식품이 없기 때문이다. 신체 성장과 건강에 필요한 모든 영양소를 알맞은 양이 포함되어 있는 균형 있는 식사를 하여야 하며, 건강 체중을 유지하고 신체 대사 과정이 정상적으로 이루어지도록 자신에게 적당한 양을 섭취하여야 한다. 특히 과다 섭취 시 건강에 해로운 당류, 포화지방, 콜레스테롤, 나트륨 등을 절제한 식이를 섭취해야 한다.

(1) 일정한 시간

신체리듬에 맞춰 규칙적으로 식사하는 것은 아주 중요하다. 특히 아침식사는 자동차에 시동을 걸듯이 인체에 시동을 걸어주므로 꼭 챙겨 먹는 것이 좋다. 아침을 거르면 혈당치 저하로 무기력해지며 집중력이 떨어지고, 과식으로 이어져 영양불균형을 초래하며 이렇게 불규칙적인 식사를 계속하면 소화기 관련 질환의 발병으로 건강을 해치게 된다.

(2) 균형 있는 영양소

영양소는 한 가지 식품에 균형 있게 모두 함유되어 있는 것이 아니라 여러 종류의 식품에 골고루 포함되어 있으므로 영양적으로 균형 잡힌 식사를 하려면 6가지 식품군인 곡류군, 어육류군, 채소군, 지방군, 우유군, 과일군을 골고루 선택하여 부족한 영양소가 없도록 해야 한다. 변비 예방과 혈중 지질 및 포도당 조절을 위하여 충분한 섬유소를 섭취한다.

(3) 저염 식이

나트륨(sodium, Na)은 세포막 전압을 유지하는 중요한 인자로서, 삼투압 유지와 수분 평형에 관여하며, 산염기의 균형 조절 및 신경 자극 전달에도 중요한 역할을 한다. 또한 나트륨은 소장에서 탄수화물과 아미노산의 흡수에도 작용한다. 흡수된 나트륨은 세포외액에 남아 나트륨/칼륨 펌프를 통해 세포외액의 농도를 유지하게 된다. 나트륨 섭취가 부족하면 혈장량이 줄어들어 심박출량의 감소로 혈압이 저하되고, 교감신경계 활성화에 의한 피부와 근육의 혈관 수축이 발생하여 전신 혈관저항이 증가한다. 나트륨의 과잉 섭취로 인한 증상은 비특이적이며, 오심, 근무력증과 섬유속성 연축, 기면과 혼수 등 정신 상태의 변화를 초래한다. 나트륨의 장기적인 과잉 섭취는 혈압상승, 뇌졸중, 심근경색, 심부전 등의 심장질환 및 신장질환의 발병과 진행을 촉진한다. 또한 위암의 발생률을 증가시키고, 골다공증, 천식, 비만 발병률과 함께 모든 원인의 사망률도 증가시킨다. 세계보건기구(WHO)의 권고량은 하루 2,000㎎이며, 소금섭취를 줄이려면 소금 절임·가공·인스턴트식품의 섭취를 줄이고 외식의 빈도를 줄이는 것이 좋다. 채소, 과일 구입 시 가공하지 않은 신선한 것을 선택하고, 조리 시 소금과 간장의 양을 줄이고 대신 허브, 마늘, 레몬즙, 겨자 등의 향신료를 이용하는 것도 좋은 방법이다.

- 소금이 많이 함유되어 있는 식품
  - 소금에 절인 식품 : 젓갈류, 장아찌, 자반고등어, 굴비
  - 훈연·어육식품 : 햄, 소시지, 베이컨, 훈연연어
  - 소금이 많이 첨가된 스낵식품 : 포테이토, 팝콘, 크래커 등
  - 인스턴트식품 : 라면, 즉석 식품류, 통조림식품
  - 가공식품 : 치즈, 마가린, 버터, 케첩
  - 조미료 : 간장, 된장, 고추장, 우스타소스, 바비큐 소스

(4) 즐거운 식사

식사는 가능한 한 여럿이 함께 하는 것이 좋다. 더욱이 가족끼리 즐겁게 하는 식사는 그 자체가 즐거움이고 그 자체가 성인병 관리가 된다. 또한, 가족이 모인 식탁은 '육체의 영양'뿐 아니라, '마음의 영양'을 풍부히 얻는 장이 될 수 있다. 여기서 생기는 가족 간의 단단한 유대와 예의범절은 어디에서도 얻을 수 없는 것이다.

(5) 적절한 분배

아침과 점심시간은 활동이 활발한 시간대이므로 탄수화물 섭취는 중요한 에너지원으로 이용된다. 저녁식사 때 섭취한 탄수화물과 지방은 수면 시 지방으로 저장되기 때문에 낮은 칼로리를 섭취한다. 채소나 과일은 섬유질이 많아 장 활동을 활발하게 하므로 변비를 예방하며, 하루 수분 섭취량은 약 2,500㎖이며 위의 부담을 줄이고 신체의 대사활동을 돕는다.

5) 건강한 식생활 위해 국민 공통 식생활 지침 제정

보건복지부는 비만, 당뇨, 고혈압 등 만성질환이 증가함에 따라 이와 밀접한 관련이 있는 식생활 개선을 위해 식생활 지침을 개발하였다. 이는 쌀 등 곡류 섭취 감소, 과일·채소섭취 부족, 당류 섭취 증가, 음료수·주류 섭취 증가, 영양소 부족 및 과잉 등 문제를 제기하였으며, 아침식사 결식률 증가, 가족 동반 식사율 감소 등 문제를 개선하고자 하였다. 또한 신체활동 실천율 감소의 문제, 특히 당류와 관련하여 덜 달게 먹기 단음료 대신 물을 충분히 마시기 등의 수칙을 세웠다. 아울러 식생활의 서구화로 1인 가구 및 맞벌이 가구 증가 등으로 사회적 변화를 반영하여 아침밥 먹기와 가족과 함께 하는 식사 횟수 늘기기 등 균형 있는 영양소 섭취, 올바른 식습관 및 한국형 식생활, 식생활 안전 등을 고려하여 국민 공통 식생활 지침을 발표하였다.

■ 국민 공통 식생활 지침(보건복지부, 2016)

1. 쌀, 잡곡, 채소, 과일, 우유·유제품, 육류, 생선, 달걀, 콩류 등 다양한 식품을 섭취하자.
2. 아침밥을 꼭 먹자.
3. 과식을 피하고 활동량을 늘리자.
4. 덜 짜게, 덜 달게, 덜 기름지게 먹자.
5. 단음료 대신 물을 충분히 마시자.
6. 술자리를 피하자.
7. 음식은 위생적으로, 필요한 만큼만 마련하자.
8. 우리 식재료를 활용한 식생활을 즐기자.
9. 가족과 함께 하는 식사 횟수를 늘리자.

6) 여성을 위한 식생활 실천지침

여성은 골다공증과 빈혈의 위험이 높으므로 칼슘과 철분을 충분히 섭취해야 하며 변비를 예방하기 위해 섬유질이 많이 들어있는 음식을 먹는 것이 바람직하다. 폐경 전에는 고콜레스테롤혈증을 일으킬 위험이 작으나 폐경 후에는 위험이 증가되므로 콜레스테롤과 포화지방산 섭취를 줄이고 적정한 체중을 유지하는 것이 좋다.

(1) 섬유질을 충분히 섭취한다.

섬유질은 배가 부른 듯이 느끼게 해 과식을 막으며 변비를 예방한다. 섬유질의 섭취는 지방의 섭취를 줄일 수 있게 하며 결장암의 위험을 낮춘다고 한다. 과일, 야채, 곡류, 콩 등을 규칙적으로 충분히 먹는 것이 바람직하다.

(2) 콜레스테롤과 포화지방산의 섭취를 줄인다.

혈액에 콜레스테롤이 많을 경우 심장질환의 원인이 되며 포화지방산은 콜레스테롤 수치를 올리는 역할을 하므로 콜레스테롤과 포화지방산의 섭취를 줄이는 것이 바람직하다. 콜레스테롤은 달걀노른자, 육류 등에 많으며 포화지방산은 육류, 버터, 크림, 치즈 등에 많이 들어 있다. 콜레스테롤을 낮추는 불포화지방산의 섭취를 늘리는 것이 바람직한데 불포화지방산은 식물성 기름(옥수수기름, 콩기름 등)에 많다.

(3) 칼슘과 철분을 충분히 섭취한다.

여성은 남성보다 골다공증에 걸릴 위험이 높으므로 특히 청소년기와 성인기 초반에 충분한 칼슘을 섭취해야 한다. 우유, 치즈, 호상 요구르트 등의 유제품, 칼슘이 풍부한 야채, 곡류, 견과류 등을 규칙적으로 먹는 것이 바람직하다.

여성은 매월 월경을 통해 15~20㎎의 철을 잃어버리므로 철분을 충분히 섭취하지 않으면 철 결핍성 빈혈에 걸리기 쉽다. 육류, 어류, 조류 등의 동물성 식품과 콩, 녹색 채소, 감자, 곡류 등에서 철분을 섭취할 수 있으며 비타민 C가 들어있는 음식물을 먹으면 철분의 흡수에 도움이 될 수 있다.

6. 중재방법

1) 개인·행위적 중재방법

개인수준 영양중재는 초기 식습관 변화와 장기적 유지를 위해 몇 가지 주요요인들을 포함한다. 그 요인들은 영양교육, 동기강화 상담법과 변화단계 사용, 식이습관에 대한 주의 깊은 사정, 자가 모니터링, 자극조절에 대한 훈련, 문제해결훈련, 사회적지지 강화, 인지조절전략을 통해 자아효능감 증진, 재발방지훈련, 행동 유지를 촉진하는 지속적인 프로그램 등이다.

(1) 영양교육

적절한 영양 정보와 올바른 식습관 형성은 식습관 중재 성공에 중요한 요소이다. 가정에서 아침식사를 거르지 않고 등교할 수 있도록 아침식사의 중요성 및 식생활 교육의 강화와 나트륨·당분 등 위해가능 영양섭취 줄이기, 영양소 섭취기준(DRI) 제정을 통해 국민 식생활·식품산업 지침을 활용하여 바른 식생활 확대·강화가 필요하다.

(2) 문제해결 요법

문제해결 요법은 인식과 행동기술 사용을 통해 장애물을 다루는 대상자의 접근법에 대하여 다룬다. 대상자들은 문제를 밝히고 해결하기 위하여 대안을 통합하고, 어떤 해결책을 시도할지 결정하고, 해결책을 수행할 계획을 수립하고, 결과를 평가하는 방법에 대하여 훈련 받는다. 문제해결요법은 체중감소를 더 잘하도록 돕고, 체중감소 치료의 유지단계 동안 재발방지훈련보다 더욱 효과적인 것으로 보고되고 있다.

(3) 목표 설정

목표 설정은 좋은 식습관 유지를 위한 중재의 중요한 요소이다. 목표 설정은 특정 체중감소 목표를 설정하는 것인데 체중감소 목표를 초기 본인 체중에서 몇 % 감소로 정할 수도 있고, 몇 kg으로 정할 수도 있다. 목표는 체중으로만 설정되는 것이 아니고, 대상자가 매일 섭취해야 할 지방이나 총 칼로리의 양, 일주일 동안 실시해야 할 운동시간 등으로 설정할 수 있다.

(4) 자가 모니터링

식품섭취에 대하여 자주 자가 모니터링 하는 것이 성공적인 식이변화를 이끄는 중요한 인자로 대두되고 있다. HACCP은 원·부재료, 제조·가공·조리·유통까지 발생가능한 위해 요소를 확인·평가하여 중점적으로 관리하고 있다. 조재된 식품의 표준서식인 용법·용량, 효능·효과, 주의사항, 전성분 등 의약품 사용에 필요한 주요 정보를 제품 구입 시 확인하고 체계적이고 효율적으로 제조현장을 관리하기 위해 자가 품질검사, 건강진단, 위생교육, 수질점사 등 건강기능식품을 구입하고자 하는 소비자가 제품 정보를 정확하게 확인한 수 있도록 강조하고 있다.

(5) 지속적인 프로그램 접촉

지속적인 프로그램 접촉은 초기에 이루어진 식이변화를 유지하는 데 중요한 요인으로 인식되고 있다. 이러한 접촉은 '지속적인 케어모델'(continuing care model)이라고 불린다. 일단 프로그램에 참여하는 모든 대상자에게 식이교육을 제공하고, 프로그램 초기에 다양한 자가 모니터링과 목표 설정에 대한 중재를 제공한다. 이 정도의 중재로도 일부 대상자들은 식습관 변화에 충분히 성공한다. 비만 치료에 있어 변화를 오랫동안 유지하는 것은 지속적으로 프로그램에 접촉할 때 가능하다. 프로그램에 참여하는 같은 동료나 가족 등으로부터의 지원을 받는 사람은 그러한 지원이 없는 사람보다 더 식이변화를 잘 유지한다.

(6) 식습관 변화를 위한 단계적 접근

영양문제에 대한 가능성이 있는 원인 또는 관련 요인을 규명하여 적절한 중재를 선택한다. 식습관 변화를 위한 중재는 모든 사람들에게 적용되는 단일한 프로그램을 제공하기보다는 대상자의 상황에 맞게 단계적으로 제공하는 것이 적절하다. 식습관 변화 중재는 대상자의 영양섭취를 관찰하고 식욕을 감소시키는 영향요인을 규명하며, 섭취를 증가시키는 것으로 계획한다. 대상자의 심리적 요인을 파악하고 영양변화를 이끌 수 있는 대상자 행위를 확인함으로써 개별화된 목표를 설정한다. 대상자가 적절한 영양 상태에 도달할 수 있도록 행동을 변화시키고, 식이교육을 통해 목표를 달성할 수 있도록 한다. 이 정도의 중재로도 일부 대상자들은 식습관 변화에 충분히 성공한다. 이후 아직 성공하지 못한 사람들을 위해서는 영양사나 심리학자 등 행위 변화를 위해 훈련된 전문가에 의해 부가적인 사정을 하고, 새로운 셀프모니터링 도구나 동기강화 전략을 사용한 건강전문가나 다른 전문가와의 잦은 미팅이 포함된 더욱 강력한 중재가 필요하다. 그리고 자극 통제전략, 문제해결 훈련, 인지전략, 재발방지 중재 등을 포함한 기술들이 제공될 수 있고, 초기 식이 변화를 유지하기 위해서는 지속적인 프로그램 접촉이 요구된다.

2) 조직·환경적 중재방법

식습관 변화에 대한 지역사회 수준 접근에서는 식이에 관한 건강정보를 널리 알리기 위해 mass communication과 mass marking의 요소가 중요하다. 지역사회 주민과 여러 지정 그룹은 적절한 정보에 노출되어야 하고, 또 이러한 정보를 효과적으로 확산시키기 위한 방법 선택이 중요하다. 식이중재는 다른 건강행위처럼 '담배를 피우지 말자'와 같은 간단한 한마디 말로 교육할 수 없다는 것이 중재를 하는 데 어려움이 된다.

(1) 지역사회 현장에서의 식이 변화

학교는 건강에 좋은 식습관을 증진시키기에 적절한 장소이다. 개인수준 행동중재와 가족 참여, 학교 환경과 정책 변화 등 다양한 요소의 접근은 행동과 환경 모두의 변화를 이끌 수 있다. 학교 급식 프로그램이나 자동판매기를 통해서 건강한 식품을 선택하도록 하는 프로그램은 학생들의 건강식품 선택에 긍정적인 영향을 미치고, 학교에 샐러드 바를 설치한 중재는 저소득층 학생들의 야채와 과일 섭취를 증가시켰다. 그러나 많은 연구에서 이러한 중재가 이루어지는 동안은 학생들의 야채, 과일 섭취가 증가하지만 프로그램이 끝난 후에는 그 효과가 감소하는 결과를 보였다. 따라서 그러한 효과를 지속시키기 위해서는 지속적인 지원과 학교의 변화 또는 지역사회 규범의 변화가 필요하다.

건강한 식습관에 대한 교육도 중요한다. 정보를 주거나 동기화하는 표지나 포스터도 중요한 요인이다. 직장도 학교와 마찬가지로 식이변화 중재를 하기에 적절한 곳이다. 개별교육과 대중매체를 활용한 홍보, 식품 구매정보 제공, 제품 홍보, 회사 내 자문위원회를 활용한 중재 등 다양한 중재활동들이 개별적으로 또는 혼합되어서 활용될 수 있다. 지역사회 식료품점과 식당은 주민들이 식품을 구입하는 주경로이기 때문에 지역사회 수준 식이변화를 이끄는 데 중요한 장소이다. 이러한 지역사회 식품점과 식당은 지역사회 어디에나 있고, 지역적으로 개발된 중재를 어느 인구집단이나 환경에 비교적 쉽게 적용할 수 있기 때문에 중요하다

(2) 지지적 환경 만들기

환경적인 전략은 건강한 식습관을 형성할 수 있는 기회를 제공하거나 건강한 식생활을 하는 데 장애를 제거함으로써 건강한 식습관을 장려하는 것이다. 지역사회 수준에서 식이문제를 다루기 위해서는 환경적 접근이 중요하다. 이러한 환경적인 전략은 위에서 언급한 것처럼 대상자들이 좋은 식품에 쉽게 접근할 수 있도록 학교, 직장, 지역사회에서 좋은 식품의 가격을 낮춰주고, 자동판매기에서 질 나쁜 식품을 판매하는 것을 통제하는 것 등을 포함한다. 일반적으로 이러한 장소를 통해 가능한 중재들은

구입 시 각 식품에 대한 정보 제공, 가격인하 쿠폰 제공, 접근성 높이기, 홍보 등이 있다. 미국에서는 국내에서 소비되는 칼로리의 1/3이 식당에서 소비된다고 한다. 따라서 식당의 식품 제공이 주민의 건강에 미치는 공적인 영향 및 그것을 변화시킴으로써 얻을 수 있는 잠재력은 매우 크다 하겠다.

참고문헌

보건복지부(2016), 국민건강증진종합계획 2020 www.mohw.go.kr

질병관리본부(2012), 국민건강영양조사

한국영양학회·보건복지부·식품의약품안전청 공동 발간(2010), 한국인 영양섭취 기준 www.kns.or.kr

윤순녕 외(2014), 보건프로그램 개발 및 평가, 수문사,

WHO(2000), International Guide for Monitoring Alcohol Consumption and Related Harm.

정영호, 서미경, 이종태, 정형선, 고숙자, 채수미, 김명희(2006). 우리나라 국민의 건강결정요인 분석. 건강 증진사업지원단, 한국보건사회연구원.

정은경 등(2004). 효과적인 건강증진정책을 위한 보건지표생산 및 조사통계체계 개발에 관한 연구. 서울: 질병 관리본부·보건복지가족부.

양선희 외(2017), 기본간호학Ⅱ, pp.124-156, 현문사

제7장

흡 연

제7장

흡 연

학습목표

1. 담배의 유해성분과 니코틴 중독의 위험성을 파악할 수 있다.
2. 간접흡연의 범위를 구분하고 내용을 파악하여 위험성을 이해할 수 있다.
3. 흡연에 의한 신체적, 사회·경제적 영향을 이해하고 문제점을 파악할 수 있다.
4. 금연을 위한 중재방안을 이해할 수 있다.
5. 국가적 금연정책 및 동향을 파악하고 이해할 수 있다.

제1절 담배의 유해성분과 니코틴 중독

1. 담배연기의 성분

최근까지 알려진 담배연기의 성분은 4,700여 종에 이르는데 특히 주류연(흡연자가 빨아들이는 연기)에서 발견되는 발암물질의 경우 국제암연구소(IARC) 기준으로 81종까지 존재하는 것으로 밝혀졌다. 그중 제1군에 해당하는 것으로서 2-Naphthylamine(나프틸아민), 4-Aminobiphenyl(아미노바이페닐), Bezene(벤젠), Ethylene oxide(에틸렌 옥사이드), 1-Dimethylhydrazine(디메틸히드라진), Arsenic(비소), Beryllium(베릴륨), Nickel(니켈), Chromium(크롬), Cadmium(카드뮴), Polonium-210(폴로늄)을 포함한다(그림 7-1).

그림 7-1 담배의 성분 및 발암물질

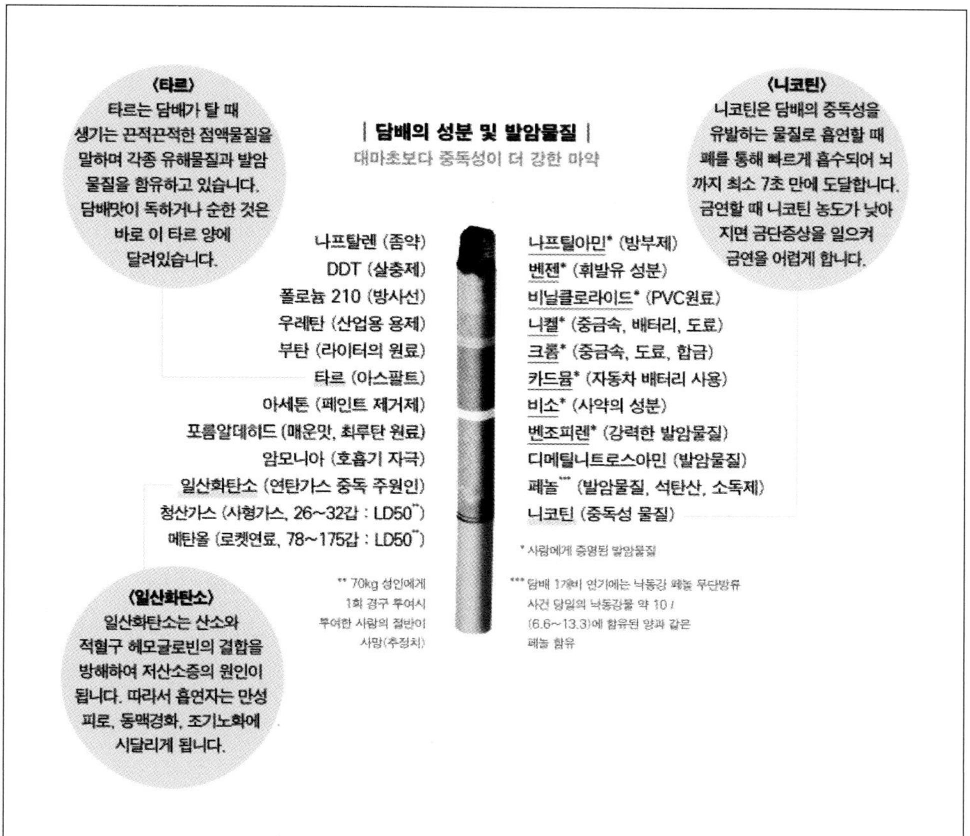

출처 : 금연상담전화 금연지침서

1) 니코틴

흡연의 습관성을 초래하는 주원인 물질인 니코틴은 강력한 알칼로이드로서 성인의 치사량은 40~60㎎(1㎎/㎏)이다. 담배 한 개비에는 10㎎ 정도의 니코틴이 들어있으며 흡연 시 흡수되는 양은 1㎎ 정도이다. 니코틴은 호흡기뿐만 아니라 구강점막, 장관, 피부 등 신체의 어느 곳을 통해서도 쉽게 흡수되며, 담배연기를 들이마시고 난 뒤 폐에서 흡수되어 혈류 속으로 들어간 니코틴이 뇌에 도달하는 시간은 불과 7~19초에 지나지 않으며 그 작용은 30분 정도 지속된다. 니코틴의 대사물질인 코티닌(cotinine)은 반감기가 19~24시간 정도로서 비교적 길어서 소변 혹은 타액 등의 농도로써 체내 니코틴 농도의 표지인자로 사용할 수 있다.

2) 타르

200개 이상의 화학물질 복합체로 이 속에는 30가지 이상의 중금속이 포함되어 있다. 일반적으로 '담뱃진'이라고 부르는 타르는 흡연이 우리건강에 해를 주는 대부분의 유해물질들의 원천이다. 이것은 그 독성이 매우 강하여 화초의 제충이나 재래식 화장실의 구더기를 구충하는데 이용되기도 하였다.

타르 속에는 2천여 종의 독성 화학 물질이 들어 있고, 그 중에는 약 20종류의 발암물질까지 포함되어 있다. 만일 하루에 한 갑씩 1년 동안 담배를 피운다면 유리컵 하나에 가득 찰 정도의 타르를 삼키는 셈이 되는 것이다. 담배를 피우는 사람과 그 주위에 있는 사람의 폐는 최소한 43가지의 발암 물질에 노출되어 있는 것이다.

3) 일산화탄소

무연탄 냄새로 우리에게 알려진 물질로 자동차 배기가스에 있는 주요 독성물질이다. 담배를 피우는 것은 지속적으로 무연탄 냄새를 맡고 있는 것과 같다. 일산화탄소는 혈색소에 결합하는 능력이 산소보다 뛰어나서 담배를 계속 피우게 되면 결국 혈액의 산소운반 능력이 떨어져 산소 부족을 일으켜 만성 저산소증 현상을 일으킴으로서 모든 신체세포의 신진대사에 장애가 생기고 노화현상을 일으키게 된다.

하루 30개비 이상의 흡연자(heavy smoker)의 경우 혈액의 산소운반능력은 15%까지 감소될 수 있다.

흡연 시 발생하는 일산화탄소의 경우 혈중에서 COHb(carboxyhemoglobin)의 형태로 존재하며, 일산화탄소는 주로 호기를 통해 공기 중으로 배출되는데, 배출율은 폐혈류량과 환기량에 따라 다르다. 금연 후에 혈중 COHb 농도는 점차 감소하게 되고, COHb의 반감기는 낮에는 2~4시간, 수면 중에는 8시간 정도이다.

4) 2-나프틸아민

백색 또는 붉은 빛을 띠는 반짝이는 고체 화합물로 결정체 혹은 조각의 형태를 띠고 약한 방향성 냄새가 나는데, 흡입하거나 섭취, 피부 흡수, 안구 노출로 독성이 나타날 수 있다. 인간과 동물에서 방광암 발암 물질로 알려져 있으며 혈뇨, 배뇨 곤란, 방광염이 발생할 수 있다. 다른 증상으로 호흡 곤란, 운동실조증, 피부염 등의 증상, 메트헤모글로빈증이 있다. 실제로 노출된 실험동물에서는 간 종양과 간 선종이 보고되었다.

2-나프틸아민은 국제암연구소에서 일체 발암 가능 물질로 구분하고 있으며, 캐나다, 호주에서는 담배로 인해 잠재적 암 유발 순위 12위로 평가하고 있다. 세계보건기구에서는 담배 함유 유해물질 18대 목록 중 하나로 지정하고 있다.

2. 니코틴 중독

담배연기에 포함된 니코틴은 nicotonic acetylcholine 수용체를 통하여 복뇌 뒤판역(Ventral tegmental area)에서 중격 의지핵(nucleus accumbens)으로 향하는 dopamine계 신경을 자극하여 쾌감을 느끼게 한다. 뇌보상회로 자극을 통한 긍정적 강화와 금단증상 완화에 의해 기분이 좋아지거나, 각성, 이완, 불안과 스트레스 감소, 공복감 감소, 집중력과 순발력 개선, 수행능력이 향상되는 부정적 강화에 의해 니코틴 중독은 유지되고 증가한다. 반항적이고 모험 감수(risk taking)나 정서 장애와 같은 성격요인, 흡연이 어른스럽고 긍정적인 이미지임을 유도하는 담배광고와 같은 사회적인 요인도 흡연 행동을 강화시킨다.

니코틴은 pKa8.0인 약염기이고, 수용성이면서 지용성으로 폐, 구강 및 비점막, 피부, 장 등을 통해서 흡수된다. 구강내의 pH는 산성이므로(pH 5.5), 이온화된 니코틴은 구강점막에서 거의 흡수되지 않으나, 폐에서는 기포(alveolar)의 표면적이 크고, 혈류 공급이 많기 때문에 즉시 흡수된다. 담배 한 개비에는 10㎎ 정도의 니코틴이 들어있으며 흡연 양상에 따라 보통 1~3㎎이 흡수된다. 흡연할 때 니코틴은 7초 정도에 동맥 내 혈류를 통해 들어가서 뇌로 이동한다. 니코틴의 90% 정도는 C-oxidation에 의해 cotinine으로 대사되는데, cotinine은 19~24시간 정도의 긴 반감기를 가지므로 니코틴 섭취의 표지인자로 사용할 수 있다. 니코틴은 일차적으로 간 대사에 의해 주로 제거되며 폐에서 소량이 대사되거나, 신장에서 제거되기도 한다. 니코틴의 평균 반감기는 1~4시간으로 평균 2시간이다.

운반되는 니코틴의 양과 운반속도는 남용의 가능성을 결정하는 중요인자이다. 니코틴 껌, 패치를 통한 흡수는 흡연할 때처럼 빠르고 큰 폭의 동맥 니코틴 농도의 증가를 일으키지 않으며 천천히, 점진적으로 일어나며, 니코틴 껌은 씹는 방법에 따라 니코틴의 흡수를 좀 더 천천히 할 수 있게 한다.

니코틴의 말초 효과는 부교감 신경계와 교감부신 신경계에 있는 니코틴 콜린성 수용체를 자극해서 혈압을 5~10㎜Hg 상승시키고, 맥박을 10~20/min 정도 증가시킨다. 또 심박출량, 관상동맥 혈류, 피부혈관 수축 등을 촉진시키며 프로락틴, 성장 호르몬,

vasopressin, beta-endorphin, cortisol 및 ACTH의 분비를 촉진시킨다.

니코틴은 말초 신경계와 중추 신경계의 니코틴 콜린성 수용체와 결합하여 약리학적 작용을 나타내며, 처음 흡연 시에는 오심, 구토, 창백 같은 원하지 않는 효과가 나타나기도 하지만 빠르게 내성이 생긴다. 흡연자들은 흡연으로 불안, 스트레스, 분노, 우울을 개선시키고 긍정적인 감정 상태를 느낀다. 긍정적 효과들에 대한 내성도 생길 수 있으며 흡연양이 늘어날수록 신체적 의존이 생긴다.

니코틴은 식욕과 미각을 감소시키고 대사율을 증가시킨다. 니코틴 사용과 중단에 의한 대사율의 변화는 단기간만 나타난다. 흡연 혹은 금연과 관련되는 체중변화는 일시적인 것이며, 식사와 니코틴의 효과가 함께 작용하며, 금연 후 첫 일주일간은 공복감이 급작스럽게 증가할 수 있다. 금연을 했다가 다시 흡연을 하면 단기간의 식사감소를 가져온다. 금연 후에 니코틴 대체요법은 체중 증가를 약화시킬 수 있다.

흡연은 정신적으로나 육체적으로 의존을 생기게 하는데 이는 담배 속에 들어있는 니코틴 성분에 의해 생긴다. 니코틴 의존은 내성, 금단증상, 갈망, 끊으려는 노력의 실패, 사회적 직업적 능력의 저해 등의 증상을 보이며, 니코틴 금단 시에는 우울한 기분, 불면, 불안, 두려움, 안절부절 못함, 체중 증가, 심박동수 감소 등의 증상이 생긴다(표 7-1).

흡연자가 아침 첫 담배에 가장 큰 심혈관 효과를 느끼는 것은 밤사이 금연이 내성을 줄이기 때문이다. 니코틴의 심리적 효과는 담배 사용 행동을 유지하는데 중요한 요인이다. 기분과 인지 수행을 개선시키는 니코틴의 효과는 담배 사용을 지속시키도록 하는 강력한 동기가 된다. 담배를 끊어 본 사람은 감정이 격앙되는 상황이 흔히 재발을 일으키는 이유라고 말한다. 실제로 불안과 우울 증상을 가진 사람들이 흡연율이 높으며, 정신과적 질환이 있는 흡연자는 특별히 금연 치료에 잘 반응하지 않는다.

흡연자는 니코틴의 빠른 작용 발현과 흡연 행동의 긍정적 강화의 조건화를 통해 니코틴 의존이 생긴다. 흡연이 불안이나 스트레스를 감소시킨다면, 불안이나 스트레스가 생기는 상황은 흡연을 자극한다. 사회활동, 식사 후 커피나 술과 함께 즐거움을 증가시키는 흡연은 이런 상황에서 흡연의 욕구를 강하게 일으킨다. 흡연은 개인 생활에 너무 배어들어 자동화되어, 금연 동안에도 의식하지 못하는 사이에 담배를 피우게 된다. 금단증상은 금연시작 24~48시간 후에 최대로 겪게 되고 2주 동안 서서히 감소한다. 그러나 2주 후 수년까지도 스트레스를 받는 상황이 되면 담배를 피우고 싶은 욕구를 느낄 수 있다. 흡연량을 30개비에서 5개비로 줄이면 니코틴 흡수량이 3배 증가하기 때문에 니코틴 흡수는 50%(5개비 × 3배 = 15개비) 정도만이 감소한다.

표 7-1 니코틴 의존 및 금단

<table>
<tr><th colspan="4">니코틴 의존</th></tr>
<tr><td colspan="4">같은 12개월 동안에 적어도 다음의 세 가지가 있어야 한다.</td></tr>
<tr><td>1</td><td colspan="3">내성: 같은 효과를 나타내기 위해 용량을 올리거나 같은 용량으로 효과가 감소한다.</td></tr>
<tr><td>2</td><td colspan="3">금연 뒤에 금단증상이 나타난다.</td></tr>
<tr><td>3</td><td colspan="3">의도한 것보다 훨씬 많은 기간 동안 혹은 많은 양을 흡연한다.</td></tr>
<tr><td>4</td><td colspan="3">끊으려는 노력에 실패하고 지속적으로 담배를 피우려는 욕망이 있다.</td></tr>
<tr><td>5</td><td colspan="3">담배를 얻거나 사용하는데 많은 시간을 보낸다.</td></tr>
<tr><td>6</td><td colspan="3">사회적, 직업적 혹은 여가선용을 담배 때문에 포기하거나 손해 본다.</td></tr>
<tr><td>7</td><td colspan="3">건강을 해칠 위험이 있는 것을 알고도 흡연을 계속한다.</td></tr>
<tr><th colspan="4">니코틴 금단</th></tr>
<tr><td colspan="4">니코틴의 사용량을 줄이거나 끊은 뒤 24시간 내에 나타나는 증상 중 적어도 4가지가 있어야 한다.</td></tr>
<tr><td>1</td><td>불쾌한 혹은 우울한 기분</td><td>2</td><td>불면</td></tr>
<tr><td>3</td><td>짜증, 좌절감 또는 분노</td><td>4</td><td>불안</td></tr>
<tr><td>5</td><td>집중력 저하</td><td>6</td><td>안절부절 못함</td></tr>
<tr><td>7</td><td>심박동수의 감소</td><td>8</td><td>식욕과 체중의 증가</td></tr>
</table>

제2절 간접흡연 및 3차 흡연

1. 2차 흡연

간접흡연이란 일반적으로 흡연자의 담배연기를 비흡연자가 흡입하는 것으로, 비자발적 흡연(Involuntary Smoking), 수동적 흡연(Passive Smoking) 또는 환경흡연(Environmental Tobacco Smoke)으로 불리기도 한다. 현재까지 간접흡연이라 하면 2차 흡연(secondhand smoke)을 주로 의미하며 최근에는, 담배연기의 직접 노출이 아닌 3차 흡연(thirdhand smoke)까지 포함하는 개념이다.

간접흡연, 특히 2차 흡연의 폐해가 본격적으로 알려지기 시작한 것은 1980년대이며, 2차 흡연에 관한 최초의 종합적 연구인 미국 보건총감보고서(Surgeon General's Report, 1986)를 계기로 2차 흡연의 폐해가 공중보건 상의 중요한 문제로 대두되었다. 이 보고서 따르면 비흡연자의 2차 흡연은 폐암, 호흡기 질환을 비롯한 여러 가지

질병의 원인이며, 아동에게는 상기도 감염이나 기관지 증상을 증가시키는 동시에 이들의 폐 기능 증가 속도를 더디게 한다고 밝혔다. 이후 세계 각국에서 2차 흡연의 폐해에 대한 연구보고서가 발간되었으며, 2차 흡연은 직접흡연과 함께 치명적인 건강 위해요인으로서 그 악영향이 명백해졌다.

담배연기는 크게 주류연과 부류연으로 구분하는데, 주류연(mainstream smoke)은 일반적으로 흡연자의 입에서 배출되는 연기이며 흡연 시 공기의 20%를 차지한다.

나머지 80%인 부류연(sidestream smoke)은 담배 끝에서 피어나는 연기이며, 주류연 대비 암모니아가스, 타르, 벤젠 등의 독성물질이 더 많은 농도로 존재하고 담배연기입자가 더 작아 폐의 더 깊은 곳까지 영향을 미친다. 따라서 2차 흡연에 노출되었을 경우 주류연과 부류연이 혼합된 연기, 그 중에서도 발암물질 및 유해 화학물질이 더 많이 포함된 부류연에 주로 노출되어, 흡연을 하지 않아도 흡연으로 인한 피해를 입게 된다.

2. 3차 흡연

담배연기가 전혀 없는 공간에서도 타인에게 간접흡연의 피해를 입힐 수 있는 것이 바로 3차 흡연이다. 3차 흡연(Thirdhand Smoke)이란 흡연 시 발생하는 유해물이 흡연자의 몸이나 옷, 벽, 가구 등에 흡착된 뒤 다시 공기 중으로 배출되는 과정을 통해 장기간 동안 담배의 독성물질에 다시 노출되는 것을 말한다. 특히 담배 성분인 니코틴과 타르는 끈적이는 성질을 갖고 있어 실내 표면에 쉽게 흡착이 되며, 공기 중의 다른 성분과 만나면서 그 유해성은 더 커진다. 흡연이 장기간 지속적으로 이루어졌던 실내의 니코틴양은 담배 한 개비를 직접 흡연했을 때의 양보다 많을 수 있으며, 이는 환기만으로는 니코틴을 제거할 수 없음을 보여 준다.

집안 내의 니코틴 농도와 신생아의 소변 코티닌 간의 관계를 측정한 연구 결과, 흡연자가 있으나 집에서 흡연을 하지 않는 가정은 비흡연자 가정에 비해 간접흡연의 노출이 5~7배 높아, 흡연에 직접 노출되지 않더라도 3차 흡연의 피해를 입는 것을 알 수 있다. 3차 흡연은 그 효과가 누적되면서도 지속적으로 영향을 끼칠 수 있다는 점에서 더욱 위험할 수 있다(표 7-2).

표 7-2 2차 흡연과 3차 흡연의 비교

구분	2차 흡연	3차 흡연
노출경로	부류연 담배연기와 주류연 담배연기의 흡입	공기, 먼지, 표면 등에 존재하는 오염물질의 흡입, 섭취, 피부 접촉
노출시간	단기간에 걸친 높은 수준의 노출	장기간에 걸친 낮은 수준의 노출
특징	환기를 통한 제거	실내 표면 및 인체 내 계속해서 존재
저장소	–	벽, 문, 카페트, 베개, 커튼, 옷, 피부, 머리카락 등

3. 간접흡연의 영향

간접흡연으로 인한 피해는 담배 연기의 흡인으로 인해 단순히 불쾌감을 느끼는 것에서부터 폐암, 심장질환 등의 건강문제 발생까지 매우 다양하다. 전 세계적으로 간접흡연으로 인한 질병으로 사망한 비흡연자는 연간 60만 명에 달하며, 이중 여성이 47%, 아동이 28%를 차지한다. 비교적 흡연율이 낮은 미국에서도 간접흡연과 연관된 폐암, 심장병 등으로 해마다 4만 1천 명이 사망하였으며, 이 중에서도 3~11세의 아동이 간접흡연에 가장 빈번하게 노출되어 이와 연관된 어린이 돌연사 피해자는 연간 400명에 달하는 것으로 나타났다.

흡연과 간접흡연으로 야기되는 질병은 계속 확대되고 있으며, 간접흡연으로 인한 대표질환인 폐암, 관상동맥심질환 외에도 2014년 미국 보건총감보고서에는 뇌졸중이 추가되었다. 간접흡연에 매일 1시간 이상 노출되는 아이는 노출이 없는 아이에 비해 ADHD 발생률이 3배 이상 높으며, 중이질환, 호흡계 증상, 폐기능 손상의 확률이 높다(그림 7-2).

간접흡연은 신체적 피해뿐만 아니라 정신적 측면에서도 영향을 미치는데, 국내 연구에 따르면 여성에게 간접흡연은 우울감 및 인지된 스트레스 그리고 자살생각과 양의 관련성이 있었으며, 직장 내 간접흡연 노출 또한 정신건강 문제와 유의한 관계가 있는 것으로 나타났다. 또한 낮은 수준의 간접흡연 노출이라도 건강 관련 삶의 질 저하에 영향을 미친다.

아동과 청소년의 간접흡연 경험은 신체적 정신적 건강에 미치는 악영향을 비롯하여, 직접 흡연의 위험성 증가와도 유의한 관계를 보인다. 체내 흡수된 니코틴의 양이 많은 아동일수록 청소년이 되면 생리학적으로 담배를 더 쉽게 받아들여 흡연할 가능성이 증가한다. 최근의 연구에 따르면 가정 내 흡연율이 높은 청소년이 현재흡연율이 더 높은 것으로 나타났다.

아직까지 3차 흡연이 신체에 직접적으로 미치는 영향에 대한 구체적인 연구가 미흡한 수준이지만, 3차 흡연으로 인해 발생한 유해한 물질로 그 위해성을 추측할 수 있다. 또한 3차 흡연은 담배연기의 유해물질이 재방출 되는 것 이외에도, 실내 반응에 의한 발암성 물질의 생성으로 인체에 부정적 영향을 미칠 수 있다.

그림 7-2 간접흡연 노출에 의한 건강 문제

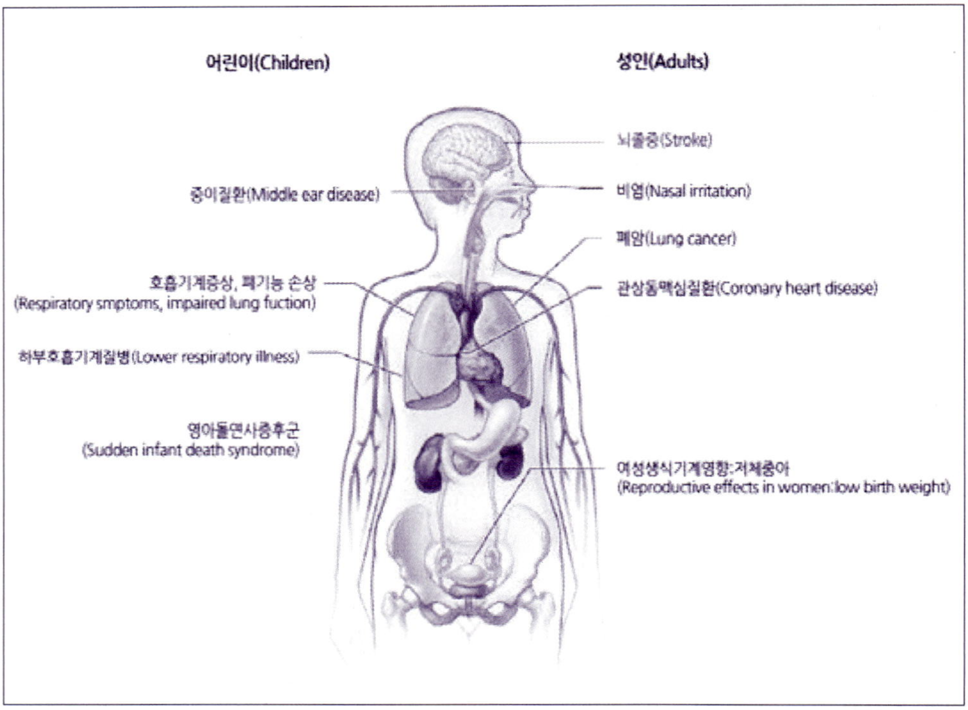

4. 우리나라 간접흡연 노출 현황

1) 간접흡연 노출 현황

우리나라의 경우, 점차적인 금연구역 확대 및 간접흡연을 예방하기 위한 캠페인 진행을 통해 간접흡연 노출률이 지속적으로 감소하고 있다.

2015년 국민건강영양조사에 따르면 우리나라 비흡연자의 직장 실내 간접흡연 노출률은 남성은 36.2%, 여자는 18.5%로, 2013년에 비해 남자는 12.8%, 여자는 14.3%로 대폭 감소하였다(그림 7-3).

그림 7-3 비흡연자의 직장실내 간접흡연 노출률

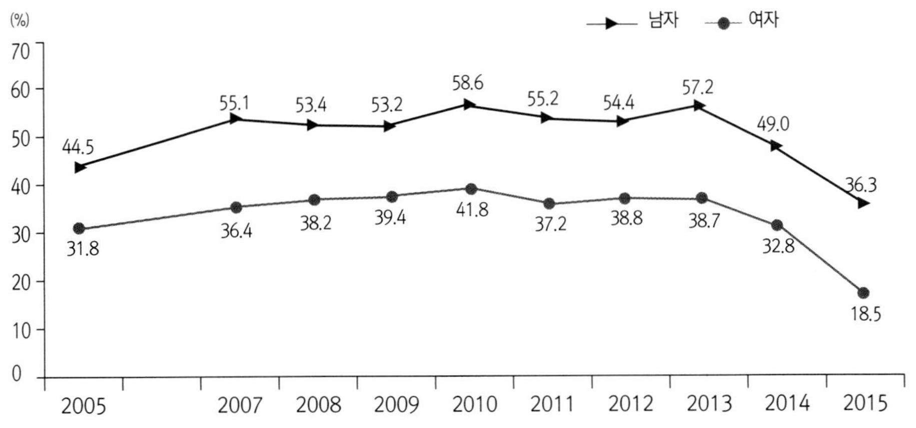

현재 일을 하고 있는 현재비흡연자(과거흡연자 포함) 중 직장의 실내에서 다른 사람이 피우는 담배연기를 맡는 분율
만 19세 이상. 2005년 추계인구로 연령표준화

출처: 각 년도 국민건강영양조사 (보건복지부, 질병관리본부)

우리나라 비흡연자 가정실내 간접흡연 노출률은 2015년 국민건강영양조사에 따르면 남자 4.2%, 여자 10.7%로, 2014년에 비해 남자는 큰 변화가 없지만 여자는 3.2% 감소하였다(그림 7-4).

그림 7-4 비흡연자 가정실내 간접흡연 노출률

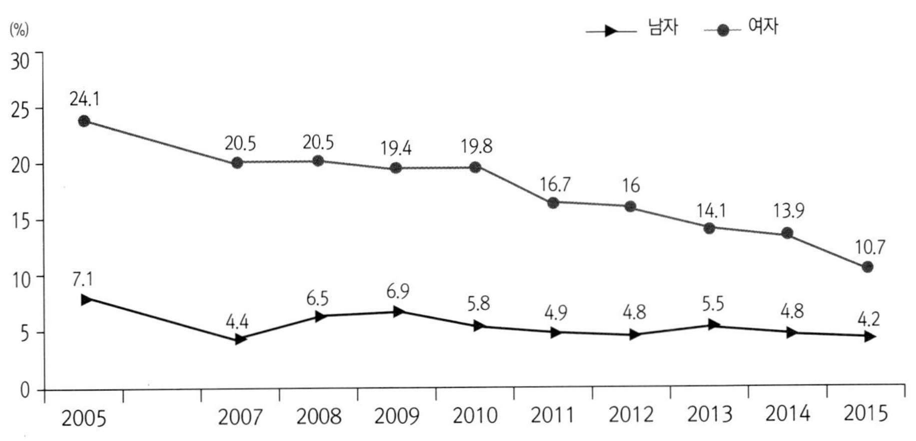

현재비흡연자(과거흡연자 포함) 중 가정의 실내에서 다른 사람이 피우는 담배연기를 맡는 분율
만 19세 이상. 2005년 추계인구로 연령표준화

출처: 각 년도 국민건강영양조사 (보건복지부, 질병관리본부)

5. 간접흡연 규제 정책 및 현황

간접흡연을 규제하는 목적은 간접흡연의 노출 위험으로부터 비흡연자를 보호함과 동시에, 흡연자의 흡연율 및 흡연량 감소를 유도하고 흡연이 사회적으로 바람직하지 않다는 메시지를 공중에게 널리 알리는 것이다.

FCTC 협약 발효의 10년 성과를 분석한 영향평가 결과, FCTC는 국가의 담배 규제 정책발전에 기여하는 것으로 나타났으며, 특히 8조(담배연기에의 노출로부터 보호)의 경우 개선 정도가 두드러지는 것으로 분석되었다. 또한 협약의 충실한 이행은 실제로 국가흡연율 감소에도 영향을 주는 것으로 나타났는데, 8조를 포함한 5개 주요 조항을 최고수준으로 이행할 때마다 흡연율이 평균 1.57%씩 감소하는 것으로 확인되었다(표 7-3).

표 7-3 담배연기 노출로부터의 보호를 위한 원칙(FCTC 제8조)

1.	담배연기 노출로부터의 가장 효과적인 방법은 담배연기를 완전히 제거하는 것이다. 담배연기노출에는 안전한 수준은 없다.
2.	모든 사람은 간접흡연으로부터 반드시 보호되어야 하며, 이에 실내 사업장과 공공장소에서는 흡연이 금지되어야 한다.
3.	간접흡연으로부터 사람들을 보호하기 위해서는 법 제정이 필요하다. 자발적인 금연 정책은 효과가 없고 적절한 보호를 제공하지 못한다.
4.	간접흡연예방을 위한 법의 이행과 집행이 성공하려면 적절한 계획과 충분한 자원이 필수적이다.
5.	시민사회는 간접흡연예방 정책의 개발, 이행, 집행 등 과정 전반에 적극적인 동반자로서 참여하여야 하며, 여론을 형성하고 공감대를 만드는데 중심점이 되어야 한다.
6.	간접흡연예방 법률의 진행 과정은 모두 평가되어야 하며, 담배업계의 활동에 대한 모니터링과 대응도 함께 실행해야 한다.
7.	담배연기 노출로부터 사람들을 보호하는 수단 및 자원은 점차 강화되고 확대되어야 하며, 계속해서 새로운 법률을 제정하고, 과학적 근거나 연구 등을 반영하여 개선되어야 한다.

1) 금연구역 지정

금연구역 지정은 FCTC 제8조에서 가장 강조하는 규제 정책이며, 평균 이행률 또한 88%로 조항 중 가장 높다. 8조에서 제시하고 있는 핵심지표는 실내 작업장, 대중교통, 공공장소, 교육시설, 식당 등에서 흡연금지를 통해 간접흡연으로부터 포괄적인 보호시행을 하도록 권장하고 있고, 2016년 제5차 이행보고서에 따르면 우리나라는 개인용 차량, 나이트클럽 등에서의 미시행으로 핵심지표의 약 65%를 이행하였다.

우리나라는 1995년 국민건강증진법의 제정을 시작으로 의료시설, 교통시설, PC방 등 공중이용시설의 금연구역 지정을 강화해왔으며, 2011년부터는 금연구역 시설의 전체를 금연구역으로 시행하였다. 특히 음식점의 경우 2013년에는 면접 150㎡ 이상 업소, 2014년에는 면적 100㎡ 이상 업소를 대상으로 금연구역을 지정하였으나, 2015년 1월 1일부터는 면적에 상관없이 모든 휴게·제과·일반음식점에서 흡연이 금지되어 현재까지 총 26종의 공공장소가 금연구역으로 지정·관리되고 있다.

표 7-4 금연캠퍼스 정책 제정 단계 및 집행 가이드라인

	금연캠퍼스 정책 제정 단계
1.	캠퍼스 내 금연캠퍼스 정책 제정에 대한 의사 결정방법을 결정함
	– 학생 대표, 교수 대표 등 의사결정권자, 금연캠퍼스 정책 세부사항 결정 방법 정의
2.	금연캠퍼스 정책 목표 및 내용을 결정함
	1) 금연캠퍼스 필요성 또는 목적 2) 금연캠퍼스의 정의 – 대상, 지역, 금연 등에 대하여 정의 3) 금연캠퍼스 정책 공지 방안 4) 금연캠퍼스 정책 이행 기간 5) 금연캠퍼스 정책 위반 시 처벌
3.	금연캠퍼스에 대한 학생, 교수 및 직원의 의견을 조사함
4.	간접흡연의 위험성 등 금연캠퍼스의 필요성에 대한 홍보를 시행함
	– 학교신문사와 협력하여 홍보함 – 학생대표, 교수대표 및 직원대표를 대상으로 금연캠퍼스 옹호에 대하여 서면 승인을 받음 – 학교 내 social network 활용하여 홍보함
5	캠퍼스 내 금연캠퍼스 정책 수용하도록 대학 구성원을 대상으로 지속적으로 교육
	금연캠퍼스 정책 집행 가이드라인
1.	모든 대학 구성원에게 결정된 금연캠퍼스 정책에 대해 미리 통보함
2.	긍정적인 메시지를 포함한 금연캠퍼스 표지판을 설치함
	– 표지판 설치 장소를 결정함 – 금연캠퍼스에서 준수해야 할 사항을 정의함
3.	금연캠퍼스 불만사항 및 요청사항에 대한 절차 수립함
4.	금연캠퍼스 정책 집행 시 조정이 필요할 수도 있음

자료 : "http://www.kpipa.or.kr/info/newsList.do?board_id=1"에서 2016년 11월 28일 인용

우리나라의 주요 주거형태인 공동주택 내 층간흡연 문제는 층간소음과 더불어 중요한 사회적 논쟁거리로 언급되었으며, 이에 따라 2016년 9월 3일부터는 공동주택 거주 세대 중 2분의 1 이상이 신청하면, 복도, 계단, 엘리베이터 및 지하주차장의 전

부 또는 일부를 금연구역으로 지정할 수 있다. 또한 2017년 12월 3일부터는 당구장 및 스크린 골프장 등 실내 체육시설이 금연시설로 지정된다. 특히 서울시는 2016년 5월부터는 지하철역 출입구로부터 10m 이내를 금연구역으로 지정하여 적발 시 10만 원의 과태료를 부과하는 한편, 최근에는 정책박람회를 통해 시민 정책 제안을 받은 결과 보행 중 흡연금지에 대한 찬성 응답이 88.2%로 채택되었다. 시민 제안 정책과제 중 가장 많은 투표를 받은 해당 의제는 관련 법률과 예산 검토 등을 거쳐 시행 여부가 결정될 방침이다.

담배연기 없는 환경 구축과 관련하여 국내에서는 금연캠퍼스(Smoke-Free Campus)가 추진되고 있다. 미국은 1,713개 대학교가 금연캠퍼스를 운영 중이며, 이로 인해 대학생들의 흡연율 및 간접흡연 피해가 감소하는 것으로 나타났다(표 7-4). 그러나 우리나라는 현행법 상 대학의 금연구역은 학교건물로만 한정되어 있고, 금연캠퍼스에 대한 법적 근거 및 관련 규정은 아직 마련되지 않아 금연캠퍼스가 적극적으로 시행되지 못하고 있는 실정이다.

제3절 흡연에 의한 신체적, 사회·경제적 영향

1. 신체적 영향

우리나라 사람의 경우 남자에서 흡연자가 비흡연자에 비해 폐암으로 인한 사망 위험은 4.6배, 후두암은 6.5배, 식도암은 3.6배, 위암은 1.6배, 간암은 1.2배, 담도암은 1.5배, 췌장암은 1.4배, 방광암은 1.9배, 백혈병은 1.3배로, 여자의 경우는 폐암으로 인한 사망 위험이 2.5배 더 높은 것으로 연구된 바 있다.

미국의 2014년도 보건정책관 보고서(Surgeon General report)에서 흡연이 그 질병의 원인으로서 증거가 충분한 것으로 발표한 질병은 다음과 같다.

① 암 : 폐암, 후두암, 구강암, 인후암, 식도암, 췌장암, 방광암, 신장암, 유방암, 대장암, 간암, 자궁경부암, 위암, 급성백혈병

② 심혈관계 질환 : 죽상경화증, 관상동맥심질환, 뇌혈관계질환, 복부대동맥류 및 복부대동맥 죽상경화증

③ 호흡기 질환 : 폐렴을 포함한 급성호흡기 질환, 어린이와 청소년의 폐 성장 발육

지연 및 폐기능 저하, 성인의 폐기능 저하, 어린이, 청소년, 성인에서의 호흡기 증상(기침, 가래, 천명, 호흡곤란), 천식치료의 방해, 만성폐쇄성호흡기질환의 이환 및 사망 증가, 폐결핵

④ 생식기능에 대한 영향 : 수태능력 감소, 자궁외 임신, 양막 조기파열, 전치태반, 태반조기박리, 조산, 태아성장지연 및 저출생체중, 영아 폐기능 감소, 영아급사증후군, 선천성 기형(구순열), 발기장애

⑤ 기타 질환 : 전반적인 건강상태의 악화, 창상치유나 호흡기 합병증의 치유 지연, 폐경기 이후 여성에게서 골밀도 저하, 골반골절, 치주염, 핵백내장, 노년기 황반변성, 헬리코박터균이 있는 경우의 소화성 궤양, 당뇨병, 면역기능 장애, 류마티스 관절염

1) 발암작용

금연은 개인의 발암 위험과 국가적으로 암 발생을 줄일 수 있는 가장 효과적인 방법이다. 담배 연기와 직접 접촉되는 장기(구강, 식도, 폐, 기관지) 암의 90% 정도가 흡연 때문에 생기며 담배 연기와 직접 접촉하지 않는 비흡연자보다 인체 장기 중에서 장궁 경부, 췌장, 방광, 신장, 위장, 조혈 조직의 암 발생률은 1.5~3배 높다. 암의 위험은 담배 연기 노출 정도에 비례해서 증가한다. 담배 연기는 암 형성과 유발 전체 과정에서 강력한 발암 및 촉진 인자와 상호작용하여 위험을 증가시킨다.

담배 연기 내의 주요 종양 유발인자는 미립자(타르) 내에 포함된 polyaromatic hydrocarbon 부위에 있다. 발암 효과가 가장 큰 부위는 담배 연기에 직접적으로 노출되는 호흡기이지만 담배 연기에 직접 노출되지 않는 장기도 발암물질의 영향을 받는다. 소변에 농축되는 담배 연기의 대사물질인 2-naphthylamine은 방광암을 유발한다.

2) 흡연이 주원인 암

(1) 폐암

폐암의 71%가 흡연에 의한 것이며 폐암의 위험도 증가는 남자에서 22배 정도, 여자에서 12배이다. 폐암의 위험도는 흡연량과 기간, 흡입 정동에 직접적으로 비례한다.

흡연자는 비흡연자에 비해 폐암에 걸릴 위험이 15~80배까지 증가합니다. 흡연과 폐암의 발생은 담배를 피우는 양이 많을수록, 일찍 흡연을 시작할수록, 흡연기간이 길수록 증가한다. 또한 흡연의 형태와도 관련이 있어, 흡연의 깊이에 따라 위험도가

달라진다. 한국 남자의 높은 흡연율과 증가하고 있는 여성 흡연율 그리고 청소년 흡연율은 흡연 인구가 감소하는 세계적인 추세에 역행하고 있는 것이다. 국가적으로 금연 운동을 시작한 지 30년이 지나야 폐암 사망률이 감소한다는 것을 감안할 때 우리나라의 흡연 증가율은 심각한 문제가 아닐 수 없다. 우리나라의 경우 폐암은 암 사망률 1위인 질환이다. 2014년의 폐암 조사망률은 인구 10만 명당 34.4명으로, 특히 남자(50.4명)에서 높다.

여성의 경우 흡연의 발암작용에 더 취약해 같은 양의 흡연에도 남성보다 발생률이 1.2~1.7배 높다. 간접흡연 역시 중요한 폐암의 원인으로, 폐암 환자의 25~50%가 간접흡연에 의해 발병한다. 금연 후 10~20년이 지나도 폐암 발생률이 비흡연자의 2.5배에 이른다는 연구 결과도 있다.

폐암의 예방법은 금연 이외에는 확실한 것이 없으며, 약 90%의 폐암이 금연을 함으로써 예방이 가능하다. 조기에 금연하는 것이 폐암 예방을 위해 도움이 된다.

(2) 후두암

흡연은 가장 확실한 후두암의 발암 위험인자다. 후두암의 발생 위험은 남성에서 10배, 여성에서는 8배 높아진다. 후두암 발병률은 현재 흡연자에서 과거 흡연자보다 많고 발생은 금연 직후에 높다. 금연 3~4년 후부터 위험도는 감소하고 하루 1갑 이상 흡연자에서 위험도 감소가 가장 크다. 흡연 기간, 처음 흡연 시작 나이, 흡입 정도, 담배 종류가 영향을 미친다.

(3) 구강암

남성 구강암의 92%, 여성에서 61%가 흡연과 직접 관계가 있다. 흡연 남성에서 구강암의 위험이 27배, 흡연 여성에서는 6배 증가하며 흡연량에 비례해서 증가한다.

금연 3~5년 후에 구강암의 위험은 50%로 감소하고 15년 후에는 비흡연자와 비슷해진다.

(4) 식도암

흡연은 식도암의 주요 원인이다. 흡연자는 식도암에 걸릴 확률이 비흡연자에 비해 2~5배 높으며, 식도암의 위험은 하루 흡연량에 비례한다. 특히 흡연과 음주를 함께 할 경우 식도암 발생률은 더욱 높아진다. 이는 알코올이 담배 속에 들어있는 발암물질을 활성화시키기 때문이다.

2) 심혈관계 질환

(1) 관상동맥질환 (Coronary artery disease)

흡연은 관상동맥질환을 포함한 심혈관질환을 일으키는 주요 위험인자이다. 담배에 포함되어 있는 니코틴은 교감신경을 자극하여 맥박, 혈압, 심근 수축력을 상승시켜 심장 부담을 가중시키고, 혈액 점성도를 높여 혈관 협착이 있는 경우 이를 악화시킨다. 담배 연기의 일산화탄소는 산소보다 더 강력하게 혈색소와 결합하여 신체의 산소 운반능력을 저하시키고 심장근육에 산소결핍과 허혈을 초래한다. 또한 담배의 여러 가지 화학물질은 관상동맥내벽에 손상을 주어 콜레스테롤이나 기타 불순물 침착으로 관상동맥을 좁아지게 하거나 딱딱하게 만든다.

하루에 담배를 한 갑 이상 피우는 사람은 비흡연자에 비해 관상동맥질환의 위험률이 3~5배 높다. 흡연량이 많고 흡연기간이 길수록 관상동맥질환의 위험성이 증가하게 되는데 관상동맥질환으로 인한 사망은 갑작스러운 관상동맥폐쇄로 인한 심근의 산소 공급 부족으로 인해 발생하며 흡연자의 경우 비흡연자와 비교하여 돌연사(sudden death)의 위험이 3배 정도 높은 것으로 나타났다. 지속적인 흡연자에 비해 금연을 한 경우 심장 돌연사의 위험을 2/3 정도 줄일 수 있고 금연 후 1년이 지날 때마다 급성심근경색의 위험이 반으로 줄어든다.

(2) 죽상동맥경화증 (Atherosclerosis)

흡연은 죽상동맥경화증을 유발하는 위험요인이다. 담배에 있는 여러 가지 화학물질은 염증반응을 일으키고 혈소판의 응집력을 키워 혈전을 형성하며 콜레스테롤과 지방산, 염증세포를 혈관벽에 쌓이게 하여 혈관벽 내에 죽종을 형성한다. 따라서 점차적으로 혈관벽이 좁아지고 혈류가 감소하며 혈관은 딱딱하게 경직되고 혈전 형성으로 혈관이 막히는 결과를 초래한다. 죽상동맥경화의 진행을 예방하기 위해서는 위험요인이 되는 만성질환 관리와 함께 금연을 해야 한다.

(3) 버거씨병 (Buerger's disease, 동맥염증)

버거씨병의 원인은 아직 정확히 밝혀지지 않았으나 수많은 임상보고에서 흡연이 버거씨병과 밀접한 관련성이 있으며 담배를 피우게 되면 니코틴의 영향으로 인하여 혈관수축 및 손상이 진행되어 증상을 더욱 악화시키는 것으로 알려져 있다. 버거씨병은 흡연 중이거나 흡연의 과거력이 있는 40대 젊은 남성에게 잘 발생하는 것으로 알려져 있었지만 최근 여성 흡연자의 증가로 여성 환자 또한 증가하고 있다. 심각한 혈관 폐쇄가 있을 때에는 사지 말단의 괴사(세포나 조직이 죽음)를 유발하며 진단 후 즉각적인 금연이 이루어지지 않을 때에는 병이 진행되어 침범부위의 절단을 초래할 수 있는 혈관 질환으로 금연이 질병의 진행을 막는 유일한 치료법이다.

(4) 뇌졸중 (Stroke)

흡연은 뇌졸중의 중요한 원인 중의 하나로 혈중 섬유소원(fibrinogen)과 적혈구용적율(hematocrit) 및 혈소판 응집을 증가시켜 혈액 점도를 올리고, 혈중 섬유소 분해 능력의 감소와 혈관경련수축을 일으켜 뇌혈류량을 감소시킨다. 또한 HDL-콜레스테롤을 감소시키고 혈관내피세포에 손상을 주어 혈전형성을 유발하여 허혈성 뇌졸중을 일으키는 것으로 추정됩니다. 흡연자는 비흡연자와 비교하여 적어도 2배 이상 뇌졸중이 발생할 위험이 있으며 흡연 기간이 길고, 흡연량이 많을수록 그 위험은 커진다. 일반적으로 뇌졸중이 고령의 환자에서 잘 나타나지만 젊은 환자에게서도 나타날 수 있으며 흡연의 영향은 특히 젊은 환자에서 더욱 뚜렷하게 나타난다. 40세 이하의 흡연 여성은 비흡연자보다 뇌출혈의 일종인 지주막하출혈 발생 위험이 2.6배 높고 뇌경색은 비흡연 여성보다 4배 자주 발생하며 여성의 경우 경구피임약을 복용하면서 흡연을 하는 경우 뇌졸중의 위험도 증가한다. 또한 최근 연구에서는 직접 흡연뿐 아니라 간접흡연도 뇌졸중 발생을 증가시키는 것으로 보고되며 간접흡연에 노출된 경우 뇌졸중의 위험이 1.25배 증가하는 것으로 나타났다.

흡연은 뇌졸중의 위험성을 높이지만 오랜 기간 담배를 피운 사람도 금연을 하면 뇌졸중의 위험성이 감소한다. 금연을 할 경우 뇌졸중 위험도는 2년 후부터 감소하여 금연 5년이 지나면 전혀 담배를 피운 적이 없는 사람과 비슷한 수준으로 낮아진다고 한다.

3) 호흡기계 질환

(1) 만성폐쇄성폐질환(COPD)과 폐기종, 만성기관지염

흡연은 만성폐쇄성폐질환의 주된 원인이며, 흡연율과 직접적인 상관관계가 있다. 만성폐쇄성폐질환 유발의 아주 일부분을 차지하고 있으나 α1 항트립신 결핍증(α 1-antitrypsin deficiency, AAT)은 가장 잘 알려진 유전적 위험인자인데 담배와 유해물질로 인해 유전적 변형이 생기는 것으로 추정된다. 또한 담배 연기는 호흡기계 염증반응을 일으키고 반복되는 손상과 복구 작용은 기도의 구조적 변화를 초래한다. 만성폐쇄성폐질환은 흡연자나 과거흡연자에서 많이 발생하고 비흡연자에 비해 약 25배 정도 발생빈도가 높다. 일반적으로 흡연과 관련되어 70~80% 정도 발생한다.

과거에는 40대 이상, 여성에 비해 남성에서 많았으나 최근 보고에 의하면 남성보다 젊은 여성 흡연자에서 중증 COPD가 발생하며, COPD로 인한 사망이 남성보다 더 높은 것으로 나타났다. 담배 종류(궐련, 파이프 등)에 상관없이 담배는 모두 위험인자로 작용하고 간접흡연도 호흡기 증상과 만성폐쇄성폐질환을 유발할 수 있다.

금연은 만성 폐쇄성 폐질환의 예방과 진행을 감소시키는 가장 효과적인 방법으로 금연을 하면 정상적인 폐기능을 회복시킬 수는 없으나 폐기능이 악화되는 것을 예방할 수 있다.

2. 사회·경제적 영향

2013년 흡연에 의한 질병으로 인한 직접비(직접의료비에 교통비, 간병비 등의 직접비의료비를 합친 것)는 2조 8,106억 원에 이른다. 이중 직접의료비는 2조 4,276억 원으로서 2005년의 1조 368억 원에 비해 2.6배 증가하였다. 흡연으로 인한 직접비에 간접비(흡연 관련 질병으로 조기 사망하는 경우 발생하는 미래소득 손실액과 질병 치료를 위해 의료기관 방문 시 발생하는 생산성 손실액 등) 및 기타비용(흡연에 의한 화재 등)을 합한 사회경제적 비용은 2013년 기준 7조 1,258억 원으로 2005년의 4조 4,093억 원에 비해 1.6배 증가하였다.

제4절 금연을 위한 중재

1. 감연법/단연법

자신의 흡연습관과 니코틴 의존도를 고려하여 나에게 맞는 적절한 금연방법을 선택하는 것이 중요하다. 일반적으로 금연이란 한 개비, 한모금도 피우지 않는 단연법을 말하지만, 흡연량이 많고 니코틴 의존도가 높은 경우 흡연량이나 체내에 흡수되는 니코틴 양을 서서히 줄여가는 감연법도 고려해볼 수 있다.

단연법을 사용했을 때 금단증상이 너무 심한 경우에 주로 사용하게 되며 감연법을 통한 흡연량의 감소는 장기 추적조사 결과에 의하면 금연에 이르는 비율을 약 1.7배

정도 높이는 것으로 확인되었다.

그러나 금연의지가 있는 사람들은 주로 단연법을, 상대적으로 금연 의지가 약한 사람들이 감연법을 선택하게 되며, 실제 감연법이 금연에는 이르는 데에는 효과적이지 못하다는 보고도 있다.

1) 감연 방법

(1) 니코틴 감소

흡연량은 유지하면서 1~2주간 서서히 니코틴 양만을 줄이는 방법이다. 현재 피우는 담배의 니코틴 함유량을 확인한 후 니코틴 함유량이 적은 담배로 바꾸어 피운다.

주의할 점은 다음과 같다.

① 니코틴 함량이 너무 낮은 담배로 갑자기 바꾸지 않는다.
② 흡연량을 늘리지 않도록 한다.
③ 흡연 시 더 자주 빨아들이거나 더 깊이 빨아들이지 않도록 한다.

(2) 흡연량 감소

① 흡연량을 단계적으로 줄이는 계획을 세운다.
② 담배를 반만 피우고 버리거나 격일로 담배를 피운다.
③ 하루 중 첫 담배를 늦춰 피우고 마지막 담배를 앞당겨 피우며 잠자리에 일찍 든다.
④ 공공장소, 교통수단 그리고 금연지역에서는 절대 담배를 피우지 않는다.
⑤ 담배를 잊기 위한 적당한 야외활동과 운동을 즐기는 등 새로운 분위기와 환경을 만들도록 노력하도록 한다.

2. 인지행동요법

1) 인지행동치료

인지행동치료(CBT: cognitive behavioral therapy)는 목표 지향적(goal-oriented)이고, 문제 해결 중심적(problem solving)인 치료방법으로, 습관화된 흡연자의 내재된 사고를 극복하는데 그 목적이 있다. 또한, 흡연에 대한 왜곡된 사고와 행동 모두에 초점을 두고 있어, 효과적인 금연치료의 방법으로 알려져 있다.

담배를 피우기 시작하면 점차 신체적인 의존과 함께, 심리적인 의존도 생기기 마련이다. 신체적인 또는 생리적인 의존(예: 안절부절못함, 갈망 등)은 금연약물치료가 도움이 되지만, 심리적인 부분이나 몸에 밴 행동까지 바꾸진 못한다. 많은 흡연자들은 자신의 일상을 오랫동안 흡연과 연결시켜왔다. 아침에 일어나자마자 담배를 피우는 행위, 커피를 마시면서 담배를 피우기, 책을 읽거나 글을 쓰면서 담배를 피우기, 술 마시면서 담배를 피우기 등이 대표적인 예라고 할 수 있다. 이러한 상황(cue)은 오랜 기간 동안 수없이 반복되면서 조건반사적으로 흡연과 연결되기 때문에, 해당 특정 상황에선 흡연을 떠올릴 수밖에 없게 된다.

인지행동치료는 이러한 흡연자의 습관화된 사고와 행동을 극복하기 위해, 금연이라는 긍정적인 생각이 자연스럽게 행동에 반영되도록 한다. 흡연에 대한 부정적인 것을 마음에 그리고 하고, 금연에 대한 긍정적인 이미지를 각인시키는 방법으로 금연을 유도하기도 한다.

(1) 구체적인 행동전략

① 담배를 피우도록 유발하는 상황을 찾아보기(식사, 커피, 배변, 음주, 회의 등)
② 흡연 일기를 써보기
③ 흡연을 미루는 지연 전술(심호흡하기, 물 마시기, 다른 일에 집중하기 등)
④ 흡연이라는 행동의 대체 방식을 찾기(껌이나 당근을 씹어보기)
⑤ 긍정적 강화(단기 목표를 정하고 스스로에게 상을 주기)
⑥ 자존감을 키우기
⑦ 대처기술의 습득(coping skill training)

(2) 생각을 개선하는 인지 전략

① 자신의 생각에 대한 스스로의 책임감
② 금연에 장애물로 여겨지는 믿음을 바꿔서 금연 성공에 이르는 법을 배우기
③ 불합리한 생각을 버리고, 좀 더 긍정적인 생각들로 대체하기
④ 상황을 미리 연습해보기
(담배를 다시 피우기 쉬운 위험한 상황을 미리 떠올려서 연습)
⑤ 금연에 장애가 되는 상황과 그 상황을 극복할 수 있는 방법을 찾아보기

3. 니코틴 대체요법

니코틴 대체요법(Nicotine Replacement Therapy)은 담배에 다른 유해 화학성분들을 배제하고 니코틴을 패치, 껌, 사탕(Lozenge) 등의 형태로 피부, 구강, 점막 등의 형태로 외부에서 공급해주는 금연보조요법이다.

흡연자가 흡연을 포기하지 못하는 원인의 70~90%는 금단증상과 이로 인한 흡연욕구인데, 니코틴 대체요법은 이러한 증상을 감소시키고, 이를 극복할 수 있도록 도와준다.

하지만 금연보조제로서 니코틴 대체요법 이외에 금연침이나 약초담배 등의 경우 금연에 도움을 준다는 효과는 아직 충분하게 입증되지 않았다. 니코틴 보조제는 제품설명서에 명기된 사용방법이나 금기사항을 숙지하고 필요한 경우 의사와의 상담을 통해 사용방법 및 용량 등을 조절하도록 한다.

니코틴 대체요법 제품(패치, 껌, 사탕)은 안전하게 보관하고 폐기해야 하며, 특히 소아와 애완동물에게 닿지 않도록 안전하게 처리해야 한다.

1) 니코틴 보조제 금기증

일부 연구에서 안전성과 유효성이 보고된 바 있으나, 현재까지 축적된 연구를 종합해 볼 때 적극적으로 권고하기는 어렵다.

단, 임산부 및 청소년 중 니코틴 의존이 너무 심한 경우에는 이득과 위험을 잘 비교하여 이득이 크다고 판단되면 사용해 볼 수 있다.

(1) 금기 환자

① 불안정 협심증 또는 협심증 악화 환자, 최근 2주 이내 심근경색 환자, 심부정맥 환자, 전신 고혈압이나 말초혈관질환 등 중증의 심혈관계 질환 환자
② 급성 뇌졸중이나 최근 뇌혈관 이상이 있었던 환자
③ 임산부(안전성, 유효성이 확립되지 않음*)
④ 수유부(안전성, 유효성이 확립되지 않음*)
⑤ 18세 미만의 소아 및 청소년(안전성, 유효성이 확립되지 않음)
⑥ 비흡연자 및 일시적 흡연자

2) 니코틴 패치

니코틴 패치는 니코틴이 피부를 통해서 일정한 농도로 체내에 흡수되는 성질을 이용해서 만들어진 것으로 혈중 니코틴 농도를 일정하게 유지함으로써 금단증상을 완화, 흡연욕구를 억제하는 원리다. 16시간 지속형과 24시간 지속형으로 나뉘며 시간당 1㎎의 니코틴을 방출하며 이 두 제형간의 효능의 차이는 없고 흡연자의 선호도에 따라 선택할 수 있다. 니코틴 패치가 부착된 부위에는 열(온찜질 또는 온열 등)을 가하면 혈액공급이 많아져 니코틴 흡수를 증가시킬 수 있으니 주의해야 한다.

(1) 종류

21㎎(고농도), 14㎎(중간 농도), 7㎎(저농도)

(2) 사용법

① 상완이나 허벅지, 등판, 엉덩이 등에 매일 서로 다른 부위에 돌아가면서 붙임
② 아침에 털이 없고 깨끗하며 건조된 피부영역에 붙이고 밤에 떼거나(16시간형) 다음날 아침에 떼어냄(24시간형)

흡연량	용량	사용기간
하루 10개비 이하 or 체중이 45kg 미만인 경우	14㎎ 6주간 사용 후 2주간 7㎎ 사용	최대 12주 사용
하루 10개비 이상	21㎎ 4주간 사용 후 2~4주간 14㎎ 이후 2~4주 7㎎ 사용	

(3) 부작용 및 주의사항

니코틴 패치의 부작용으로는 부착 부위에 피부발진, 두통, 불면증, 매스꺼움, 소화불량 등이 나타날 수 있다.

니코틴 패치 사용 시 다음과 같은 주의사항들이 요구된다.

① 의사가 허용한 경우 외에는 패치 사용 중 흡연을 반드시 피한다.
② 피부자극이 발생할 경우 다른 회사의 패치를 사용해보거나, 1%의 하이드로코르티손 크림이나 0.5% 트리암시놀론 크림이 도움이 되기도 하며, 증상이 심하다면 사용을 중단한다.

③ 저용량 패치를 이용하여 니코틴 양을 계획적으로 서서히 줄여 나간다.
④ 수면문제는 3~4일 이후 사라지나, 수면문제가 지속되는 경우 24시간 패치를 사용하고 있다면 16시간 패치로 변경해 본다.
⑤ 부작용이 지속되면 패치 사용을 중단하고 다른 니코틴 대체요법이나 다른 금연방법들로 변경하길 권고한다.

3) 니코틴 껌

니코틴 껌은 구강점막(볼 안쪽에 얇게 도포되어 있는 내벽)을 통해서 니코틴을 흡수시키는 작용이 빠른 니코틴 대체제이다. 니코틴 껌을 사용하기로 결심한 경우, 규칙적인 간격으로 사용하다가 점차 간격을 늘여나가는 것이 좋다. 물론 흡연충동이 있을 때마다 껌을 추가로 사용하여 니코틴을 공급함으로써 흡연욕구를 보다 쉽게 조절할 수 있다.

(1) 종류와 사용법

초기 하루 10~12개 사용, 하루 최대 24개까지 사용, 12주간 사용가능하고, 껌을 천천히 1~2분 반복적으로 씹으면 "싸~ 하고 얼얼한 느낌"의 니코틴 방출이 입안에서 느껴지면 껌을 어금니와 빰의 구강점막 사이에 고정시켰다가 얼얼한 느낌이 사라지면 다시 씹고 멈추기는 반복하면 20~30분정도 사용한다.

니코틴 껌은 약알칼리성으로 산성음료(주스, 청량음료 등)를 마신 경우 흡수가 되지 않아 효과가 부족할 수 있으므로 깨끗한 생수로 입안을 헹궈내고 30분정도 있다가 사용하도록 한다.

너무 빨리 씹거나 강하게 씹는 경우 울렁거리거나 딸꾹질이 발생하고, 턱관절에 통증이 나타날 수 있으며 의치가 있는 경우 주의해야 한다.

흡연량	용량(4mg/2mg)	사용기간
하루 25개비 이상	4mg 사용 (인체에 1.2mg 정도 흡수)	6~12주, 최대 6개월 (3개월경에는 용량을 낮춤)
하루 25개비 미만	2mg 사용 후 (인체에 0.9mg 정도 흡수)	

(2) 부작용 및 주의사항

니코틴 껌의 부작용은 딸꾹질, 턱관절 불편감, 트림, 오심, 심박수 증가, 구내염, 소화불량 등이다.

니코틴 껌의 단점 중에 하나는 장기 의존성이다. 실제로 니코틴 껌 사용자의 15~20%가 1년 이상 껌을 지속적으로 사용한 후에 금연에 성공했다는 연구결과도 발표되었다. 니코틴은 중독성이 있기 때문에 흡연자는 담배 의존성에서 니코틴 껌 의존성으로 옮겨갈 수 있으니 주의해야 한다. 장기적인 니코틴 껌 사용이 건강에 미치는 효과에 대해서는 연구결과가 거의 없기 때문에 전문가들은 6개월 미만으로 사용할 것을 권장한다.

4) 니코틴 사탕

니코틴 사탕은 니코틴이 함유된 빨아먹는 알약입니다. 니코틴 껌과 마찬가지로 입안에서 천천히 녹여 복용한다.

(1) 종류와 사용법

① 종류

현재 국내에는 1mg만 있다.

② 사용법

표 7-5 담배연기 노출로부터의 보호를 위한 원칙(FCTC 제8조)

사용법	첫 6주간 매 1~2시간 간격으로 1개 사용
	7~9주째는 매 2~4시간 간격
	10~12주째는 매 4~8시간 간격 투여
	약 30초가량 입안에서 빨다가 니코틴 방출이 느껴지면 어금니와 볼 사이에 구강점막에 1~2분간 고정시키고 이때에는 침을 삼키지 않으며 20~30분가량 사용
	산성음료(주스, 청량음료 등)를 마신 경우 흡수가 되지 않아 효과가 부족할 수 있으므로 깨끗한 생수로 입안을 헹궈내고 30분정도 있다가 사용하도록 함

(2) 부작용

니코틴 껌의 부작용은 딸꾹질, 소화불량(속쓰림), 어지러움, 두통, 구강건조, 오심, 기침, 수면장애 등이 있다.

4. 약물요법

1) 부프로피온 (Bupropion)

원래 우울증치료제로 사용되어 금연 치료제로 승인을 받은 약물로 니코틴이 들어있지 않으며 의사의 처방이 필요하다. 뇌의 도파민이나 노르에피네프린 재흡수를 억제함으로써 이들 신경 전달 물질의 혈중농도를 높게 유지시키는데 이러한 신경전달 물질은 우울증세와 니코틴에 의한 금단증세를 줄여주는 것으로 알려져 있다.

(1) 작용기전

담배를 피우지 않고 약을 복용하여 도파민의 분비를 증가시키는 담배의 역할을 대신해 니코틴 의존을 치료하기 위한 단기간의 보조요법이다.

(2) 복용법

① 금연 일주일 전부터 복용 시작하여 12주간 복용합니다.
② 150㎎을 첫 6일간 1정씩 아침마다 복용합니다.
③ 7일 이후에는 1정씩 아침, 저녁에 복용합니다.
④ 투여간격은 최소 8시간이며 1일 투여량은 2정(300㎎)을 초과해서는 안 된다.
⑤ 니코틴 패치와 병용 가능하며 약을 부수거나 쪼개지 말고 통째로 삼켜야 한다. (서방정 제형이기 때문에 통째로 복용)
⑥ 7주에서 12주의 투여기간을 가지며 그 이상 복용 시에는 전문의와의 상담을 통해 결정한다.

(3) 복용 금기자

① 자살성향 증가보고
② 임산부 및 수유부
③ 18세 미만 소아 및 청소년
④ 약 성분에 과민증이 있는 환자
⑤ 발작병력 환자
⑥ 중추신경계에 종양이 있는 환자
⑦ 알코올 또는 진정약물을 갑자기 중단한 자
⑧ 대식증 또는 신경성 식욕부진 환자

⑨ MAO 억제제 투여 중인 환자

(4) 부작용

두통, 오심, 구강건조 및 갈증, 변비, 수면장애, 구토, 식욕변화, 초조 등을 초래할 수 있다.

2) 바레니클린 (Varenicline)

(1) 작용기전

바레니클린은 뇌의 니코틴 수용체에 결합하여 이 수용체에 니코틴 결합을 차단하며, 니코틴 유사 작용을 한다.

(2) 복용방법

① 금연 시작일을 정한 후 정해진 날짜로부터 1주 전에 바레니클린 투여를 시작한다.
② 식후에 충분한 양의 물과 함께 복용한다.
(첫 3-4일은 구역반응이 나타날 수 있기 때문)
③ 이상 반응을 참을 수 없는 환자는 일시적 또는 지속적으로 용량을 감량할 수 있다.

제5절 국가적 금연정책 및 동향

흡연억제를 위한 국가 정책은 교육 및 홍보 정책, 규제정책, 흡연자를 위한 금연지원 정책, 경제적인 정책, 그리고 흡연역제 정책을 위한 인프라 구축 사업으로 대별할 수 있다.

1. 국가적 금연정책

1) 교육 및 홍보 정책

교육사업은 학교 흡연예방 교육, 지역주민 및 직장인 교육, 그리고 교사, 보건의료인, 사회지도층 등을 대상으로 한 금연지도자 교육 등이 있고, 홍보사업은 국민 혹은 지역사회를 대상으로 한 매스미디어, 포스터, 리플렛 등의 인쇄물, 옥외 게시판, 각종 이벤트 등이 있다.

(1) 공공 및 민간 연계를 통한 흡연예방 및 금연교육

① 유아흡연예방교육

- 전국 5만여 개 유아동 관련 교육기관(어린이집 및 유치원, 지역아동센터) 등을 대상으로 찾아가는 흡연예방교실을 운영
- 어린이 눈높이에 맞는 흡연예방교육을 실시
- 교육 담당교사에게 관련 교육 자료 사용법 등을 안내하여 흡연예방교육의 사회적 확산 유도

② 학교흡연예방교육

- 전국 초·중·고·특수·기타 학교 학생 및 교사, 학부모를 대상으로 흡연예방 및 금연맞춤형 교육 실시
- 학교 내 흡연예방 활동을 지원

③ 민간단체를 통한 금연교육

- 금연지도자 교육
- 특수계층 순회금연교육(근로자, 군인, 경찰, 대학교 신입생 대상)
- 금연프로그램을 제공하여 금연성공 유도

(2) 금연캠페인

- 2000년부터 금연공익광고를 꾸준히 제작 및 방영하고 있으며, 2005년부터는 금연공익광고 뿐 아니라 금연을 주제로 다룬 다큐멘터리, 콘서트, 오락프로그램 등의 TV프로그램도 제작하여 방영
- 금연홍보 전략에 있어 매체별, 대상별로 접근방식을 구체화하여 홍보의 효율성 제고
- 매체로는 TV, 라디오, 옥외매체, 인쇄물, 인터넷 등 다양한 매체 활용
- TV 및 라디오 광고 (광고, 토크쇼, 오락프로그램 등 활용)
- 일반 대중에게 영향력을 미칠 수 있는 인물 및 명사 활용
- 담뱃갑 경고 내용의 강화 (6가지 발암물질 및 금연상담 전화번호 1544-9030

표기)

- 간접흡연의 위해 최소화 필요로까지 금연구역 확대
- 지속적 캠페인을 통한 국민인식재고 및 금연실천 독려
- 대상자별(청소년, 여성, 군경 등) 금연캠페인 실시

2) 규제정책

담배 광고 및 담배회사의 판촉·후원 행위 제한, 간접흡연 예방을 위한 각종 시설이나 장소에서의 금연구역 지정, 청소년 대상 담배 판매 금지 및 이를 위한 각종 조치(담배자판기 설치 장소 제한 및 성인 인증장치 부착, 특정장소에서의 담배 판매 금지, 담배 유사제품 형태의 과자나 장난감 제조 금지, 판매대 위의 담배 진열 금지 등) 등이 있다. 한편 담배 제품에 대한 규제로서 담배포장지의 경고그림과 문구 표시, 담배 성분 공개, '저타르' 등의 소비자를 현혹할 수 있는 문구사용 금지 등이 있다.

3) 금연지원 사업

우리나라의 금연지원사업의 경우, 금연클리닉과 금연상담전화는 물론이고, 금연길라잡이를 통해 웹기반의 금연지원서비스를 제공하고 있는 국가로서 다양한 채널을 통해 전국 단위의 금연지원서비스를 하고 있다는 점에서 선도적 사례로 인식되고 있으며, 담배규제기본협약의 조항별 이행률에서도 높은 평가를 받고 있다.

실제, 금연클리닉은 2005년부터 전국 보건소에서 연간 약 57만 명 정도의 흡연자를 대상으로 금연상담과 니코틴대체요법을 포함한 금연지원서비스를 제공하고 있으며, 금연상담전화의 경우도 2006년부터 전문상담사가 전화상의 금연상담서비스를 제공하기 시작하여 최근에는 35명의 전문 금연 상담사가 연간 약 27만 건의 전화 상담을 진행하고 있다. 각각 서비스의 금연성공률도 높아 보건소 금연클리닉 이용자의 6개월 금연 성공률은 약 41%, 금연상담전화 이용자의 1년 금연성공률은 약 30% 수준으로 비슷한 서비스를 제공하고 있는 국가들 대비 상대적으로 높은 성공률을 보이고 있다. 비교적 최근에 개발 적용된 웹기반의 금연지원서비스의 경우도 정보제공성과 접근성이 높아 이용자 수가 지속적으로 증가하고 있는 추세이다.

4) 경제적 정책

담배 세금 및 담배 가격 인상, 면세담배 폐지, 밀수담배 단속 등이 있다.

5) 인프라 구축 사업

담배 및 흡연관련 연구 사업, 흡연실태 파악 등을 위한 조사사업, 법령 준수 여부에 대한 모니터링 사업 등이 있다.

참고문헌

김정환, 박동주, 강병수, 최형호 (2017), 가정 내 간접흡연이 청소년 흡연율에 미치는 영향: 청소년 건강행태 온라인조사 (2014년) 분석 결과. The Korean Academy of Family Medicine, 7(2), 213-217.

금연길라잡이. http://www.nosmokeguide.or.kr

박순우 (2011). 금연상담과 과학적 근거: 금연동기 유발과 재흡연 예방을 중심으로. 대한의사협회지 54(10): 1036-1046.

박영철 (2011). 금연보건학개론. 도서출판 이담.

보건복지부 한국건강증진개발원 (2014), FCTC 가이드라인, 서울.

보건복지부 한국건강증진개발원 (2017), HEALTH PROMOTION RESEARCH BRIEF 2017, 서울.

보건복지부 한국건강증진개발원 (2017), 금연정책포럼 Tabacco Free, 2017 summer vol.14, 04-39, 서울.

보건소 금연금연클리닉 상담매뉴얼 (2013).

서울혁신기획관 사회혁신담당관 (2017), (보도자료) 서울시민의 직접 민주주의는 '보행 중 흡연 금지' 선택했다.

서홍관 (2007), 간접흡연의 해로움. J Korean Acad Fam Med, 28(7), 493-499.

오유미, 양유선, 이정은 (2016), 국내외 금연구역 이행현황과 국내 공공장소 전면 금연을 위한 향후과제 <혐연권, 흡연권, 재산권 중심으로>. 금연정책포럼, 9, 2-9.

이건아. (2017), 금연캠퍼스 추진현황 및 향후 확대방향. 한국건강증진개발원 Weekly Issue, 3, 1-8.

이경원, 김혜경, 오영아 (2016), 국내 성인의 간접흡연과 정신건강의 관련성. 대한보건연구, 42(3), 29-38.

이기영 (2010), 3차 간접흡연의 과학적 증거의 고찰. 한국환경보건학회지, 36(2), 77-81.

이선미, 윤영덕, 배종환, 현경래, 강하렴 (2015). 주요 건강위험요인의 사회경제적 영향과 규제정책의 효과 평가. 건강보험정책연구원,

정금지, 윤영덕, 백수진, 지선하, 김일순 (2013). 한국인 성인 남녀의 흡연관련 사망에 관한 연구. 한국보건정보통계학회지 38(2): 3-48.

조기옥, 박태준, 오재일, 백도명, 박정선, 조성일 (2011), 직장 내 물리적, 화학적 유해인자 노출과 정신건강 문제의 관련성. 대한직업환경의학회지, 23(3), 287-297.

최은진 (2012), 간접흡연 규제정책의 개선과제. 보건복지포럼, 185, 71-78.
통계청 (보건복지부 2015년 국민건강영양조사), http://www.index.go.kr/
Antman EM, Anbe DT, Armstrong PW, Bates ER, Green LA, Hand M, et al. ACC/AHA guidelines for the management of patients with ST-elevation myocardial infarction-executive summary. A report of the American College of Cardiology/American Heart Association Task Force on Practice Guidelines (Writing Committee to revise the 1999 guidelines for the management of patients with acute myocardial infarction). J Am Coll Cardiol. 2004; 44(3): 671-719.
Americans for nonsmokers' rights, http://www.no-smoke.org에서 12월 23일 인출
Becklake, M. R., Ghezzo, H., & Ernst, P. (2005), Childhood predictors of smoking in adolescence: a follow-up study of Montreal schoolchildren. *Canadian Medical Association Journal,* 173(4), 377-379.
CDC. (2015), Secondhand Smoke: An unequal danger.
Charles Herrick et al., 100 questions & answers about how to quit smoking. 2010. Jones and Bartlett Publishers.
Cahill K, Stead LF, Lancaster T. Nicotine receptor partial agonists for smoking cessation (Review). Cochrane Database of Systematic Review. 2007, Issue 4.
COPD 진료지침, 2014년 개정, 대한결핵 및 호흡기학회
Edwin B. Fisher Jr. 7 steps to a smoke-free life, American Lung Association, 1998.
Etter JF, Stapleton JA. Nicotine replacement therapy for long-term smoking cessation: a meta-analysis. Toc. Control. 2006; 15: 280-285.
Ferrante, G., Simoni, M., Cibella, F., Ferrara, F., Liotta, G., Malizia, V.,&La Grutta, S. (2015), Thirdhand smoke exposure and health hazards in children. *Monaldi archives for chest disease*, 79(1), 38-43.
Gravely et al. (2016), The association between increasing strong implementation of the WHO FCTC and reductions in smoking prevalence over the first ten years of the Treaty. Manuscript in preparation, University of Waterloo
Guide to quitting smoking, American Cancer Society, 2013
Hanson K, Zylla E, Allen S, Li Z, Hatsukami DK. Cigarette reduction: An intervention for adolescent smokers Drug and Alcohol Dependence 2008; in press.
Harrison's principles of internal medicine. (2015), Kasper, Dennis L, New York : McGraw Hill Education Medical
How Tobacco Smoke Causes Disease The Biology and Behavioral Basis for Smoking-Attributable Disease, A Report of the Surgeon General. (2010), U.S. DEPARTMENT OF HEALTH AND HUMAN SERVICES
Hughes JR, Stead LF, Lancaster T. Antidepressants for smoking cessation (Review). Cochrane Database of Systematic Review. 2007; Issue 1.

Husten CG, Thorne S. Tobacco: health effects and control. in Wallace RB, Doebbeling BN. Maxcy-Rosenau-Last Public health & preventive medicine, 15th ed., Appleton & lange, 2008; 953-998.

Lupton JR, Townsend JL. (2015), A systematic review and meta-analysis of the acceptability and effectiveness of university smoke-free policies. *J Am Coll Health*, 63(4), 238-243.

Matt, G. E., Quintana, P. J. E., Hovell, M. F., Bernert, J. T., Song, S., Novianti, N., & Larson, S. (2004), Households contaminated by environmental tobacco smoke: sources of infant exposures. *Tobacco control*, 13(1), 29-37.

Ö berg, M., Jaakkola, M. S., Woodward, A., Peruga, A., & Pr ss-Ust n, A. (2011), Worldwide burden of disease from exposure to second-hand smoke. The Lancet, 377(9760), 139-146.

Pisinger C, Vestbo J, Borch-Johnsen K, Jøgensen T. Smoking reduction intervention in a large population-based study. The Inter99 study Preventive Medicine 2005; 40: 112-118.

Padr n, A., et al. (2015), Exposure to secondhand smoke in the home and mental health in children: a population-based study. Tobacco control, 25(3), 307-312.

Richmond R, Zwar N. Review of bupropion for smoking cessation. Drug Alcohol Rev. 2003 Jun; 22(2): 203-20.

Shepherd G, Velez LI, Keyes DC. Intentional bupropion overdoses. J Emerg Med. 2004 Aug; 27(2): 147-51.

Silagy C, Lancaster T, Stead L., Mant D, Fowler G. Nicotine replacement therapy for smoking cessation. Cochrane Database of Systematic Review. 2004; Issue 3.

Sleiman, M., Gundel, L. A., Pankow, J. F., Jacob, P., Singer, B. C., & Destaillats, H. (2010), Formation of carcinogens indoors by surface-mediated reactions of nicotine with nitrous acid, leading to potential thirdhand smoke hazards. *Proceedings of the National Academy of Sciences,* 107(15), 6576-6581.

Smith CJ, Perfetti TA, Garg R, Hansch C. IARC carcinogens reported in cigarette mainstream smoke and their calculated log P values. Food Chem Toxicol 2003; 41(6): 807-817.

The Health Consequences of Smoking, A Report of the Surgeon General. (2004), U.S. DEPARTMENT OF HEALTH AND HUMAN SERVICES

The Health Consequences of Smoking—50 Years of Progress, A Report of the Surgeon General. (2014), U.S. DEPARTMENT OF HEALTH AND HUMAN SERVICES

US Department of Health and Human Services. (1986), The health consequences of involuntary smoking.

U.S. Department of Health and Human Services. Treating Tobacco Use and Dependence:

Clinical practice guideline 2008 update. 2008.
US Department of Health and Human Services. (2014), The health consequences of smoking-50years of progress: a report of the Surgeon General. Atlanta, GA.
US Public Health Service Report. A Clinical Practice Guideline for Treating Tobacco and Dependence. JAMA 2000; 283: 3244-54.
Wang, M. P., Ho, S. Y., Lo, W. S., & Lam, T. H. (2012), Smoking family, secondhand smoke exposure at home, and nicotine addiction among adolescent smokers. *Addictive Behaviors*, 37(6), 743-746.
Weeks, S. G., Glantz, S. A., De Marco, T., Rosen, A. B., & Fleischmann, K. E. (2011), Second-hand smoke exposure and quality of life in patients with heart failure. *Archives of internal medicine*, 171(21), 1887-1893.
Whitehead, T. P., et al. (2013), Levels of nicotine in dust from homes of smokeless tobacco users. *Nicotine & tobacco research*, 15(12), 2045-2052.
World Health Organization. (2016), 2016 Global progress Report on implementation of the WHO Framework Convention on Tobacco Control.
Wu P, Wilson K, Dimoulas P, Mills EJ. Effetiveness of smoking cessation therapies: a systematic review and meta-analysis. BMC Public Health. 2006; 6: 300~315.

제8장

음 주

제8장

음 주

학습목표

1. 우리나라 청년기의 음주 실태 및 현황을 파악할 수 있다.
2. 음주가 인체에 미치는 영향을 이해할 수 있다.
3. 음주로 인한 사회문제를 확인할 수 있다.
4. 알코올 중독증에 대해 이해할 수 있다.
5. 적정음주, 알코올중독 예방 전략을 확인할 수 있다.

술의 두 얼굴
"술은 적절히 마시면 약이고 지나치면 독이다"

제1절 청년기의 음주

1. 청년기 음주실태 및 현황

우리나라 최근 국민건강영양조사 통계자료(2015)에 따르면 우리나라 19세 이상 성인의 60%가 월 1회 이상 음주를 하는 것으로 조사되었다. 남성의 음주율은 5년 전인 2010년보다 2.6% 감소하여 75.2%를 나타낸 반면, 여성의 음주율은 3.2% 증가하여 46.5%를 나타내었다. 2016년 질병관리본부 건강행태자료에 의하면 고위험 음주율도 증가하여 10년 전에 비해 월 1회 이상 한자리에서 남자의 경우 7잔(또는 맥주 5캔), 여자의 경우 5잔 이상 음주한 사람들이 남성 5명 중 1명 이상으로 남성은 1.3%, 여성은 2.9% 증가하였다. 연령별 고위험 음주율은 남성의 경우 50대가 26%로 가장 높게 나타났으며 19세 이하의 경우 21.2%를 차지하였고 여성의 경우에는 20대가 9.6%로 가장 높게 나타났다. 월간 폭음율도 높아 남성 2명 중 1명, 여성 4명 중 1명이 월 1회 이상 폭음을 하는 것으로 나타났으며, 남성의 경우는 60~70대를 제외하고 모두 50% 이상으로 나타났고 여성의 경우는 20대가 45.7%로 현저하게 높게 나타났다.

한편, 음주연령도 점차 낮아지고 있어 많은 중고등학생들이 음주경험이 있는 것으로 조사되고 있다. 청소년의 건강행태에 관한 조사 자료에 의하면 2016년 우리나라 전체 청소년 음주율은 15%로 5년 전인 2010년에 비해 6.1%, 10년 전인 2005년에 비해 12% 감소하였다. 그러나 고등학생 남자의 경우 4명 중 1명, 여자의 경우 5명 중 1명이 음주를 하며, 남학생 7명 중 1명, 여학생 10명 중 1명이 고위험음주자로 나타나 청소년의 고위험음주율은 전체 7.5%로 음주군의 반 이상이 폭음을 하는 것으로 나타났다.

2. 청년기 음주행동의 특징

이상의 통계자료를 바탕으로 볼 때 청년기의 음주특징은 음주자 비율이 매우 높을 뿐만 아니라 폭음, 잦은 음주빈도와 높은 월간폭음율, 고위험음주율을 나타내고, 그 연령대가 점차로 낮아지고 있으며 여성 음주비율이 증가하고 있다는 것이다.

한 연구 결과에 의하면 우리나라 대학생은 90% 이상이 음주를 하고 있으며 대학생의 62~77%가 폭음(5잔 이상 마시는 경우)을 하는 것으로 나타났다. 대학생은 스트레스해소의 수단으로 흡연과 음주를 택하는 경향이 있으며, 음주로 인해 다양한 폐해가 나타나는 것으로 확인되었다. 대학생의 음주로 인한 폐해는 경제적 곤란, 친구와의 다툼, 폭력, 법규위반, 성추행, 음주운전사고, 성폭행에 이르기까지 다양하며 가장 심한 경우 사망에 이르는 것으로 나타났다. 특히 대학생의 음주가 대학생활에서 빼놓을 수 없는 문화로 자리 잡고 있어 '문제음주성인'으로 나아갈 가능성이 크다.

청소년 시기는 또래집단의 영향을 많이 받게 되어 '또래 음주문화'와 밀접하게 관련이 있으며 음주로 인해 여러 가지 부작용들을 경험할 수 있다. 과다하고 지속적인 알코올 사용, 폭음 등은 심각한 신체적 질환으로 이어지거나 갑작스런 사망을 초래하는 원인이 된다. 우리나라 사망통계에 의하면 알코올관련 사망원인은 알코올성 위염, 알코올성 간질환, 알코올 유발성 만성췌장염, 알코올로 인한 불의의 또는 자의의 중독 및 노출로 나타났다. 대학생은 특히 성인기 초기에 해당되는 시기로 이 시기에 지속적으로 음주를 할 경우 성인기 이후 건강관리에 영향을 미쳐 만성으로 이어질 수 있으므로 이 시기의 음주조절은 매우 중요하며 시사하는 바가 크다.

특히 여성의 사회진출과 더불어 여성음주에 대한 인식이 관대해지면서 20대 여성의 음주율이 증가하고 있으며 특히 고위험 음주군의 증가 추세를 보이고 있다. 여대생을 비롯한 20대 여성은 음주와 관련하여 성추행, 성폭행 등의 경험이 보고되고 있으며, 특히 폭음은 향후 임신 등과 관련하여 심각한 영향을 미칠 수 있어, 음주에 대한 조절관리가 필요하다고 생각된다. 아울러 청소년 시기의 음주동기에 영향을 미치는 스트레스요인을 적절히 해소할 수 있는 방안을 마련하고, 절주 및 금주를 위한 개인적 사회적인 노력이 요구된다.

표 8-1 19세 이상 음주 주요지표 추이

단위: 표준화%(SE)

산출지표		'98	'01	'05	'07	'08	'09	'10	'11	'12	'13	'14	'15
월간음주율	전체	–	–	54.6	57.2	59.5	59.4	60.4	60.6	57.9	60.1	60.0	60.6
		–	–	(0.7)	(1.1)	(0.7)	(0.8)	(0.9)	(0.8)	(0.9)	(0.8)	(0.8)	(0.9)
	남자	–	–	72.6	73.5	74.6	75.7	77.8	77.6	73.5	75.3	74.4	75.2
		–	–	(0.9)	(1.6)	(1.0)	(1.0)	(1.0)	(1.0)	(1.1)	(1.2)	(1.0)	(1.2)
	여자	–	–	36.9	41.5	44.9	43.3	43.3	44.2	42.9	45.7	46.4	46.5
		–	–	(0.9)	(1.5)	(0.9)	(0.9)	(1.2)	(1.1)	(1.2)	(1.0)	(1.3)	(1.2)
고위험음주율	전체	–	–	11.6	12.5	15.4	13.5	13.8	14.1	13.9	12.5	13.5	13.3
		–	–	(0.4)	(0.7)	(0.6)	(0.6)	(0.7)	(0.6)	(0.7)	(0.6)	(0.7)	(0.7)
	남자	–	–	19.9	21.3	24.5	21.4	22.0	23.2	21.8	19.7	20.7	20.8
		–	–	(0.8)	(1.3)	(1.1)	(0.8)	(1.1)	(1.2)	(1.2)	(1.0)	(1.2)	(1.2)
	여자	–	–	3.4	3.5	6.2	5.4	5.6	4.9	6.0	5.4	6.6	5.8
		–	–	(0.3)	(0.6)	(0.5)	(0.4)	(0.6)	(0.5)	(0.7)	(0.5)	(0.7)	(0.6)
월간폭음률	전체	–	–	36.2	37.0	39.4	39.9	39.8	38.9	37.9	37.3	37.5	38.7
		–	–	(0.7)	(1.1)	(0.8)	(0.8)	(0.8)	(0.7)	(0.9)	(0.8)	(0.9)	(0.9)
	남자	–	–	55.2	53.7	56.6	57.6	57.5	55.8	53.3	53.2	53.0	54.1
		–	–	(1.0)	(1.7)	(1.2)	(1.0)	(1.2)	(1.1)	(1.3)	(1.2)	(1.3)	(1.3)
	여자	–	–	17.2	20.5	22.3	22.1	22.1	22.1	22.9	21.9	22.5	23.2
		–	–	(0.7)	(1.2)	(0.9)	(0.8)	(0.9)	(0.9)	(1.0)	(1.0)	(1.1)	(1.1)

※ 월간음주율(만19세 이상) : 최근 1년 동안 한 달에 1회 이상 음주한 분율
※ 고위험음주율(만19세 이상) : 1회 평균 음주량이 7잔 이상(여자 5잔)이며 주 2회 이상 음주하는 분율
※ 월간폭음률(만19세 이상) : 최근 1년 동안 월1회 이상 한 번의 술자리에서 남자의 경우 7잔(또는 맥주 5캔) 이상, 여자의 경우 5잔(또는 맥주 3캔) 이상 음주한 분율
* 출처: 2016년 질병관리본부 건강영양조사과자료

표 8-2 19세 이상 월간폭음률(%)

산출지표	'05	'07	'08	'09	'10	'11	'12	'13	'14	'15
전체										
19세 이상	36.2	37.0	39.4	39.9	39.8	38.9	37.9	37.3	37.5	38.7
19~29세	46.1	50.7	50.3	50.0	49.6	51.5	45.9	47.4	48.6	48.5
30~39세	40.5	40.6	44.9	43.6	46.9	44.7	44.7	43.0	42.4	44.9
40~49세	40.3	40.2	43.3	44.3	42.2	38.0	38.6	38.6	38.7	40.1
50~59세	31.5	32.2	35.7	36.7	36.8	37.2	37.6	35.2	33.5	34.2
60~69세*	19.8	19.5	21.1	25.6	20.9	23.5	22.5	22.6	22.0	25.5
70세 이상*	10.2	7.3	9.0	9.3	10.8	8.5	11.8	8.6	12.3	10.9
남자										
19세 이상*	55.2	53.7	56.6	57.6	57.5	55.8	53.3	53.2	53.0	54.1
19~29세	60.6	59.2	60.6	62.6	63.3	63.2	55.3	56.2	56.8	58.7
30~39세	62.1	62.1	63.1	62.2	66.8	65.1	60.5	59.4	60.8	64.1
40~49세*	61.9	61.9	62.7	64.1	61.4	54.6	55.3	59.3	56.2	56.5
50~59세	52.3	49.1	60.4	58.5	57.5	59.0	57.9	54.5	52.4	51.3
60~69세	38.2	35.4	39.6	45.2	38.1	42.0	40.2	41.1	39.7	42.0
70세 이상	25.0	17.8	20.7	22.3	24.6	19.4	27.4	19.0	26.4	22.2
여자										
19세 이상*	17.2	20.5	22.3	22.1	22.1	22.1	22.9	21.9	22.5	23.2
19~29세	30.7	41.9	39.0	36.2	35.2	38.9	35.9	37.2	39.5	37.0
30~39세*	17.9	18.0	25.9	23.9	25.9	23.7	28.0	26.5	24.2	25.1
40~49세	17.8	17.7	23.1	23.8	22.2	21.0	21.4	18.5	21.8	23.6
50~59세*	10.7	15.2	10.9	14.7	16.3	15.9	17.9	16.5	15.3	17.3
60~69세*	3.9	5.5	4.8	7.9	5.4	6.6	7.1	6.2	6.1	10.0
70세 이상*	1.8	1.0	2.0	1.4	2.2	1.6	1.8	2.0	2.7	3.4

※ 월간폭음률(만19세 이상): 최근 1년 동안 월 1회 이상 한 번의 술자리에서 남자의 경우 7잔(또는 맥주 5캔) 이상, 여자의 경우 5잔(또는 맥주 3캔) 이상 음주한 분율

* 선형추세 통계적 유의($p<0.05$)

* 출처: 2016년 질병관리본부 건강영양조사과자료

▸▸ 성 인

▶ 고위험주

남자 5명 중 1명은 고위험음주자

- 연도별

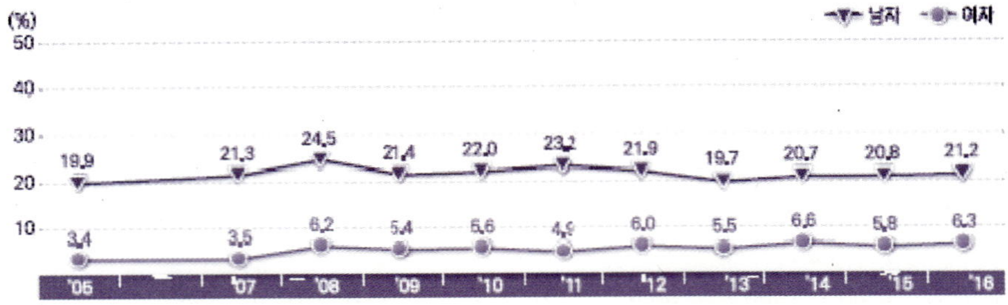

- 연령별

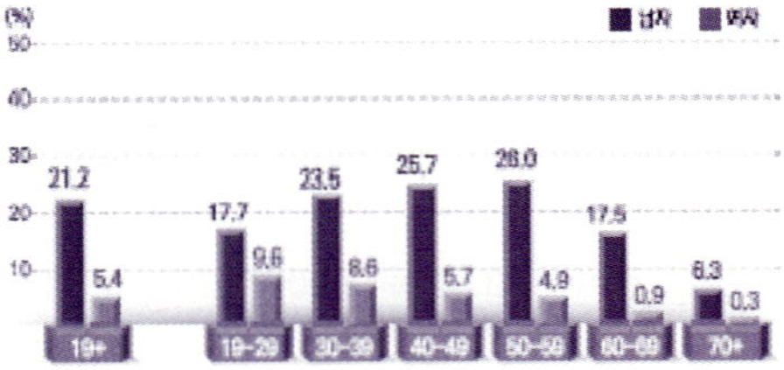

- 소득수준별

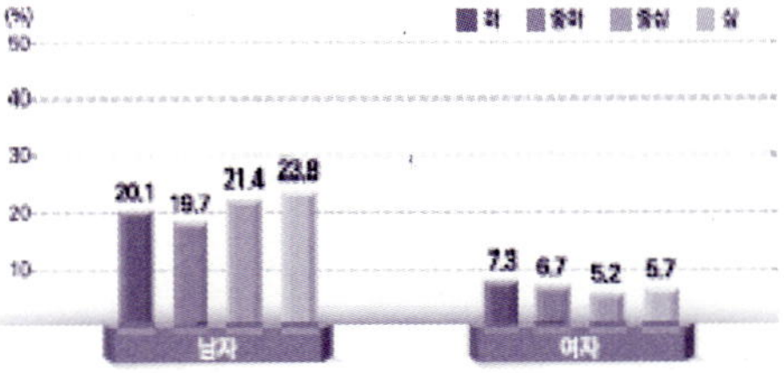

- 자료원 : 국민건강영양조사
- 고위험음주율 : 1회 평균 음주량이 남자의 경우 7잔 이상, 여자의 경우 5잔 이상이며, 주2회 이상 음주하는 분율, 만19세 이상
- 연도별, 소득수준별 : 2005년 추계인구로 연령표준화
- 연도별, 소득수준별 : 2016년 결과
- 소득수준 : 월가구균등화소득율 성별, 연령별 4분위로 구분

▶ 월간폭음
남자 2명 중 1명, 여자 4명 중 1명은 월 1회 이상 폭음

- 연도별

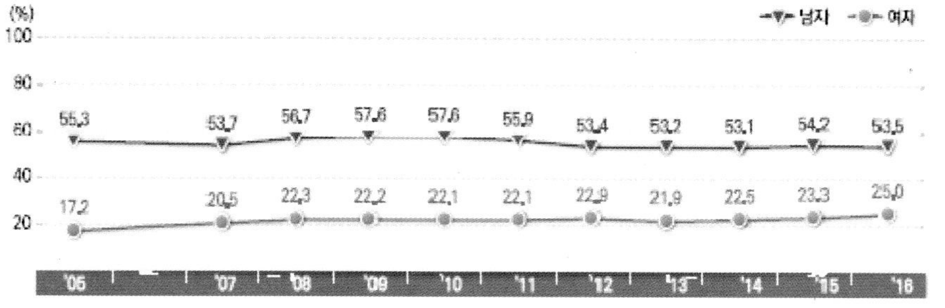

- 연령별

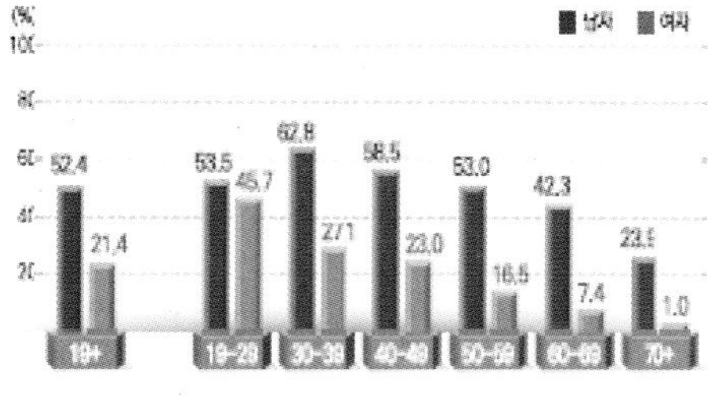

- 소득수준별

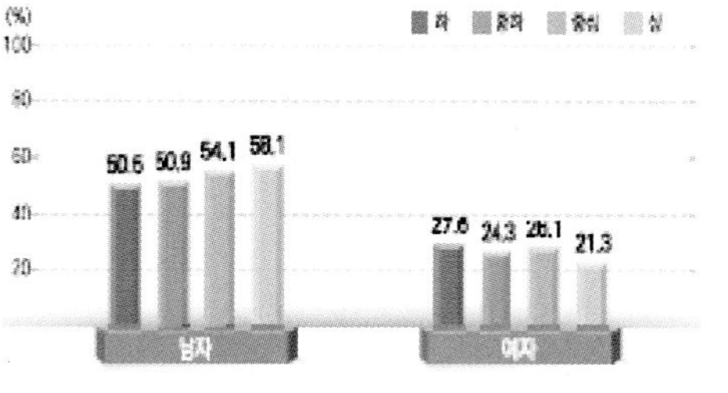

- 자료원 : 국민건강영양조사
- 월간폭음률 : 최근 1년 동안 월 1회 이상 한 번의 술자리에서 남자의 경우 7잔(또는 맥주 5캔) 이상, 여자의 경우 5잔(또는 맥주 3캔) 이상 음주하는 분율, 만19세 이상
- 연도별, 소득수준별 : 2005년 추계인구로 연령표준화
- 연도별, 소득수준별 : 2016년 결과
- 소득수준 : 월가구균등화소득을 성별, 연령별 4분위로 구분

▸▸ 청소년

▶ 현재 음주

고등학교 남학생 4명 중 1명, 여학생 5명 중 1명은 현재 음주자

- 남자

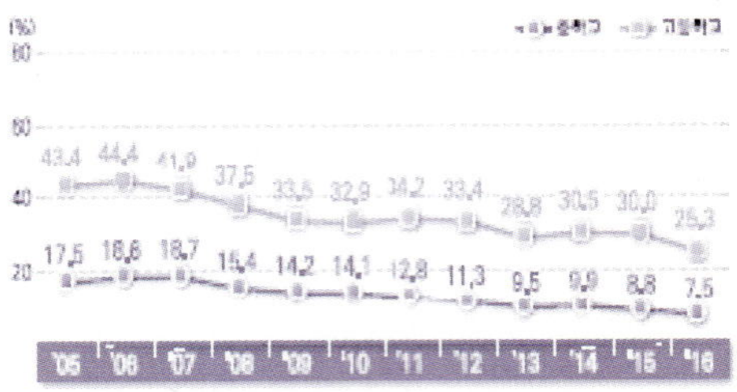

- 여자

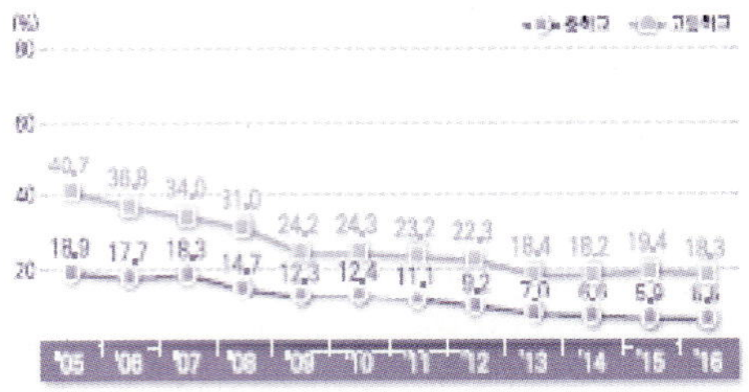

- 자료원 : 청소년건강행태온라인조사
- 현재 음주율 : 최근 30일 동안 1잔 이상 술을 마신 적이 있는 사람의 분율, 중1-고3(2005년 : 중1-고2)

▶ 위험 음주

고등학교 남학생 7명 중 1명, 여학생 10명 중 1명은 위험 음주자

- 남자

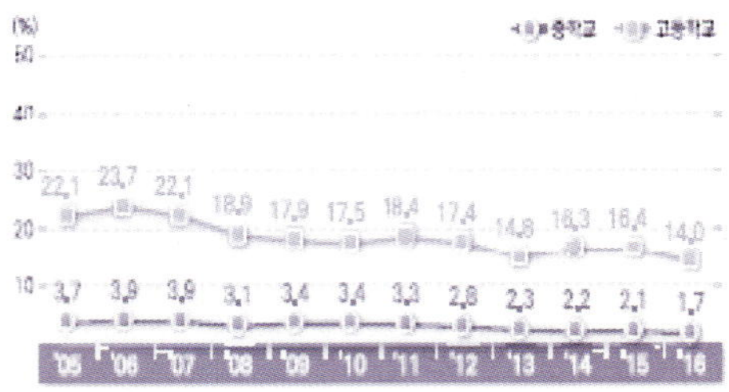

- 여자

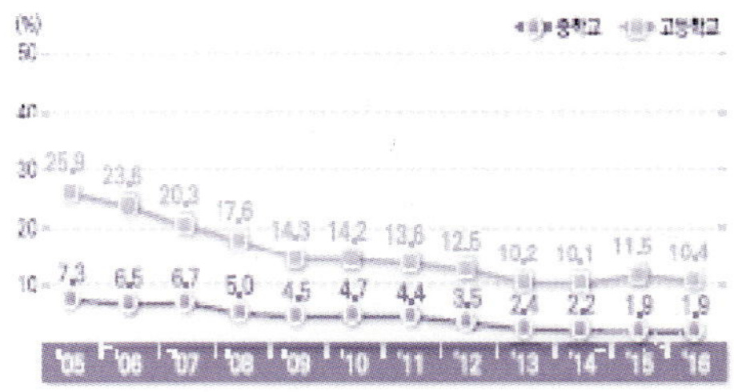

- 자료원 : 청소년건강행태온라인조사
- 현재 음주율 : 최근 30일 동안 1회 평균음주량이 중증도 이상(남자 : 소주 5잔 이상, 여자 : 소주 3잔 이상)인 사람의 분율, 중1-고3(2005년 : 중1-고2)

3. 음주에 대한 잘못된 상식

1) 홍조증과 아세트알데하이드

술을 몇 잔만 마셔도 얼굴이 붉어지는 홍조증이 생기는 경우에 사람들은 간혹 '건강하다는 신호'라고 생각하거나 간 기능이 좋기 때문이라고 말한다. 그러나 알코올을 분해하는 아세트알데하이드 탈수효소가 선천적으로 결핍되어 있거나 부족한 사람에게서 섭취한 알코올이 아세테이트로 분해되지 못한 상태로 간에 남아 있기 때문에 안면 홍조 현상과 아세트알데하이드의 독성이 심하게 나타날 수 있다. 특히 동양인에게는 선천적으로 아세트알데하이드 분해효소가 적은 사람이 많다. 따라서 술 몇 잔만 마셔도 바로 얼굴이 붉어지는 사람은 과음을 피하는 것이 좋다.

2) 해장술

해장술이란 흔히 술로 술을 다스린다고 생각하며 숙취를 술로 풀 수 있다고 보는 통념에서 유래한다. 그러나 해장술은 뇌의 중추신경을 마비시켜 일시적으로 숙취의 고통을 망각하게 할 수 있으나 오히려 신체에 더 큰 해를 초래한다.

3) 취하는 정도는 술의 종류와 관련이 있다.

일반적으로 알코올 도수가 높은 술을 마시면 뒷 끝이 깨끗하다고 생각하다고 생각한다. 그러나 알코올 분해효소에 의해 분해된 아세트알데하이드의 독성으로 숨이 가쁘거나 두통, 어지러움, 구역, 구토증 등의 증상이 발생할 수 있다. 따라서 술을 마신 뒤에 이와 같은 숙취현상이 나타나는 여부는 술의 도수보다 알코올의 흡수량과 관련이 더 깊다고 할 수 있다. 또한 술을 섞어 마시는 경우에도 섞어 마시는 것 자체보다 자신의 주량을 초과하여 마시게 되므로 훨씬 빨리 취하게 되고 숙취현상이 더 심하게 일어날 수 있다.

4) 임신 중에도 술 몇 잔 정도는 괜찮다?

임신 중에 알코올을 섭취하게 되면 알코올 대사과정에서 발생하는 아세트알데하이드의 독성 때문에 유산 또는 조신을 초래 할 가능성이 크므로 매우 위험하다. 또한 아이가 출생한 이후에도 선천적으로 지능이나 신체에 이상이 나타나는 '태아성 알코올 증후군'에 걸릴 위험성이 있으므로 임신 중에는 알코올 섭취를 자제하는 것이 바람직하다.

5) 술과 약을 함께 먹어도 괜찮다?

음주 전후에 약물을 복용하면 간에서는 동시에 약물과 알코올 대사가 일어나면서 간에 이중 부담을 주게 된다. 약물은 MEOS(마이크로좀 에타놀산화계)가 작용하는 효과를 일으켜 두통이나 혈압상승 등의 이상을 야기할 수 있다. 위장약을 술과 함께 복용하게 되면 위장운동이 활발해져 위에서의 알코올 활동이 촉진될 수 있다.

6) 일반적으로 남자가 여자보다 술이 세다?

여자는 남자에 비해 알코올 분해효소가 적기 때문에 훨씬 더 쉽게 알코올 의존 상태에 빠지게 되며, 짧은 기간과 적은 양을 섭취하여도 남자들이 과음했을 때 나타나는 이상증세를 경험할 수 있다. 그러므로 여자는 술을 마실 때 더 조심해야 된다.

7) 술을 마실 때 적합한 안주는 따로 있다?

술을 마실 때 대부분은 어포종류나 포테이토칩 같은 마른 안주를 먹는 데 이것은 오히려 몸에 해롭다. 알코올은 물이나 기름에도 용해되므로 술을 마시기 전에 탄수화물, 지방, 단백질을 골고루 섭취하고 신선한 과일이나 야채 종류를 안주로 먹는 것이 좋다.

제2절 음주의 영향

1. 음주와 건강

술이란 에틸알코올(ethyl alcohol)로 에탄올(C_2H_5OH)로서 가장 강력한 중추신경계 억압제이다. 술의 흡수와 관련된 요인으로는 알코올 함량을 나타내는 음주강도, 소비된 음주량, 소비속도, 음식과 함께 섭취하는지, 알코올을 섭취하는 사람의 신체적 상태, 성 등을 들 수 있다.

술의 대사과정은 다음과 같다. 술은 음주 후에 위장관에서 흡수되어 혈액을 통해 뇌와 간을 포함한 신체 각 조직에 분포된다. 알코올은 간을 통해 대사가 일어나는 데

간에서 산화되어 아세트알데히드(acetaldehyde)가 되고, 알데히드 탈수효소(aldehyde dehydrogenase, ALDH)에 의해 초산으로 분해된 다음 물과 이산화탄소가 되어 날숨, 피부 또는 소변으로 배설된다. 따라서 아세트알데히드를 빠르게 효과적으로 체외로 내보내기 위해서는 충분한 ALDH 가 필요하다. 많은 아시아인과 여성은 ALDH가 불충분하여 알코올 섭취 후 얼굴이 붉어지고 심계항진과 더불어 어지러움, 구역감 등 불쾌한 신체적 증상을 경험하게 된다.

혈중알코올 농도(blood alcohol concentration, BAC)가 0.03%(2잔)일 때 감정의 변화가 오기 시작하며, 0.06%(3~4잔)일 때 안정감과 편안함을 느낀다고 한다. 0.09%(5~6잔)이면 감정과 행동이 격앙되고 판단장애가 오며, 0.12%(7~8잔)가 되면 움직임이 둔해지고 의사소통의 장애가 온다. 혈중 알코올 농도가 0.15%가 되면 명백한 중독 상태에 이르게 된다.

이른바 '필름단절'이라는 것은 '블랙아웃', '필름이 끊어졌다'라고도 표현되는 증상으로 중추신경계가 마비되고 자율신경계의 통제로 일시적인 기억활동이 정지되는 것을 말한다. 이는 뇌에 새로운 사실을 기억하게 하는 NMDA수용체의 활동이 차단되고, 뇌신경세포 사이의 메시지를 전달하는 신경전달물질인 글루탐산염의 활동이 중지되어 '공백의 시간'이 생기기 때문이다. 음주 후에는 두통을 호소하게 되는 데 술 속에 섞인 메틸알코올이 두통의 원인이다.

2. 술이 신체에 미치는 영향

술은 고위중추인 대뇌피질을 억제하여 자제력을 상실하게 하고 흥분과 공격성을 일으킨다. 또한 시상하부 변연계에 영향을 주어 감정의 변화를 가져와 흥분하거나 공격성을 나타내기도 하고, 일시적인 기억장애를 일으켜 소위 필름이 끊어진다고 표현하는 증상이 나타나기도 한다. 과도한 음주는 연수의 기능을 억제하여 호흡곤란 및 심장박동 감소를 일으켜 결국 의식을 상실하고 사망에 이르게 할 수 있다.

1) 구강 및 식도

알코올 도수가 높은 술은 구강점막과 식도의 상피층을 자극하는 등 직접적인 영향을 주거나 위산분비가 증가하거나 구토가 잦아져서 식도염을 초래하기도 한다. 장기간 음주자의 경우 비음주자에 비해 구강 및 식도암 발생률이 높다.

2) 위장관계

알코올은 위장관을 자극하여 위염을 유발하거나 악화시키고 궤양을 발생시켜 출혈의 원인이 되기도 한다. 특히 헬리코박테리아(Helico-bacteria) 보균자의 경우 알코올이 위장기능에 더 나쁜 영향을 미치며 지방성분이 분해되지 않아 설사를 유발하여 탈수의 위험이 있다. 알코올은 10%만 위에서 흡수가 되고 대부분 소장에서 흡수되며 10%는 신장, 폐, 피부를 통해서 배출된다. 과다하게 섭취하였을 경우 대변을 통해 그대로 배출되기도 한다. 알코올 1g은 약 7.1㎉이지만 무기질, 단백질, 비타민은 포함되지 않아 술을 지속적으로 마시면서 다른 영양이 보충되지 않을 경우 흡수장애를 가져와 결국 영양결핍장애로 이어진다.

3) 췌장

장기간에 걸친 만성적인 음주는 급성 또는 만성췌장염 발생의 원인이 되기도 한다. 췌장염이 장기간 지속될 경우 인슐린 분비기능이 감퇴되어 당뇨병이 유발된다.

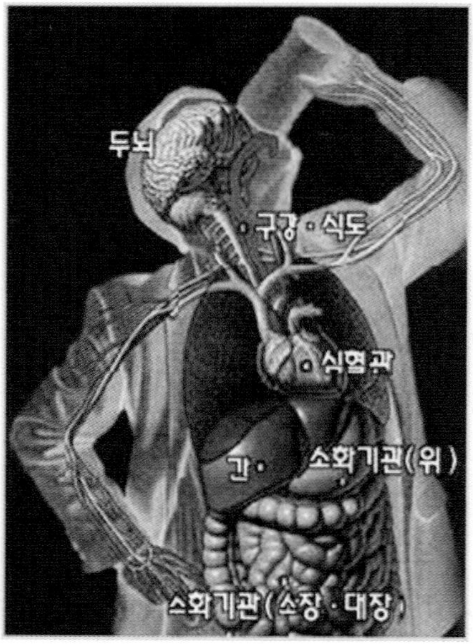

4) 간

간은 알코올을 분해하고 해독하는 장기로서 간자체도 알코올(아세트알데하이드)에 의해 손상을 받는다. 소주 반병 기준으로 매일 일주일간 마실 경우에는 90% 이상에서 급성 알코올성 지방간이 발병한다. 대부분 특별한 증상이 없어 치료하지 않고 계속 음주할 경우 간 병변으로 발전하여 젊은 층에서 사망의 원인이 될 수 있다. 증상은 뚜렷하지 않으나 전신권태감, 윗배에서 지속적인 중압감, 식욕부진 등을 나타날 수 있다. 지방간 치료로는 금주와 저단백고지방식을 피하는 것이다. 지속적인 음주는 간경화의 전단계인 알코올성 간염으로 발전하는 직접적인 원인이 된다.

이는 알코올에 의해 간장 섬유조직이 경화되어 간 기능 이상을 초래하기 때문이다. 매일 소주 반병 이상을 10~20년간 계속 마실 경우에 간경화로 인해 간의 재생능력은 저하된다. 우리나라 간경화 원인의 대부분이 B형, C형 간염 바이러스에 의한 것이나 이들 중 대다수가 알코올 문제가 있다.

5) 악성종양

알코올중독은 특히 구강, 인두, 후두, 식도, 위, 췌장, 간, 결장, 유방에 암이 발생할 수 있는 위험성이 높은 것으로 보고되고 있다.

6) 심혈관계

알코올은 심장질환, 관상동맥질환, 부정맥 등을 유발한다. 알코올의 아세트 알데하이드 성분은 심근손상을 가져와 알코올성 심장질환을 유발하며 심장박동을 불규칙하게 하여 응급상황을 초래할 수 있다. 상습적인 장기 음주자에게서 고혈압의 발생률이 높게 나타나고 있다.

7) 내분비계

알코올이 내분비계에 미치는 영향을 보면, 남성음주습관자의 경우 테스토스테론의 농도가 저하되어 성욕 감퇴와 발기 불능, 무정자증, 고환 위축 등의 성기능부전이 초래되며 유방 이상비대와 같은 '여성화현상'이 나타난다. 여성음주습관자에게서는 갱년기 이전 여성의 경우 월경중지, 배란이상, 조기폐경, 자연 유산 확률 증가와 같은 증상이 나타난다.

8) 면역계

지속적으로 음주를 할 경우 면역계에도 악영향을 미치게 되어 백혈구 감소, 항체생성량 감소로 신체의 보호능력이 감소되고 세균, 바이러스 등에 대한 저항력이 감소된다.

9) 중추신경계

알코올은 분해되는 대사과정에서 독성이 있는 물질로 바뀌어 신체에 해로운 영향을 미친다. 특히 신경계에 영향을 미쳐 지적 기능, 심리상태, 성격에까지 부정적인 영향을 준다. 만성중독은 심한 신경학적 정신의학적 장애가 발생하는 데 뇌세포의 점진적인 파괴로 대뇌위축이 나타나 기억손상과 수면장애가 발생한다. 심할 경우 편집증, 기억장애, 환각증, 망상증, 인격장애가 유발된다. 소량의 음주는 대뇌 피질을 억제하며 억압된 감정을 표출시키고 다행감을 느끼게 하고 수다스럽게 한다. 그러나 과도하고 상습적으로 장기간 음주를 하게 될 경우, 사고력과 기억력 장애가 발생하게 되는데 대뇌의 영구적 기능장애가 초래되기 때문이다. 따라서 술을 마시지 않은 상태에서도 기억력 및 판단력의 장애가 나타나 알코올성 치매가 초래된다.

3. 음주로 인한 사회문제

1) 범죄와 폭력

많은 범죄가 알코올의 영향으로 발생하며 특히 가정 내에서 이루어지는 아내학대나 아동학대와 같은 폭력사고, 성범죄는 음주와 매우 관련성이 높다.

2) 사고

(1) 교통사고

음주는 판단력 장애, 반응시간 지연, 반응의 부적합 등을 초래한다. 음주상태에서 특히 야간에 운전을 하게 될 경우, 적응장애, 다른 차의 통과에 대한 판단력 저하, 주위식별저하, 감각자극의 저하, 주의력 감퇴 등이 초래되어 교통사고의 가능성은 증가한다. 실제로 15-24세의 교통사고 사망자 중 71%에서 혈중 알코올이 검출되었다.

(2) 음주관련 사고

음주상태에서는 추락사고, 물놀이 사고 등의 위험이 높아지며, 특히 흡연을 동시에 하는 경우 화재의 위험성도 커진다. 직장에서 점심시간에 음주를 하게 되면 작업 능률의 저해와 산업재해의 원인이 된다.

3) 자살

알코올 중독자의 2~4%에서 자살이 일어나고 있으며, 자해 및 다른 사람(주로 가족)을 대상으로 파괴적 행동이 나타나기도 한다. 자살을 기도한 15~24세 중 69%에서 혈중 알코올이 검출되었다.

4) 여성음주와 태아

임신여성이 음주를 하게 될 경우, 알코올은 태반을 통해 태아에게 직접적인 영향을 미쳐 알코올성 태아증후군(Fetal Alcohol Syndrome: FAS)이 발생된다. 임신 중 섭취한 알코올은 태반혈관을 수축하여 영양분 공급을 감소시키고 산소공급 저하와 비타민 A와 엽산의 저하를 가져와 태아발육지연 및 미숙아가 출생될 수 있다. 이러한 아기들은 얼굴, 팔다리, 심장의 기형이 나타나며 정신지체가 수반될 수 있다. 매일 한두 잔 정도라도 반복적으로 알코올을 섭취하였을 경우 출생 후 영아에게 주의 집중 결함이 나타날 수 있다. 임신 중 어느 주기에도 발생가능하나 특히 임신 초기 즉, 3개월 이내의 음주는 치명적이다.

제3절 음주로 인한 질병과 치료

1. 알코올중독

1) 알코올중독의 정의

알코올중독(Alcoholism)이란 용어는 1894년 스웨덴의 의사인 Magnus Huss가 처음 사용하였다. WHO는 알코올중독을 전통적인 음주습관의 범위를 벗어나는 음주로 인해 가정과 사회적 활동에 이상을 초래하는 경우로 정의하고 있다. 미국의학협회(American Medical Association: AMA)는 "알코올 중독이란 지속적이고 과다한 음주와 직접적으로 관련된 생리적, 심리적 및 사회적인 기능장애가 특징적으로 나타나는 질병으로 전형적으로 정신기능, 신체적 건강, 환경적응장애를 일으키는 약물의존의 한 형태이다."라고 하였다. 일반적으로 알코올중독이란 계속해서 술을 찾는 행동, 심리적 의존, 신체적 의존, 내성, 음주로 인하여 신체 및 정신건강의 악화 등을 포함하는 일차적이고 만성적인 질병으로 음주조절능력의 상실, 술에 대한 집착, 사고의 왜곡 및 부정적인 결과에도 불구하고 지속적으로 음주를 하는 행동 등을 특징으로 하는 질병을 말한다. 알코올 중독에는 알코올 남용과 알코올 의존과 알코올로 유발된 장애가 포함된다.

혈중 알코올 농도가 100~200㎎/dl 이상이면 급성알코올 중독 상태로 신경학적, 심리적 증상과 부적응적인 행동이 나타며 초기에는 흥분상태를 보인다. 과음을 지속할 경우 마취나 혼수상태가 되며, 400~700㎎/dl에 이르면 사망할 수 있다.

증상으로는 언쟁과 시비, 성적 충동과 공격성 증가, 판단결여, 직업적 기능장애, 의무의 불이행 등 부정적 행위를 보이고 기분의 변화와 흥분, 안절부절, 자제력 상실 등의 행동장애를 보인다. 신체적 증상으로는 발음이 불분명하고 보행 장애, 안구진탕증, 얼굴의 홍조 등이 나타나며 저체온과 호흡 감소를 동반하는 혼수, 서맥, 동공 축소 및 이완, 청색증, 반사작용의 감소, 소변정체나 실금 등이 나타난다.

2) 알코올 의존과 알코올 남용의 비교

(1) 알코올 의존

알코올 의존은 12개월 이내에 음주조절력을 상실하거나, 금단증상이 있거나, 사회적인 기능에 문제를 가져오는 것을 의미하며, 다음과 같은 알코올 중독 선별검사항목 중 4개 이상이 나타나는 경우를 말한다. 알코올 의존의 종류로는 신체적 의존과 심리적 의존이 포함된다. 신체적 의존은 신체적으로 형성된 알코올의 금단증상을 피하기 위해 알코올을 계속 사용하게 되는 상태를 의미한다. 심리적 의존은 알코올을 계속 사용함으로서 긴장과 감정적 불편을 해소하려는 현상을 의미한다.

(2) 알코올 남용

알코올 남용은 12개월 이내에 반복적인 알코올 사용으로 인해 법적인 문제, 사회적 또는 직업상의 기능장애를 초래하는 알코올의 병적인 사용, 즉 사회적 음주와는 상관없이 알코올을 지속적으로 빈번히 마시는 것을 의미한다.

※ 알코올 남용을 사정하기 위한 질문법(CAGE)

1. 알코올 사용을 줄여야만 한다고 느낀 적이 있습니까?(Cut down)
2. 가족이나 친지, 친구가 당신의 알코올 사용에 대해 염려한 적이 있습니까?(Annoyed)
3. 알코올을 사용하는 동안 당신이 한 일에 죄의식이나 후회한 적이 한번이라도 있었습니까?(Guilt feeling)
4. 전날 밤에 알코올의 효과를 위해 아침에 해장술을 마신 적이 있습니까?(Eye opening)

* 이상의 항목 중 1개 이상일 경우 문제 음주라고 할 수 있음.
출처: Maylied, Mcleod, & Hall(1974)

※ 알코올 중독(의존) 선별검사

최근 6개월 동안 당신의 생활에 해당되는 사항에 O표 하시오
1. 자기연민에 잘 빠지며 술로 이를 해결하려 한다.
2. 혼자 술 마시는 것을 좋아한다.
3. 술 마신 다음날 해장술을 마신다.
4. 취기가 오르면 술을 계속 마시고 싶은 생각이 지배적이다.
5. 술을 마시고 싶은 충동이 일어나면 거의 참을 수 없다.
6. 최근에 취중의 일을 기억하지 못하는 경우가 있다. (2회/6개월)
7. 대인관계나 사회생활에 술이 해로웠다고 느낀다.
8. 술로 인해 직업기능에 상당한 손상이 있다.
9. 술로 인해 배우자가 나를 떠났거나 떠난다고 위협한다.
10. 술이 깨면 진땀, 손 떨림, 불안이나 좌절 혹은 불면을 경험한다.
11. 술이 깨면서 공포나 몸이 심하게 떨리는 것을 경험하거나 혹은 헛것을 보거나 헛소리를 들은 적이 있다.
12. 술로 인해 생긴 문제로 치료 받은 적이 있다.

* 4가지 이상에 해당되면 알코올 중독(의존)이라 할 수 있다.
출처: 김경빈 등(1996)

※ 문제음주 자가진단(AUDIT-K)

	질문	0점	1점	2점	3점	4점
1	얼마나 술을 자주 마십니까?	전혀 안 마심	월 1회 미만	월 2~4회	주 2~3회	주 4회
2	술을 마시면 한 번에 몇 잔정도 마십니까?	전혀 안 마심	반병 이하	반병정도	반병과 1병 사이	1병 이상
3	한 번에 소주 1병 또는 맥주 4병 이상을 마시는 경우는 얼마나 자주 있습니까?	없음	월 1회 미만	월 1회	주 1회	거의 매일
4	지난 1년간 한번 술을 마시기 시작하면 멈출 수 없는 때가 얼마나 자주 있었습니까?	없음	월 1회 미만	월 1회	주 1회	거의 매일
5	지난 1년간 평소 같으면 할 수 있는 일을 음주 때문에 실패한 적이 얼마나 자주 있습니까?	없음	월 1회 미만	월 1회	주 1회	거의 매일

	질문	0점	1점	2점	3점	4점
6	지난 1년간 술을 마신 다음 날 일 나가기 위해 해장술이 필요한 적이 얼마나 자주 있었습니까?	없음	월 1회 미만	월 1회	주 1회	거의 매일
7	지난 1년간 음주 후에 죄책감이 든 적이 얼마나 자주 있었습니까?	없음	월 1회 미만	월 1회	주 1회	거의 매일
8	지난 1년간 음주 때문에 전날 밤에 있었던 일이 기억나지 않은 적이 얼마나 자주 있었습니까?	없음	월 1회 미만	월 1회	주 1회	거의 매일
9	음주로 인해 자신이나 다른 사람이 다친 적이 있었습니까?	없음	–	있지만 지난 1년간은 없었다	–	지난 1년간 있었다
10	친척이나 친구, 의사가 당신이 술 마시는 것을 걱정하거나 당신에게 술 끊기를 권유한 적이 있었습니까?	없음	–	있지만 지난 1년간은 없었다	–	지난 1년간 있었다

평가방법 및 기준: 각 문항의 합계점수
- 남성 9점 이하, 여성 5점 이하가 정상음주
- 남성 10~19점, 여성 6~9점은 위험 음주군
- 남성 20점 이상, 여성 10점 이상은 알코올 사용장애

출처: 조근호 외(2009), 중독정신의학

3) 알코올 중독의 원인

(1) 생화학적 및 유전적 원인

알코올은 두뇌 속에 있는 정상 수준의 엔도르핀(안정감과 좋은 기분을 주는 인체 내의 물질)을 고갈시킨다. 알코올을 섭취하면 더 이상 자연적으로 좋은 기분을 가질 수 없으므로 좋은 기분을 갖고자 계속 술을 찾게 되면서 중독에 빠져들게 된다. 상습적인 알코올 섭취에 의해 뇌가 화학적 변화를 일으켜 비가역적 상태를 초래하게 되므로 술을 중단할 때 금단증상이 발생된다. 술을 많이 마시면 뇌의 신경전달물질인 세로토닌(serotonin) 분비가 감소하며, 세로토닌이 적은 사람이 술을 많이 마시게 되는 경향이 있다. 또한 쾌락의 신호를 전달하며 학습과 기억에 관련된 신경전달물질인 도파민(Dopamin) 분비와 중독과 관련이 있는 것으로 알려져 있다. 알코올 중독자는 도파민이 다량으로 분비되어 지속적으로 쾌락을 느끼는 상태를 유지하고자 계속 술을 마시게 된다는 것이다.

중독은 가계를 통해 전수되는 것으로 알려져 있다. 일란성 쌍생아와 이란성 쌍생아 연구에서 일란성 쌍생아가 알코올의존도의 54% 일치율을 보인 반면, 이란성 쌍생아

는 단지 28% 일치율만 보였다. 알코올중독인 아버지를 둔 아들은 그렇지 않은 아들에 비해 4배 정도 높은 중독 가능성이 있으며, 알코올 중독자 어머니를 둔 딸은 그렇지 않은 여성에 비해 알코올 중독자가 될 확률이 3배가 된다. 알코올 중독자 아버지를 둔 딸은 알코올 중독자 남성과 결혼하는 경향이 있어 세대 간에 걸쳐 악순환되는 경향이 있어 음주문제를 유전적 측면에서 보기도 한다.

(2) 행동학적 원인

알코올은 주의를 기울여야 되는 인지적 처리능력을 손상시키고, 대부분의 즉각적인 내·외적 단서에 대한 주의를 제한시킨다. 따라서 주의감소로 더 적은 단서를 지각하게 되고, 제어 처리과정과 관계되는 능력을 손상시키기 때문에 지각하는 단서는 빈약하게 이해되며 가지고 있는 지식을 관련시키기 어려워진다. 한 사람의 주의 능력이 알코올로 인해 감소되어 현재 진행되고 있는 활동에 사로잡힐 때, 그 사람은 스트레스적인 생각에 주의를 덜 기울이게 되어 불안감이 감소된다는 것이다. 이와 같이 알코올은 심리적 스트레스의 해소책이 되어 긴장 이완, 다행감, 불안 감소의 효과가 있지만, 이러한 알코올의 보상이 반복적인 음주로 이어지고 알코올중독의 위험성을 증가시킨다.

(3) 심리학적 및 환경적 요인

스트레스성 외상과 애착이 알코올 중독의 원인으로 알려져 있다. 정신분석학자들은 유아기 때의 강한 구순기 좌절감이나 고착, 자기파괴 욕구, 퇴행, 그리고 자기중심적이고 충동적인 경향이 음주의 악순환을 자아내 결국 만성적인 알코올중독으로 이어진다고 본다. 알코올 중독자들의 가족은 대부분 어머니와의 관계는 지나칠 정도로 밀접한 반면, 아버지와의 관계는 소원하다고 한다. 알코올중독자의 주요한 환경적 요인으로는 성장기 가정폭력 외상경험이 되며 공포나 불안 같은 내적 충동상태를 제거하기 위해 어떤 자극에 대한 반사반응으로 알코올을 섭취하게 된다고 한다. 따라서 피해경험이 많을수록 알코올 중독가능성이 높아지는 것이다.

4) 알코올 중독의 증상

(1) 전구 증상

전구 증상은 해방감을 위해 때때로 또는 매일 마시게 되면서 알코올에 대해 내성이 커진다.

(2) 진행성 증상

음주로 인해 기억상실(blackouts, 필름이 끊어지는 현상)이 나타난다.

(3) 중대한 위기

음주조절 능력이 상실되고, 사회적 압박감에서 회피하기 위하여 음주한다. 공격적 행동을 하고 끊임없는 가책을 느낀다. 직장을 그만두거나 잃게 되며, 술 외의 다른 문제에는 흥미를 잃고 친구를 피하고 타인과의 교제를 싫어한다. 음주가 일상생활의 중심이 되며, 공연한 질투를 하거나 의처증을 보인다. 성적 욕구가 감퇴한다. 해장술을 마신다.

(4) 만성적 증상

술꾼이 되어 매일 마셔야만 하고, 변태적 사고방식이 생기며 막연한 공포심에 사로잡힌다. 술 이외에는 다른 생각이 없다. 일이 손에 잡히지 않고 정신이 황폐화된다.

5) 알코올 중독의 진행단계

(1) 1단계(알코올 중독 전 단계)

생활의 스트레스와 긴장을 완화하기 위해 알코올을 사용하는 단계이다. 아동기에 부모나 다른 어른들의 음주행동을 관찰하여 음주가 스트레스 대처의 가능한 방법으로 학습될 수 있으며, 사교적이건 심리적 갈등에 의해서건 간에 서서히 그 양과 횟수가 증가하게 되면서 자주 과음을 하게 되고, 알코올 중독의 시초로써 스트레스에 직면하면 과음하게 된다. 사람에 따라 차이가 있으나 이러한 과정이 5~10년이 경과되면 다음 단계로 이행한다.

(2) 2단계(초기 알코올 중독 단계)

음주 동안이나 그 이후의 행동에 대한 일시적인 단기간 기억상실(blackouts)이 시작되는 단계이다. 더 이상 알코올이 기분상승이나 긴장완화를 위한 수단이 아니며, 몰래 숨어서 마시거나 재빨리 들이키는 음주행위를 보이고, 음주와 연관된 활동에 지나친 집착을 표시하며, 음주가 일상적인 일과가 된다. 이로 인해 가정불화, 사회적응장애 및 심리적으로 불안, 우울 증상 등이 나타난다. 일시적 기억상실은 점점 더 심해지고, 자신의 음주행동에 대한 죄책감과 과도한 부정 및 합리화하는 방어적 양상을 나타낸다. 부분적으로 신체증상이 나타나기 시작한다. 이러한 과정이 수 삼 년이 지나면 3단계로 이행한다.

(3) 3단계(고위험 중독 단계)

음주에 대한 통제력을 완전히 상실하고, 생리학적 중독이 명백하다. 수 시간에서 수 주 동안의 과도한 폭음으로 신체적 질병을 얻게 되고, 가족과 친구, 직장 등 자신의 모든 것을 잃기도 하며, 분노와 공격성을 나타낸다. 신체적 의존, 금단증상 및 신체 합병증이 나타나며 결국에는 금주가 불가능한 4단계로 진행한다.

(4) 4단계(만성 알코올 중독 단계)

만성적 음주로 인해 신체적, 정신적으로 붕괴된 단계로 대부분의 시간을 알코올에 취해 지낸다. 심각한 무력감과 자기연민에 빠져 있으며, 현실 검증력 장애로 정신증이나 생명을 위협하는 신체적 질환이 발생할 수도 있다. 4단계에서는 술을 1~2일 끊으면 금단증상이 나타나 금주가 불가능해진다.

2. 정신과적 합병증

대표적인 정신과적 합병증으로 급성중독, 진전 섬망 또는 금단증상, 망상 및 환각, 기억장애, 치매를 들 수 있다.

1) 급성중독

알코올의 급성중독 시 두통, 기억상실, 아침기상 후의 구역질, 발기불능, 불감증, 이유 없는 설사와 구토, 복통, 구역질, 소화불량, 금단증상들(경련, 발작, 환상, 환청), 각혈, 설명할 수 없는 신체경련 및 발작 등이 특징적인 증상들이며 호흡억제, 체온하강과 함께 혼수상태에 빠지거나 사망에 이를 수 있다.

2) 진전 섬망/금단증상

오랜 기간 동안 술을 지속적으로 많이 마신 뒤에 발생하는 급성 정신증적 상태로 술을 중단한 지 48~72시간 지난 후에 주로 발생하며 보통 3~10일 정도 지속된다. 30~40대에서 흔히 나타나고, 5~15년 음주경력을 가진 사람들에게서 주로 나타난다. 시간과 장소에 대한 지남력 상실과 혼돈이 심하고 안절부절, 주의산만, 떨림, 착각, 거미와 뱀 등에 대한 심한 환시가 있다. 기분의 변화가 심하고, 우울증, 민감함, 공격적인 행동을 보이기도 하며 자살위협이나 자살을 기도하기도 한다. 무시무시한 꿈을 꾸기도 하고 불안해하고 불면증을 호소하며 불충분한 수면으로 피곤해한다. 가끔 간질발작과 같은 경련을 일으키기도 치료하지 않고 방치하면 사망에 이를 수도 있다.

3) 알코올성 망상환각

알코올성 망상환각이란 술을 중단하거나 양을 줄였을 때 생생하고 지속적인 협박성 환청이나 환시가 48시간 이내에 일시적으로 나타나는 것을 말한다. 환각상태에도 지남력의 문제가 없으며 회복 후에도 정신병적인 사건이나 감정에 대한 기억이 생생하고 다른 신체적 정신적 장애를 동반하지 않는다.

자녀의 행동문제, 배우자에 대한 신경과민, 우울증, 불안, 성관계의 감소, 배우자 자녀학대 등 가정문제가 발생하여 이혼에 이르게 된다. 금전적 어려움, 외출횟수 감소, 주변사람(가족, 친지, 친구, 이웃)의 불평등, 사회생활이 감소되면서 고립되는 사회적 문제가 발생하기도 한다.

4) 기억장애

기억장애로 인해 잦은 결근, 결석, 느린 작업수행력, 낮은 성과로 직장을 상실하고 학교에서 퇴학되며 직장의 동료나 상사 주변의 친구들의 불평을 듣고 결국 실업자가 되거나 학생의 경우 장기 결석을 지속하게 된다. 음주운전 단속에 자주 걸리게 되고 폭행이나 금전관계로 인한 피소 및 구속이 발생된다.

5) 알코올과 관련된 치매

오랜 기간 동안 과음으로 알코올 자체의 독성효과보다는 이차적인 비타민 결핍으로 인한 원인으로 치매증상이 나타난다. 초기에는 충동적이고 비도적적인 행동이 많이 나타나고, 말기에는 사고의 빈곤, 주의력 및 분별력 저하, 판단력, 기억력 및 지능저하 등 치매증상이 더 심해진다.

6) 베르니케 증후군(Wernicke’s Encephalopahty)

비타민 B1의 결핍으로 인해 만성 알코올 중독자에게 나타나는 증상으로 주로 시신경마비, 복시, 운동실조, 졸림, 의식 혼미 등이 주된 증상이다. 발병 시기는 확실하지 않으며 섬망으로 시작하여 점차 혼수상태에 빠지게 되는 특징을 갖는다.

7) 코르사코프 증후군(Korsakoff's Psychosis)

대뇌와 말초신경의 퇴행성 변화로 인해 혼란, 최근기억상실, 작화증을 주된 증상으로 만성 알코올 중독자에게 나타난다. 베르니케증후군 회복기에 있는 환자에게서 자주 발생하며 이 두 증상이 동시에 일어나기도 하여 베르니케-코르사코프 증후군이라 부르기도 한다.

작화증과 병식의 결여, 판단장애, 전반적인 지적 황폐, 말초신경장애로 인한 감각과 운동장애가 나타나며 6~8주 정도 지속되고 회복이 불가능하여 영구적인 인지적, 정서적, 심미적 장애가 되기도 한다.

3. 알코올 중독의 치료

알코올중독의 대표적인 치료방법으로는 정신치료, 약물치료, 행동치료, 단주치료가 있다.

1) 정신 행동 치료

집단치료나 가족치료를 진행하는 중에 개인치료가 필요할 때 개인 상담이 세 단계에 초점이 맞추어 이루어진다. 첫째, 알코올중독자의 문제와 정서적, 사회적 역동성을 확인하여 단주의 동기를 강화시켜 단주할 수 있도록 돕는다. 둘째, 해독 치료 후 단주를 지속할 수 있도록 인지행동치료나 자조모임, 지지모임에 참여하도록 격려하다. 셋째, 다른 사람들과 친밀한 관계를 맺고 자율성 있게 행동할 수 있도록 어린 시절의 심리적 상처에 대해 다룬다. 스트레스와 갈등을 일으키는 어려운 상황에 건강하게 대처하는 새로운 방법과 해결을 익혀 가도록 돕는다.

일반가정에 알코올중독자가 많고 알코올중독과 가정폭력, 아동 및 노인 학대와 고이혼율 등과 연관성이 알려지면서 가족에 대한 관심이 늘어났으며, 가족을 치료에 개입시킬수록 치료 성공률이 높다. 가족상담은 4단계에 걸쳐 이루어진다. 첫째 단계는 알콜중독에 대한 교육, 둘째 단계는 음주, 약물중단 노력과 함께 가족구조를 재구성하는 데까지 개입한다. 셋째 단계는 알코올중독자뿐만 아니라 가족도 우울증, 비효율적 대처반응에 대한 치료가 이루어진다. 넷째 단계는 원가족이 해체되었거나 없는 경우 임시가족을 만들어주거나 지역사회에서 가족을 대신할 수 있는 가족체계를 찾도록 도와준다.

대부분 알코올중독과 관련하여 집단치료가 흔한 치료방법으로 쓰인다. 다른 사람들의 성공과 실패, 증상을 통한 고통과 극복노력을 들으며 자신만의 어려움이 아니라는 것을 깨닫게 되기도 하고, 자신의 증상을 부정하는 경우에는 다른 사람들의 문제에 직면하면서 자신의 문제를 깨닫게 되기도 한다. 집단치료에는 과제중심치료, 인지행동치료, 물질남용에 대한 교육, 재발방지프로그램, 가족치료, 지지집단이 있다. 지역사회 치료프로그램으로는 자조집단이 대표적이며 알코올중독자모임, 알코올중독자가족자조모임 등이 있다. 종업원 지원프로그램, 음주운전프로그램, 약물법정, 다양한 치료공동체 들이 알코올중독자들의 사회재활을 돕고 있다.

2) 약물치료

알코올의존 환자에게서 금단증상 발생 시 치료를 위해 주로 처방되는 약물은 벤조다이제팜(benzodiazepam)의 약물 중 클로르디아제폭사이드(chlordiazepoxide)와 로라제팜(lorazepam)이다. 장기 복용 시 내성과 중독의 우려가 있어 단기간 복용하는 것을 원칙으로 한다.

알코올중독자들은 대체로 영양섭취에 소홀하여 필수 영양소가 부족하다. 중추신경계의 당대사에 중추적인 역할을 하는 티아민(thiamin)이 부족할 경우 안구마비, 운동실조, 기억장애 등 치매 증상을 보이는 베르니케-코르사코프 증후군에 걸릴 수 있어 티아민의 보충이 필요하다.

항주제로 쓰이는 혐오치료제인 디설피람(disulfiram)은 아주 소량의 알코올을 섭취할 경우에도 신진대사과정을 차단하여 피부홍조, 두통, 기절, 허약감, 어지러움, 오심, 구토, 빈맥, 흉부통증, 호흡곤란, 저혈압, 착란, 흐릿한 시야 등의 심각한 신체증상을 일으킨다. 이 약물을 복용하면 알코올 섭취 후 이런 증상이 나타나는 것을 알기 때문에 음주에 대한 강박적인 반응이 감소하고 음주충동을 억제하는 효과가 있다.

항갈망제로 마약 길항제인 날트렉손(naltrexone)과 아캄프로세이트(acamprosate)를 복용하면 알코올에 대한 갈망을 줄일 수 있다. 그러나 구토, 두통, 어지러움, 피로감 등의 부작용과 간 독성이 있어 간 기능 평가 후 사용해야 한다.

장기간 만성적으로 음주를 하게 되면 억제성 신경전달물질인 GABA가 억제되고 흥분성 아미노산(대표적으로 NMDA-glutamate)이 활성화되는데 신경전달물질을 정상화하려고 계속 음주를 하게 된다. 아캄프로세이트는 GABA와 구조가 유사하여 GABA 억제와 흥분성 아미노산을 억제하여 음주갈망을 감소하는 효과가 있다.

3) 단주치료

단주치료는 6개월~1년 이상의 거주 프로그램을 제공하는 치료집단공동체에서 이루어진다. 집단공동체 안에서 강력한 공동체의 힘으로 알코올중독자가 단주, 단약 생활을 유지할 수 있는 생활방식을 가질 수 있도록 돕는다. 자조학습모델을 통해 집단공동체 안에서 알코올중독자들이 새로운 정체감을 형성하고 집단구성원들과 만남을 통해 문제에 대한 통찰력을 얻어 삶에 대한 성공적인 대처방법을 찾게 된다.

4. 적정음주

1) 정의

건강음주행위로 건강에 해를 주지 않을 정도로 술을 마시는 것을 의미하며, 성인남자는 하루에 4잔 미만, 여자는 하루에 2잔 미만 마시는 것을 의미한다.

2) 고려요인

적정한 음주 시 고려해야 할 요소는 체중, 지방, 연령, 성별, 병력 및 건강상태, 체질 등의 개인적 특성이다.

금주대상자는 임신 중이거나 임신계획 중 여성, 운전 등 주의집중 활동을 해야 하는 경우이다. 또한, 항히스타민제를 복용 중 알코올을 마시면 심한 졸음을 유발할 수 있다. 해열진통제인 아세트아미노펜을 복용하면서 알코올을 마시는 경우 심각한 간손상을 유발할 수 있다. 알코올 중독 가족력이 있는 청소년의 경우 알코올 중독의 위험이 높아 음주에 주의가 요구된다.

3) 알코올중독 예방전략

(1) 건전한 음주문화 정착

① 술을 가까이에 두지 말자.
② 술을 권하지 말자.
③ 음주로 인하여 발생하는 문제점에 대해 책임을 져야 한다.

(2) 건강 음주법

① 천천히 마신다.
② 안주와 함께 마신다.
③ 빈속에 마시지 않는다.
④ 술을 강요하지 않는다.
⑤ 과음이나 폭음을 하지 않는다.

⑥ 술 마시는 중간 중간에 물이나 다른 음료를 마신다.
⑦ 대화를 한다.
⑧ 자기주량 이상은 마시지 않는다.
⑨ 더 이상 마실 수 없을 때는 "더 이상 마실 수 없다"는 의사를 확실하게 말한다.

(3) 절주전략

① 집에 술을 두지 않는다.
② 자신의 음주계획을 세워놓고 이를 준수하도록 노력한다.
③ '음주일지'를 작성하여 술을 마신 날짜, 함께 한 사람들, 먹었던 술 종류, 마신 잔의 수, 지출한 술값 등을 기재하여 계획과 비교한다.
④ 술 마시는 일 대신에 운동, 영화감상 등의 다른 대안을 찾는다.
⑤ 술을 줄이는 것은 쉬운 일이 아니므로 주변의 적극적인 지지를 구한다.
⑥ 음주권유를 거절하는데 필요한 대처기술을 개발하여 활용한다.
⑦ 우울하거나 화가 나거나 기분이 나쁠 때 술을 마시지 않는다.
⑧ 실패했다고 포기하지 않고 다시 시작한다.

※ 술을 줄이는 3단계 전략

1단계 : 술을 줄여야 하는 이유를 나열한다.

2단계 : 목표를 설정한다.

<나의 음주 목표> 하루에 ____잔 이상은 마시지 않는다.
일주일에 ______잔 이상은 마시지 않는다.
지금부터 실천한다.

3단계 : 일주일 단위로 음주일지를 기록하여 계속 자신을 감시한다.

실제적으로 거절하는 말을 미리 연습하자! NO

☑ 오늘은 차를 가지고 왔습니다.
☑ 미안합니다. 개인적인 사정이 있습니다.
☑ 저는 건강이 안 좋아서 술 마시기가 어렵습니다.
☑ 조금이라도 술을 마시면 다음날 괴롭고 견딜 수가 없습니다.
☑ 저는 술을 마시면 나중에 감당을 못합니다.
☑ 술로 인해 집에서 문제가 있습니다.

↓

"그래서 저는 술을 마시지 않습니다."

참고문헌

강북구중독관리통합지원센터. 알코올상식. Retrieved February 09, 2018, from http://gbalcohol.co.kr/info/info.asp?N_M=info&N_F=info&N_L=info&N_T=info_01&N_P=info_0101

국민건강영양조사(2015). 국민건강통계. Retrieved September 2, 2016, from https://knhanes.cdc.go.kr/knhanes/index.do

김효정(2017). *여자대학생의 음주행위 구조모형*. 서울대학교 박사학위논문. 서울

송영배(2005). *알코올중독자 치유방안에 대한 연구-목회적 관점에서-*. 장로회신학 대학석사 논문. 서울

양수·하양숙·이경순·이정섭·권혜진·이미형 외(2013). *정신간호학*. 4판. 서울: 현문사

윤명숙·이준석·지홍·김성혜(2012). 알코올중독자의 성장기 기정폭력 외상경험이 삶의 질에 미치는 영향-우울, 재발 위험성의 매개효과검증. *정신보건과 사회사업*, paperseach.net

임숙빈·김선아·김성재·이숙·현명선·신성희·김석선(2015). *정신간호총론*. 파주시 : 수문사.

이혜경(2015). *알코올 중독자의 삶의 질 모형 구축*. 박사학위논문 : 경희대학교. 서울

이현정(2016). *알코올중독자의 음주에 미치는 영향요인*. 석사학위 논문 : 이화여자대학교. 서울

정원철(2006). 대학생의 문제음주의 실태와 관련된 사회심리학적 요인. *한국사회복지학*, 58(1), 347-371.

질병관리본부(2016). 청소년건강행태온라인조사 제12차(2016) 주요결과. 질병관리본부 질병예방센터 건강영양조사과. Retrieved November 07, 2016, from http://knhanes/main.do

한철호(2002). *알코올 중독자의 가족을 위한 집단 상담 프로그램의 효과 연구*. 석사학위논문 : 가톨릭대학교 심리상담대학원. 서울

통계청(2016). 2016년 사망원인통계. Retrieved September 22, 2016, from http://kostat.go.kr/portal/korea/kornw/2/6/4/index board

Mayfield, D., McLeod, G., & Hall, P. (1974). The CAGE questionnaire: validation of a new alcoholism screening instrument. *American Journal of Psychiatry*, 131: 1121-1123.

제9장

사고와 응급처치

제9장

사고와 응급처치

학습목표

1. 응급상황에서 구조 요청을 할 수 있다.
2. 기도폐쇄의 응급처치를 수행할 수 있다.
3. 심장정지 발생 시 응급처치를 수행할 수 있다.
4. 익사사고 시 응급처치를 설명할 수 있다.
5. 발작 시 응급처치를 설명할 수 있다.
6. 화상 시 응급처치를 설명할 수 있다.

제1절 응급의료 상황 분류

1. 신체계통별 응급의료

- 심장계 손상 : 협심증, 심근경색증 등
- 맥관계 손상 : 복부 대동맥류 파열 등
- 복부 손상
- 근골격계 손상 : 골절, 탈구 등
- 내분비계 손상 : 저혈당증 등
- 이비인후계 및 안면계 손상
- 호흡기계 손상
- 신경계 손상 : 혼수, 발작, 뇌졸중 등
- 안과계 손상

2. 사고상황별 응급의료

- 기도폐쇄
- 심장마비
- 무의식
- 척추손상
- 익사사고
- 화상
- 전기손상
- 분만
- 중독
- 출혈
- 발작
- 일사병
- 자살

제2절 응급구조

3C: 현장조사(check), 연락(call), 처치 및 도움(care)

1. 현장 조사(check)

어떤 경우에도 처치자의 안전을 도모해야 한다.

- 현장의 안전성 여부 : 환자에게 접근하기 안전한 장소인지 확인. 특별한 경우를 제외하고 환자는 움직이지 않는 것이 바람직.
- 현 상황을 초래한 원인의 파악
- 다른 환자의 유무
- 주위 사람들과의 연계
  ① 사고 원인, 환자의 과거 병력 등 정보를 얻는다.
  ② 역할 분담 : 전화를 걸게 한다, 처치하는 일에 도움을 받는다.

2. 연락

주변사람에게 119로 전화를 걸도록 요청하고, 구조자는 빨리 처치에 들어가는 것이 좋다.

▶ **전화로 확인해 주어야 할 사항**

- 응급상황 발생 지역
- 전화 거는 사람의 신원
- 현장에서 누군가 받을 수 있는 전화번호
- 응급상황의 내용
- 부상자의 수
- 환자의 상태
- 실시하고 있는 응급처치의 내용

3. 처치와 도움(care)

- 1차 : 기도 유지, 호흡, 순환 확인 → 필요시 지체 없이 심폐소생술
- 활력징후 확인되면 2차 조사 : 환자의 생명을 당장 위협하지 않지만 응급처치를 하지 않으면 나중에 문제가 될 만한 다른 증상이나 부상 조사

제3절 응급처치: 호흡기계를 중심으로

1. 기도폐쇄

1) 기도 폐쇄의 원인과 증상

(1) 기도가 패쇄 되는 경우

① 소아나 고령자 : 이물질(사탕, 고기, 땅콩 등)을 삼키다가 기도가 막히는 경우
② 외상/사고 : 입안이 손상되어 부러진 치아나 출혈 등에 의해 기도가 막히는 경우
③ 의식이 없는 경우 : 혀가 뒤로 말리거나 구토물에 의해 막히는 경우

(2) 기도가 폐쇄될 때에 나타나는 증상

① 완전기도폐쇄 증상 : 말을 하지 못하면서 양쪽 손으로 목을 쥐는 '촉킹-싸인(Chocking-sign)', 입술이 파랗게 변하는 청색증
② 부분기도폐쇄 증상 : 환자는 기침과 말을 하며 안전부절 못하는 행동. 경우에 따라 청색증

2) 기도 폐쇄의 응급처치

(1) 기도 폐쇄 처치

호흡상태가 정상이고 의식이 있는 경우에는 계속 기침을 하도록 유도한다. 지속적으로 기침을 해도 이물질이 배출되지 않거나 숨을 쉬지 못하는 경우 즉시 119에 신고하고 복부 밀어내기를 한다.

① 의식이 있는 환자에게 복부 밀어내기(하임리히법) 시행

- 환자의 뒤에 서거나 무릎을 꿇어서 환자의 허리를 팔로 감싼다.
- 한 손을 주먹 쥔다.
- 주먹 쥔 손의 엄지를 배꼽과 검상돌기 중간에 위치
- 다른 한 손으로 주먹 쥔 손을 감싸고 빠르게 위로 밀쳐 올린다.
- 이물질이 밖으로 나오거나 환자가 의식을 잃을 때까지 계속한다.
- 환자가 임신, 비만 등으로 인해 복부를 감싸 안을 수 없는 경우에는 가슴 밀어내기를 사용할 수 있다.

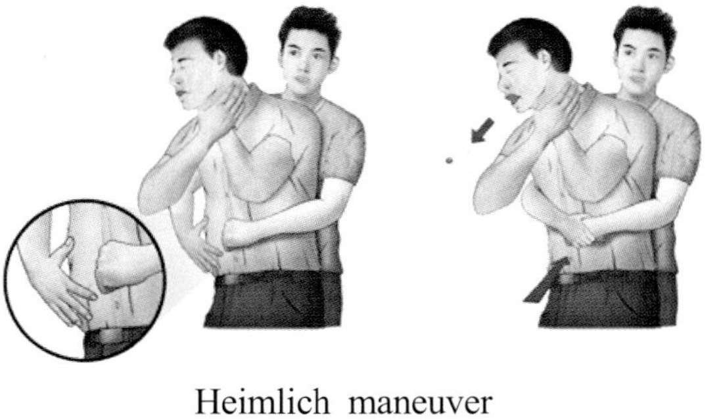

Heimlich maneuver

출처: 2015 한국형 심폐소생술 가이드라인(일러스트), 질병관리본부

② 의식을 잃은 환자

- 성인 환자가 의식을 잃으면 구조자는 환자를 바닥에 눕히고 즉시 심폐소생술을 시행한다. 인공호흡을 하기 전 입안을 확인하여 이물질이 보이는 경우에만 제거한다.
- 환자가 어린이(8세 미만)이고 주변에 아무도 없으면, 기도를 확보하고, 이물질이 보이면 제거하고, CPR한다. 2분간 5cycle 반복하고 나서 119를 부른다.
- 인공호흡 2회 한다.
- 맥박을 확인한다.
- 맥박, 호흡 없으면 심장 압박을 한다.
- 맥박 있고 호흡 없으면 인공호흡을 반복하고 2분마다 맥박을 확인한다.
- 맥박과 호흡이 있으면 회복 자세를 취하고 응급구조요원이 오기를 기다린다.

▸ 회복자세 : 환자를 왼편으로 눕힌 다음 한 팔을 머리 아래에 넣고 환자의 다리를 굽혀주어 기도 안으로 토한 것이 흘러 들어가지 않게 한다.

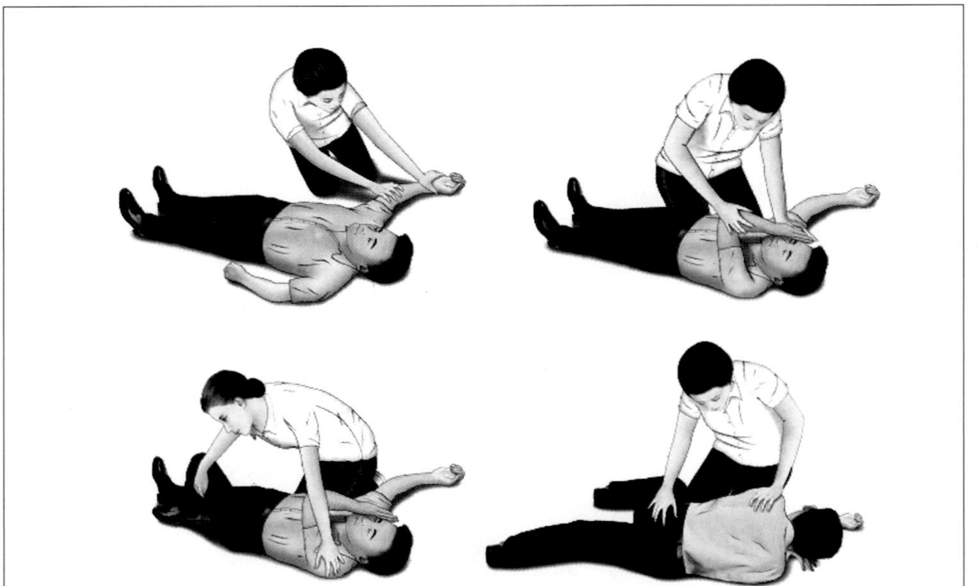

③ 영아기도폐쇄 : 1세 미만 영아는 강한 압박으로 인해 복강 내 장기손상이 우려되므로 복부압박이 권고되지 않는다.

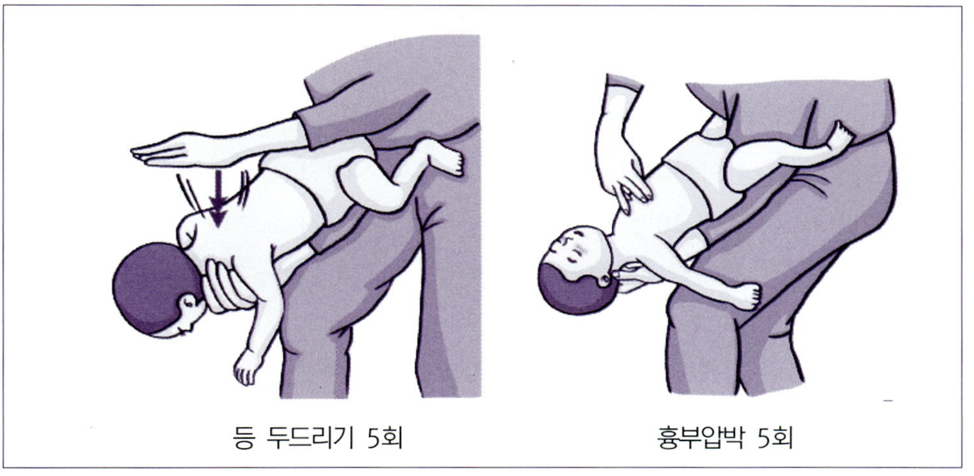

출처: 영아 기도폐쇄, 중앙응급의료센터, http://www.e-gen.or.kr

- 무릎에 아기를 올리고 무릎을 굽히거나 앉는다.
- 필요하면 아기의 가슴이 드러나도록 한다.
- 영아의 얼굴이 아래도 향하도록 뒤집어서(돌려서) 턱을 잡은 손이 영아를 떠받친다. 영아의 머리는 반드시 몸통보다 낮아야 한다. 다른 쪽 손꿈치(heel of hand)로 영아의 견갑골(어깨뼈) 사이의 등을 5회 정도 연속해서 두드린다(등 두드리기).
- 앞으로 돌려서 양쪽 젖꼭지 선의 한 손가락 밑에 두 손가락을 올려서 5회 압박(가슴 누르기)
- 이물질이 나오거나 아기가 의식을 잃을 때까지 등 두드리기와 가슴 누르기를 각 5회씩 반복한다.
- 아기가 의식을 잃으면 아기를 단단하고 평평한 곳에 똑바로 눕힌다.
- 아기의 턱을 올리고 입안을 살펴 이물질을 찾는다. 이물질이 보이면 제거한다. 보이는 것이 없는데 무턱대고 손가락을 넣지 않는다.
- CPR을 1회 하고, 입안을 살핀다.
- CPR을 5 cycle(5회) 하고, 119를 부른다.

2. 심정지시 심폐소생술(CPR)

1) 개요

- 심장마비 : 심장이 자율적으로 펌프작용을 못해 박동이 멈추거나 불규칙하여 효과적으로 혈액순환이 되지 못하는 상태. 이 상태가 되면 호흡도 곧 멈추게 된다. 심정지 상태로 5분 이상 지나게 되면 임상적 사망에서 생물학적 사망으로 상태가 더 악화되어, 심장정지 발생 시 목격자 심폐소생술이 필요하다.

▸ 우리나라의 인구 10만 명당 병원 밖 급성심장정지 표준화 발생률은 2006년 39.3명에서 2015년 44.2명으로 급격히 증가, 생존율은 2006년 2.3%, 2010년 3.3%에서 2015년 5.0%로 증가 추세

▸ 우리나라의 심폐소생술 시행률은 2006년 1.0%에서 2015년 13.1%로 증가 추세이나 미국 애리조나 28.2%('05) → 39.9%('09), 일본 오사카 18.8%('98) → 36.0%('06)로 국외 결과와 비교할 때 큰 차이가 있다.

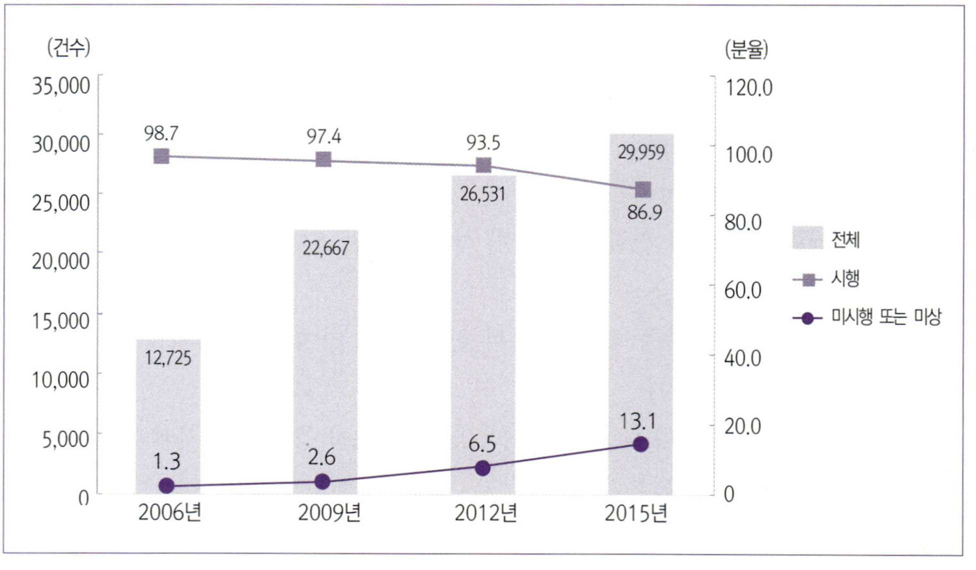

출처: 심장정지 발생 및 목격자(일반인) 심폐소생술 시행률, 질병관리본부

▸ 병원 밖 급성심장정지 발생장소는 2015년 가정에서 52.3%, 비공공장소(가정 제외)가 14.5%로 공공장소 19.0%에 비해 많았다(질병관리본부).

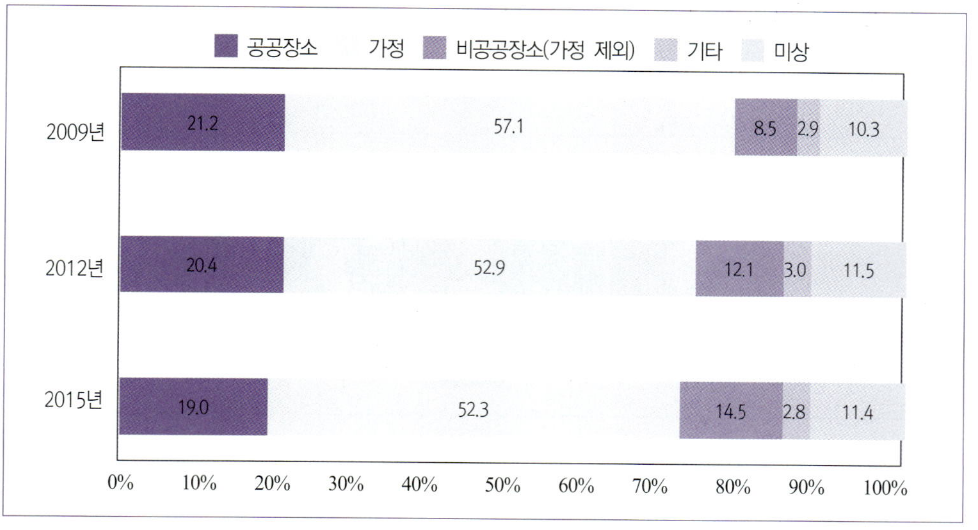

2) 심폐소생술(CPR, Cardio-Pulmonary Resuscitation)

심장마비로 인한 주요 장기의 비가역적 손상을 예방하기 위해 구조호흡과 인공순환을 병행하여 조직으로의 산소공급과 최소한의 혈액을 순환시켜, 뇌의 손상을 지연시키고 심장이 마비된 상태로부터 회복시키기 위한 응급처치 방법을 말한다.

심정지 환자를 소생시키기 위한 심폐소생술은 의료인뿐만 아니라 일반인도 반드시 배워야 하며, 심장마비환자의 생명을 구할 수 있는 확률이 3배 가량이 높은 것으로 조사되어 모든 사람이 심폐소생술을 배워 응급상황에서 효율적으로 시행할 수 있도록 해야 한다.

◆ 급성심근경색 : 심장근육으로 혈액을 공급하는 혈관인 관상동맥이 막혀 혈액이 공급되지 않아 조직이 기능을 안 하는 상태
  - 증상 : 가슴의 가운데가 뻐근하게 앞으로 누르는 듯한 증상, 조여 오는 느낌 등 가슴의 불편감이 발생하여 수분 이상 지속
  - 가슴에서 느껴지는 증상이 팔, 등, 목, 턱, 배의 위쪽부분으로 퍼져나감(방사통)
  - 숨이 차거나 심장이 두근거리고, 식은땀, 구역질, 어지러움 등이 함께 발생

우리나라에서는 일반인 대상으로 기본소생술(BLS, Basic Life Support)을 보급중이며, 공공장소에 제세동기(AED, Artificial Electronic Defibrillator)를 갖추도록 하고(응급의료에 관한 법률), BLS에 AED 사용법을 포함하여 교육한다.

(1) 생존의 연쇄고리(chain of survival)

심정지환자가 소생되기 위해서는 '생존사슬'이 즉시, 그리고 쉼없이 이어져야 한다.

성인의 생존사슬

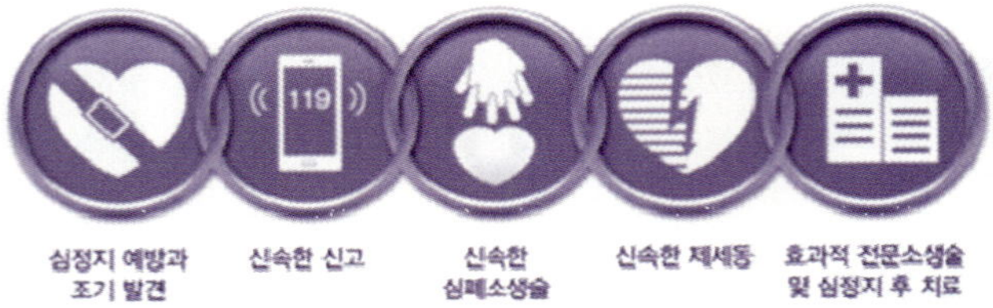
119
심정지 예방과
조기 발견
신속한 신고
신속한
심폐소생술
신속한 제세동
효과적 전문소생술
및 심정지 후 치료

소아의 생존사슬

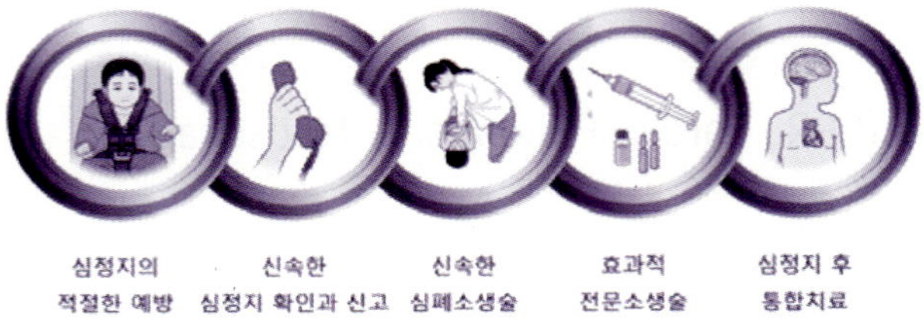

- 일반인 구조자에 의한 기본소생술(BLS, Basic Life Support) 가이드라인

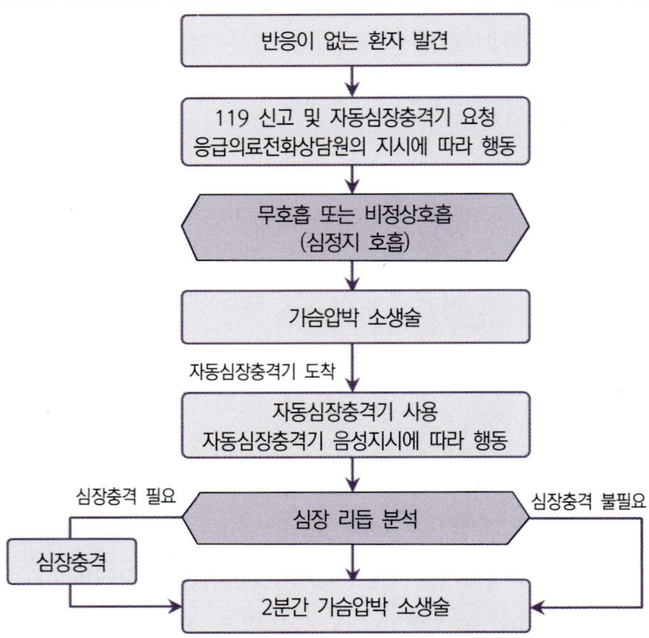

출처: 2015 일반인 BLS guidelines. 보건복지부, 질병관리본부, 대한심폐소생협회

(2) 기본 소생술의 수행

기본소생술은 심장마비가 의심되는 사람을 발견한 목격자(구조자)가 해야 하는 일련의 구조과정으로 심장마비의 확인 - 구조 요청 - 심폐소생술 - 자동심장충격기 사용을 포함한다.

누구나 1시간의 짧은 교육만 받아도 심장정지 환자를 살릴 수 있으며, 인공호흡 방법을 모르거나 인공호흡을 꺼리는 일반인은 가슴압박 소생술만 시행하도록 권장하고, 질병관리본부에서는 숙련된 강사의 가슴압박소생술 시범 후 실습하는 '보고 따라 하기 방식(Practice While Watching : PWW)'의 동영상으로 제작하였다(보건복지부, 질병관리본부, 보도자료).

소아와 성인사이에는 심장마비 원인에 차이가 있고 체구가 다르므로 심폐소생술의 방법에 약간의 차이가 있다. 8세 이상은 성인, 8세 미만은 소아에 준하여 심폐소생술을 시행한다.

① 반응 확인

쓰러져 있는 사람을 발견하면 가볍게 어깨를 두드리며 "여보세요. 괜찮으세요?"라고 말한 다음 반응을 살핀다. 환자를 지나치게 자극하면 목뼈를 다칠 수 있으므로 주의한다.

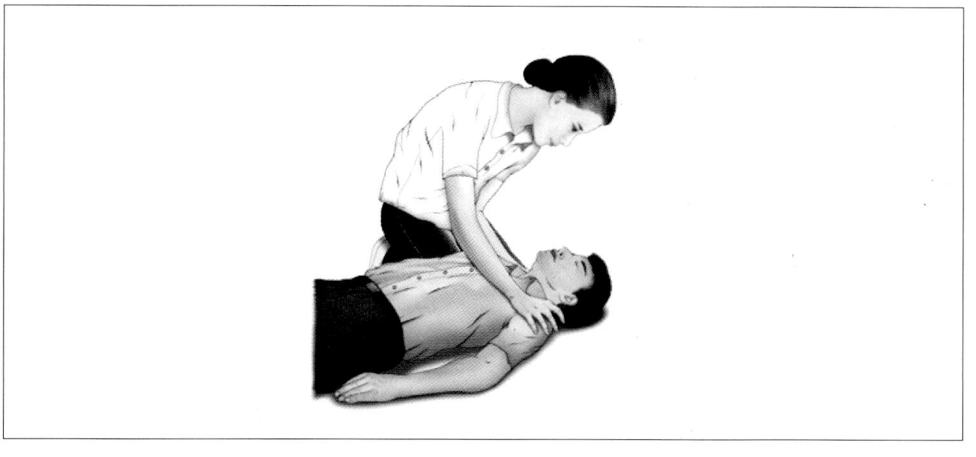

② 119신고/AED 확보

의식이 없으면 119에 즉시 신고한다. 주변에 큰 소리로 구조를 요청하여 다른 사람에게 119에 신고하도록 도움을 받고, 주변에 아무도 없는 경우 직접 신고하고 주변에 자동심장충격기가 있다면 즉시 가져와 사용한다. 119에 신고할 때에는 환자 발생 장소, 발생 상황, 환자의 상태, 하고 있던 응급처치에 대해 설명해야한다. 효율적 시행을 위해서는 스피커 통화를 하는 것이 바람직하다.

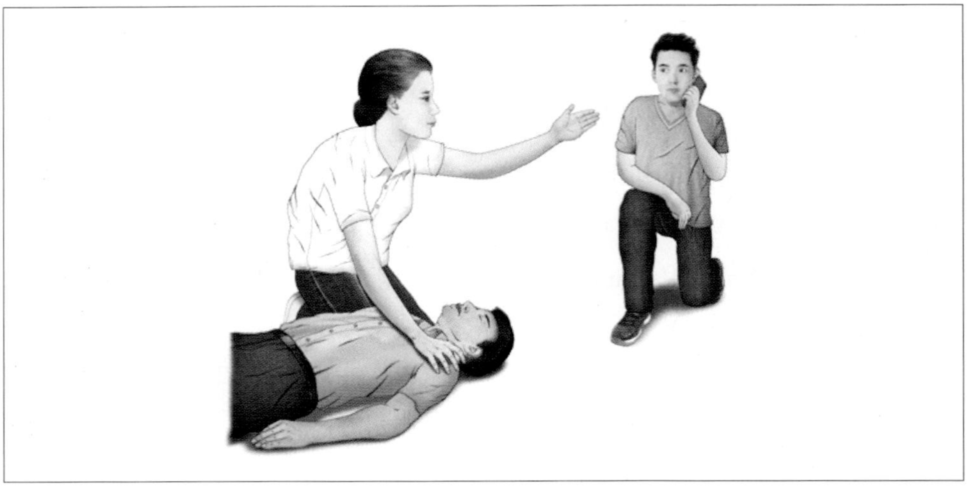

③ 호흡 확인

쓰러진 사람의 얼굴과 가슴을 10초 정도 관찰하여 호흡이 있는지 확인한다. 의식이 없는 사람이 호흡이 없거나 호흡이 비정상적이면 심장마비가 발생한 것으로 판단한다.

④ 가슴압박

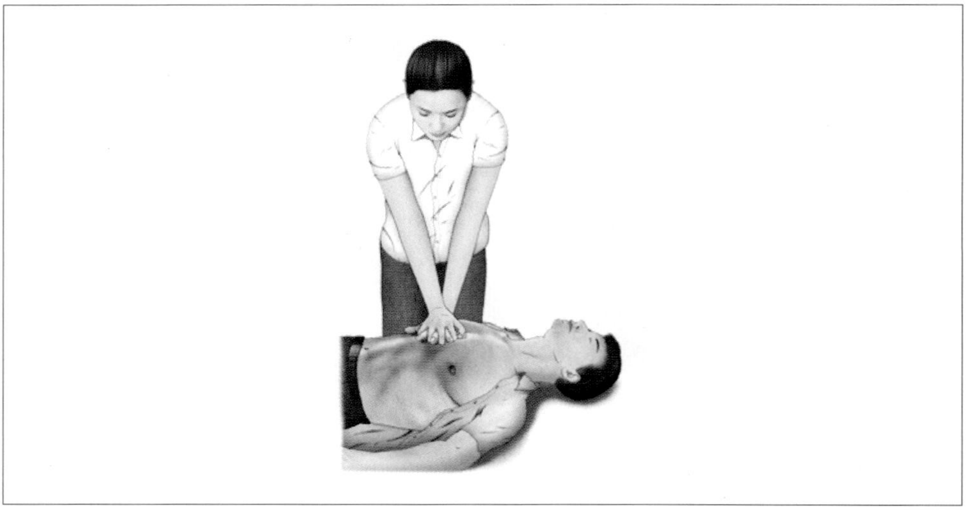

- 심장과 뇌로 충분한 혈류를 전달하기 위해서는 효과적인 가슴압박을 시행하여야 한다.

- 환자를 바닥이 평평하고 단단한 곳에 등을 대고 눕히거나 환자의 등에 단단한 판을 깔아준다.
- 환자의 가슴 옆에 무릎을 굶은 자세로 한쪽 손바닥을 압박하는 위치와 압박하는 깊이를 정확히 알고 있어야 한다. 압박할 위치 위에 한 손을 가슴의 중앙인 가슴뼈(sternum)의 아래쪽 절반 부위(가슴뼈 아래쪽 1/2)에 대고 그 위에 다른 손바닥을 평행하게 겹쳐 두 손으로 압박한다. 손가락은 펴거나 깍지를 껴서, 손가락 끝이 가슴에 닿지 않도록 하고(흉부를 압박하는 동안에 손가락이 가슴에 닿으면 늑골(갈비뼈)이 골절되어 합병증이 발생할 수 있다), 팔꿈치를 펴서 팔이 바닥에 대해 수직을 이룬 상태에서 체중을 이용하여 압박한다.
- 강하고 규칙적으로 빠르게 압박한다. 압박깊이는 약 5㎝(소아는 4~5㎝, 한 손 사용), 속도는 분당 100~120회를 유지한다. 가슴을 압박했다가 이완시킬 때에는 혈류가 심장으로 충분히 채워지도록 충분히 이완시킨다.
- 인공호흡하는 방법을 모르거나 인공호흡을 거리는 일반인 구조자는 가슴압박 소생술을 하도록 권장한다. 가슴압박소생술(compression-only CPR 또는 hands-only CPR)은 인공호흡은 하지 않고 가슴압박만을 시행하는 소생술방법이다.
- 인공호흡을 할 수 있는 구조자는 가슴압박을 30회 한 후 인공호흡 2회 연속하는 과정을 반복한다. 다른 구조자가 있는 경우에는 2분마다 가슴압박(또는 가슴압박과 인공호흡)을 교대한다.
- 매 2분마다 가슴압박을 교대해 주어 구조자의 피로도를 줄여 고품질의 심폐소생술을 제공한다.
- 익수 혹은 약물중독으로 인한 질식성 심정지(asphyxia arrest)인 경우 반드시 가슴압박과 인공호흡을 시행한다.

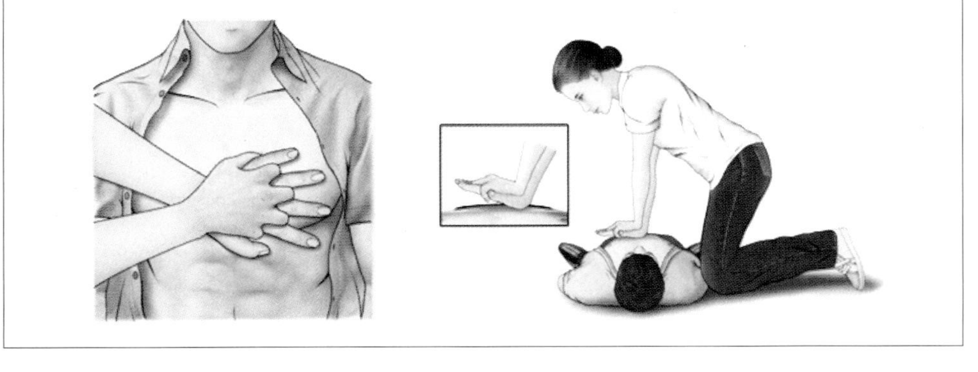

⑤ 인공호흡 2회 시행

- 환자가 숨을 쉬지 않으면 인공호흡을 시행해 주어야 한다. 가장 많이 쓰는 방법은 구강 대 구강 인공호흡법으로 다음과 같이 시행한다.

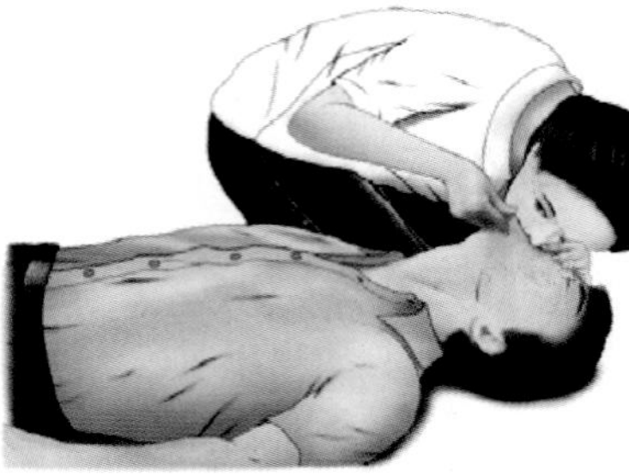

- 이마를 누르면서 턱을 들어 기도를 유지한 다음 환자의 입을 벌린다. 머리기울임-턱 들어올리기(head tilt-chin lift) 방법을 사용하여 기도를 개방한다. 머리기울임-턱 들어올리기는 한 손으로 환자의 머리가 뒤로 기울어지게 하면서, 다른 한 손으로 아래턱의 뼈 부분을 머리 쪽으로 들어 올림으로써 기도가 열리도록 하는 방법이다.

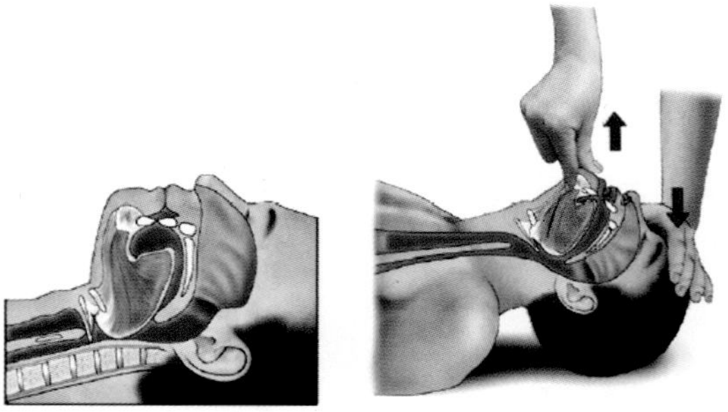

- 환자의 코를 막고 자신의 입을 환자의 입에 밀착시킨다(입-입 인공호흡).
- 공기를 서서히(1초) 불어 넣는다.
- 잡았던 코를 놓고 입을 떼어 불어 넣은 공기가 밖으로 배출될 수 있도록 한다.
- 입으로 인공호흡을 할 수 없을 때는 입을 막고 코로 인공호흡을 할 수 있다.

⑥ 가슴압박과 인공호흡의 반복(30:2)

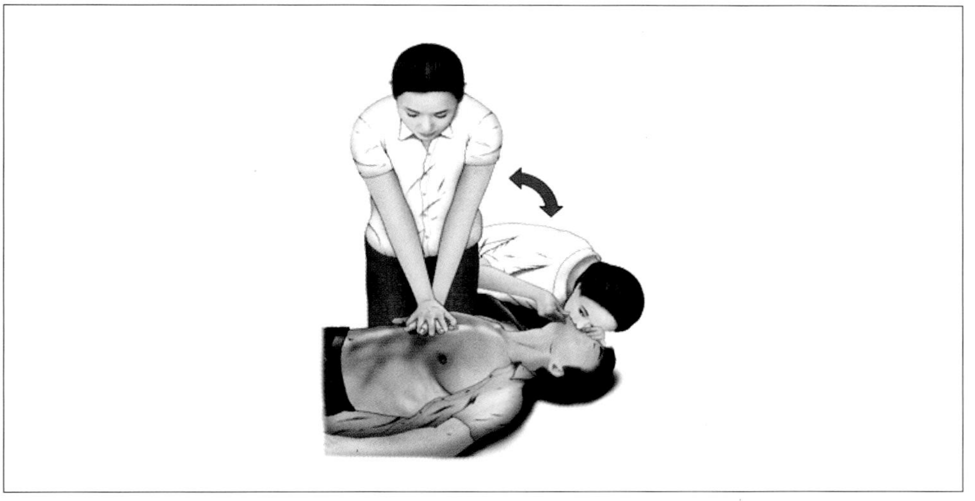

한 사람인 경우

구조자가 한 사람밖에 없는 경우에는 흉부압박을 30회 계속한 후에 인공호흡을 2회 시행하는 30:2의 비율로 시행한다. 이와 같은 방법(30:2)으로 5차례 반복(2분)한 후에는 다시 맥박을 손으로 만져보아 환자상태를 평가한다. 즉, 10초 이내에 2회 인공호흡과 30회의 흉부압박을 시행하는 것을 1사이클로 하여 5사이클을 시행한 후에 다시 맥박과 호흡을 확인한다.

두 사람인 경우

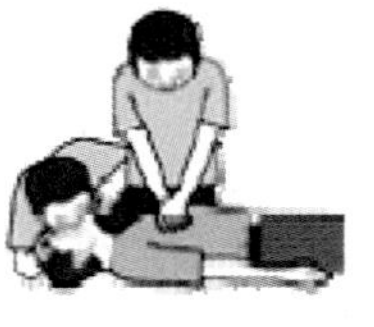

두 명의 구조자가 있을 경우에는 환자의 양쪽에 1명씩 위치한 다음 마주본다. 1명은 환자의 머리 쪽에 위치하여 인공호흡을 시행하며, 다른 1명은 환자의 가슴 쪽에 위치하여 흉부를 압박한다. 흉부압박을 20회 시행한 후에 인공호흡을 2회 시행하는 30:2의 비율로 반복하는데, 흉부압박을 시행하는 사람이 구령과 함께 30회의 흉부압박을 한 후에 다른 사람이 인공호흡을 2회 시행한다.

- AED가 도착/ 응급의료진 도착/ 환자 소생까지 반복한다.

⑦ 자동심장충격기(자동제세동기, AED) 사용

▸ 기계 전원을 켠다.

- 가슴에 patch 2개 부착 : 패드 1) 오른쪽 빗장뼈아래, 패드 2) 왼쪽 젖꼭지 아래의 중간겨드랑이에 부착
- 심장리듬 분석 : "분석 중......"이라는 음성지시가 나오면 심폐소생술을 멈추고 환자에게서 손을 떼고 판독을 기다린다.
- 심장충격(제세동) 시행 : "제세동이 필요합니다......"라는 음성지시가 나오고 심장충격(제세동) 버튼이 깜박이기 시작하면 버튼을 누른다.
- 즉시 심폐소생술 다시 시행 : 심장충격을 실시한 뒤 즉시 가슴압박과 인공호흡을 30:2로 다시 시작한다. shock이 필요하지 않으면 CPR 5 cycle하고 맥박 확인.

※ 자동심장충격기 사용방법

1. 전원을 켠다

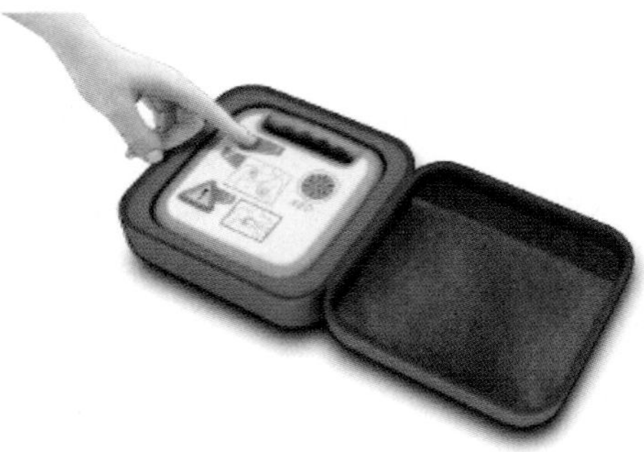

2. 2개의 패드를 부착한다

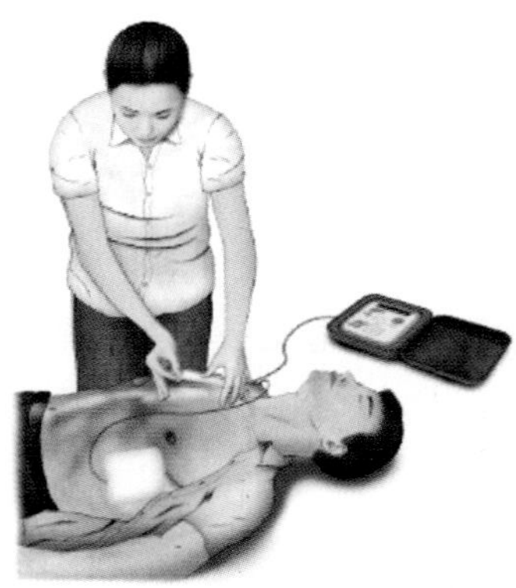

3. 심장리듬분석

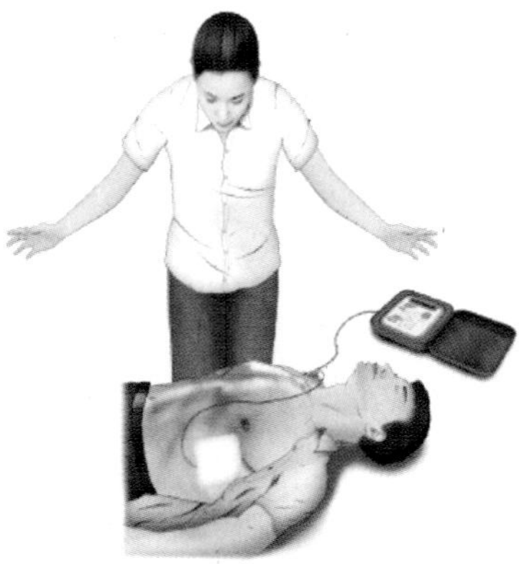

4. 심장충격(제세동) 시행

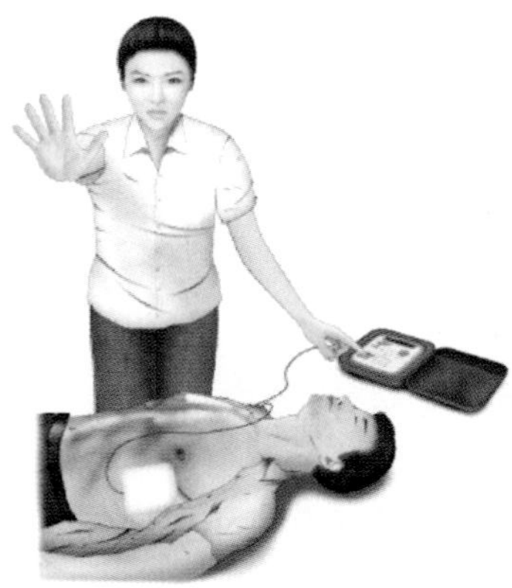

5. 즉시 심폐소생술 다시 시행

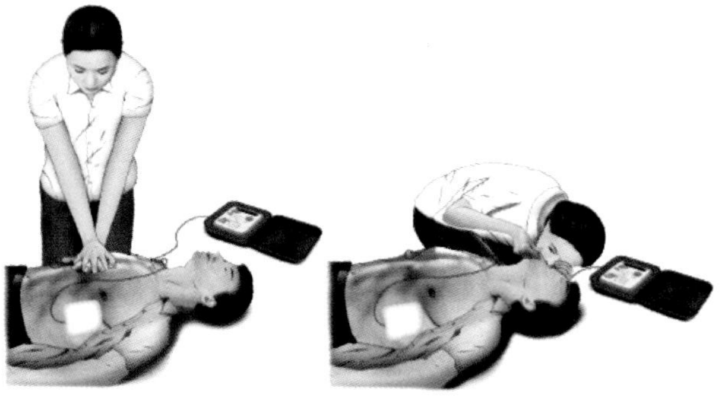

⑧ 회복자세

호흡이 있으면 환자를 왼편으로 눕힌 다음 한 팔을 머리 아래에 넣고 환자의 다리를 굽혀주어 기도 안으로 토한 것이 흘러 들어가지 않게 한다.

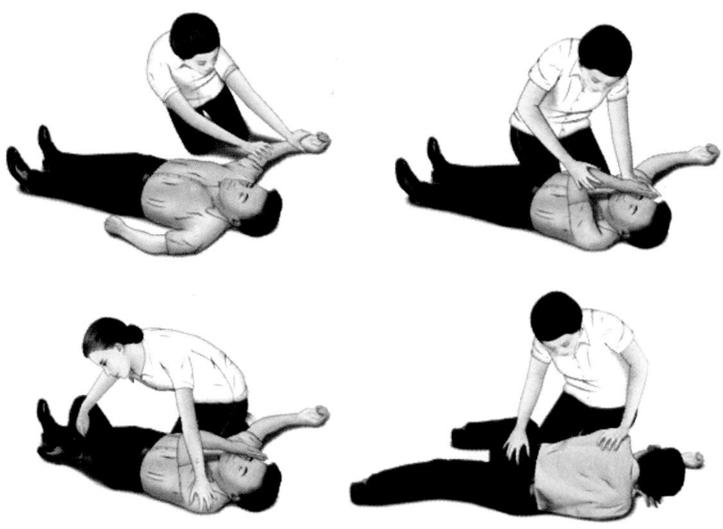

표 9-1 기본소생술의 주요내용

<table>
<tr><th colspan="2"></th><th>성인</th><th>소아</th><th>영아</th></tr>
<tr><td colspan="2" rowspan="2">심정지의 확인</td><td colspan="3">무반응</td></tr>
<tr><td colspan="3">무호흡 혹은 심정지 호흡
10초 이내 확인된 무맥박(의료제공자만 해당)</td></tr>
<tr><td colspan="2">심폐소생술의 순서</td><td colspan="3">가슴압박 - 기도유지 - 인공호흡</td></tr>
<tr><td colspan="2">가슴압박 속도</td><td colspan="3">분당 100~120회</td></tr>
<tr><td colspan="2">가슴압박 깊이</td><td>약 5cm</td><td>가슴두께의
최소 1/3 이상(4~5cm)</td><td>가슴두께의
최소 1/3 이상(4cm)</td></tr>
<tr><td colspan="2">가슴 이완</td><td colspan="3">가슴압박 사이에는 완전한 가슴 이완</td></tr>
<tr><td colspan="2">가슴압박 중단</td><td colspan="3">가슴압박의 중단은 최소화(불가피한 중단은 10초 이내)</td></tr>
<tr><td colspan="2">기도유지</td><td colspan="3">머리기울임-턱 들어올리기(head tilt-chin lift)</td></tr>
<tr><td rowspan="2">가슴압박대
인공호흡
비율</td><td>전문기도
확보 이전</td><td>30:2</td><td colspan="2">30:2(1인 구조자)
15:2(2인 구조자, 의료제공자만 해당)</td></tr>
<tr><td>전문기도
확보 이전</td><td colspan="3">가슴압박과 상관없이 6초마다 인공호흡</td></tr>
<tr><td colspan="2">일반인 구조자</td><td>가슴압박 소생술</td><td colspan="2">심폐소생술</td></tr>
</table>

출처: 2015 심폐소생술 가이드라인. 보전복지부, 질병관리본부, 대한심폐소생협회

※ 선의의 응급의료에 대한 면책(선한 사마리아인 조항)
응급의료에 관한 법률 제5조의2(선의의 응급의료에 대한 면책)

1. 생명이 위급한 응급환자에게 각 호의 어느 하나에 해당하는 응급의료 또는 응급처치를 제공하여 발생한 재산상 손해와 사상에 대하여 고의 또는 중대한 과실이 없는 경우 그 행위자는 민사책임과 상해에 대한 형사책임을 지지 아니하며 사망에 대한 형사책임은 감면한다.
   다음 각 목의 어느 하나에 해당하지 아니하는 자가 한 응급처치
   가. 응급의료종사자
   나. 선박의 응급처치 담당자, 구급대 등 다른 법령에 따라 응급처치 제공의무를 가진 자
2. 응급의료종사자가 업무수행 중이 아닌 때 본인이 받은 면허 또는 자격의 범위에서 한 응급의료
3. 제1호 나목에 따른 응급처치 제공의무를 가진 자가 업무수행 중이 아닌 때에 한 응급 처치

3. 익사 사고

손상 발생 및 원인을 조사하는 응급실 손상환자 심층조사*(23개 응급실 기록)의 최근 6년간('10~15년) 자료 분석결과(질병관리본부, 2017), 익수사고는 1,170명이 발생하였고 이중 243명이 사망하였다. 응급실에 내원한 환자는 여름(44%), 봄(21%), 가

을(21%), 겨울(14%) 순이었고, 남자가 여자보다 2배 정도 익수사고 발생이 많은 것으로 나타났다. 특히, 0~18세 발생이 57%로 성인(38%)의 1.5배 수준이었다.

원인별 익수사고 발생현황에서 사망의 원인으로 수영 미숙이 전체의 43.4%, 안전수칙 불이행 18.6%, 자살 9.3%, 심장마비 5.7%, 음주 3.8% 순으로 나타나 대부분의 사고는 사전예방을 통하여 충분히 막을 수 있다는 것을 보여주며 익수손상의 경우 예방이 가장 중요한 대책의 하나임을 알 수 있다(질병관리본부, 2016).

물에 빠진 사람을 보았을 때 축 늘어져 있는 경우는 머리 쪽에서 접근해도 좋지만 의식이 있는 경우는 반드시 뒤쪽에서 접근, 물에 빠진 사람이 엎어져 있으면 반듯하게 눕히고 머리를 팔로 끌어안고 헤엄쳐 구출한다. 물에 빠진 사람을 구조할 때는 특히 구조자 자신의 안전도 생각하여 줄, 막대기 등을 이용하여 구해야 한다.

▸ 응급처치

1) 최대한 빨리 물 밖 안전한 지대로 이동시킨다.
2) 호흡을 확인한다. 환자의 기도가 이물질로 막혀있는 경우에는 옆으로 눕혀 이물질을 제거한다. 환자가 자발호흡이 있다면 왼쪽으로 눕히고 머리 젖히기를 시행해 기도를 유지하고 자발호흡이 없거나 비정상적인 호흡을 보인다면 즉시 심폐소생술을 시행한다. 즉시 구강 대 구강 인공호흡을 실시한다.

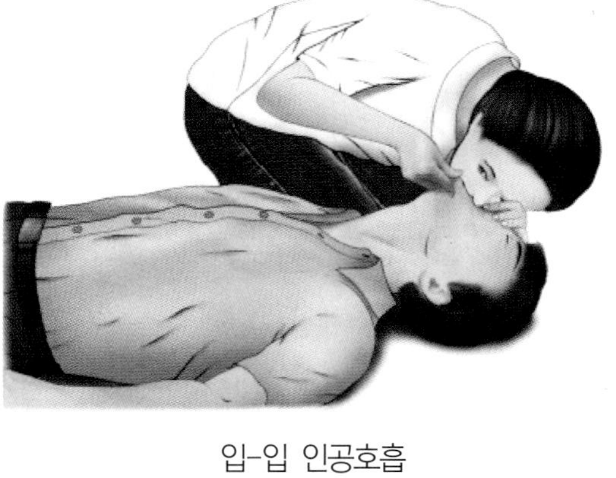

입-입 인공호흡

출처: 2015 한국형 심폐소생술 가이드라인(일러스트), 질병관리본부

3) 최대한 빨리 심폐소생술을 시행한다.

환자가 자발호흡이 없거나 비정상적인 호흡을 보인다면 119에 신고하고 자동심장충격기를 가지고 올 수 있도록 도움을 요청한다. 이후 가슴압박 30회와 인공호흡 2회를 반복적으로 시행한다.

4) 병원으로 이송하여 추가적인 치료를 받는다.

* 주의사항

- 환자의 폐에서 물을 빼는 행동에 시간을 낭비하지 않는다.
- 폐에서 물을 빼는 동작은 환자 상항이 전혀 호전되지 않을 때 시도한다.
- 환자가 물에 빠질 당시에 척추나 등에 손상을 받았으면 꺼내기 전에 널빤지 등으로 환자를 고정하여 더 이상의 손상이 없도록 한다.
- 찬물에 빠진 경우는 사고 발생 후 1시간 후까지도 뇌의 기능이 살아 있을 수 있으므로 더욱 희망을 가지고 심폐소생술을 실시한다.

4. 무의식

의식의 변화는 양쪽 대뇌반구나 망상체계에서 기능장애.

의식 감소의 원인: 뇌부분의 덩어리 병변(경막외 혈종, 경막하 혈종, 대뇌내 혈종, 출혈), 대사성 혹은 산재성 대뇌질환(산소결핍증, 허혈, 감염, 지주막하 출혈, 내인성 외인석 독성), 정신적 원인 등.

1) 의식 상태에 따른 구분

(1) 혼란상태 : 간단한 질문에는 대답할 수 있으나, 조금 복잡한 질문에는 대답할 수 없다.

(2) 기민상태 : 꾸벅꾸벅 졸지만, 부르면 눈을 떤다.

(3) 혼미상태 : 강한 자극에는 반응을 보이지만, 불러도 눈을 뜨지 않는다.

(4) 혼수상태 : 강한 자극에도 반응하지 않는다.

무의식 상태에 있는 사람을 발견했을 경우 그 사람이 숨을 쉬고 있는지 가장 먼저 확인. 의식이 없는 경우 혀가 목구멍 뒤로 쳐져 기도를 막아서 숨을 쉬지 못하여 생기는 문제를 가장 시급하게 해결, 호흡이 어려우면 기도를 유지하여 환자의 호흡이 가능하도록 한다. 환자가 호흡을 못하면 기도유지를 다시 하고 인공호흡을 하여 산소를 공급, 주변사람은 환자에 관한 정보를 모아 처치자(예: 응급구조사, 119 구급대원 등)가 도착하였을 때 정보를 제공한다.

▸응급처치

- 먼저 호흡이 있는가 혹은 없는가를 살펴본다.
- 호흡 여부를 알아보기 위해서는 환자의 가슴 움직임을 살펴봐야 한다. 잘 모르겠으면, 빰을 환자의 입 근처에 대어보고 숨소리를 감지해 본다. 호흡이 없다면 곧바로 인공호흡을 실시한다.
- 질식을 피하도록 몸을 옆으로 눕혀 흔들리지 않도록 하면서 위로 향한 쪽의 무릎을 약간 앞으로 굽혀 준다. 팔은 자연스런 위치에 놓는다. 베개는 하지 말고 턱은 약간 앞으로 나오게 해준다.
- 상처를 입었다면 그 부위를 고려하여 자세를 바꾸어 준다.
- 먼저 호흡이 있는가 혹은 없는가를 살펴본다.
- 호흡 여부를 알아보기 위해서는 환자의 가슴 움직임을 살펴봐야 한다. 잘 모르겠으면, 빰을 환자의 입 근처에 대어보고 숨소리를 감지해 본다. 호흡이 없다면 곧바로 인공호흡을 실시한다.

2) 호흡하기 편한 자세 유지

* 머리를 높이지 않는다.

의식을 잃으면 토한 것을 토해낼 수 없어서 목이 막혀 질식을 일으키기도 하고, 폐로 들어가 폐렴을 일으킬 위험이 있으므로 주의한다.

3) 기도 확보 (혀가 기도를 막는 것을 방지한다)

- 목의 뒤쪽에 손을 넣어 턱을 들어 올린다(머리기울임-턱 들어올리기 방법) : 한쪽 손은 이마에 놓고 다른 손은 목뒤에 대 턱을 들어 올리면서 머리를 뒤로 젖힌다.
- 잘 되지 않거나 인공호흡을 실시할 때에는 어깨 밑에 두께 20㎝ 정도의 베개(쿠션이나 수건을 둘둘 말아 사용해도 좋다)를 놓고 머리를 뒤로 젖히게 해도 좋다.
- 입술이 닫히면 엄지손가락으로 아랫입술을 밀어 열리게 한다.

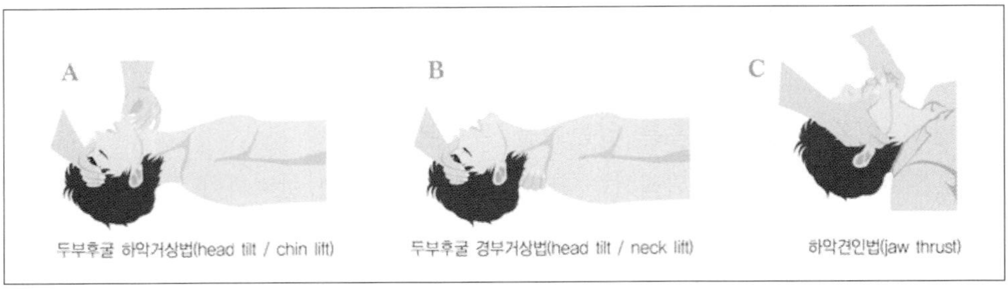

출처: 기도개방체위(현문사, 2015)

* 어린이 목은 유연해서 얼굴을 위로 보게 한 채 머리를 강하게 젖히면 오히려 기도를 막는 수가 있다. 어린이의 머리 쪽에 앉아 양손으로 턱 아래를 밀어내는 방식이 좋다.
* 의식을 잃으면 혀의 긴장이 없어져 혀가 목구멍 안쪽으로 치우쳐 기도를 막아 버린다. 또한 액체나 음식물 등의 이물질이 목구멍이나 기도를 막는 경우가 있다(기도폐쇄). 이를 그대로 방치해 두면 호흡이 막혀 사망하는 수가 많다.
* 의식이 없을 때에는 곧바로 기도를 확보하는 자세를 취해주어야 한다. 대부분의 환자의 경우 기도를 확보해 주면 스스로 호흡하게 된다. 호흡을 하고 있다면 의식이 없더라도 곧 생명에 위험은 없다. 기도를 확보했는데도 호흡이 없을 때에는 지체 말고 빨리 호기(내쉬는 숨)를 불어넣는 인공호흡을 실시한다. 심장이 멈추었다면 동시에 심마사지를 할 필요가 있다.

4) 의료기관에 연락 및 혼수의 원인 파악

혼수의 원인을 파악하기 위해 다음 항목들을 점검하여 본다.

① 의식변화의 기간이 얼마나 되는가?
② 갑자기 시작되었는가 혹은 서서히 시작되었는가?
③ 최근 4주 이내에 두부외상이 있었는가?
④ 현재 치료 중인가?
⑤ 술을 마셨다거나 약을 복용했는가?
⑥ 변화이전의 특별한 행동이 있었는가?
⑦ 현재 먹고 있는 약이 있는가?

5. 발작(seizure)

발작은 뇌에 비정상적으로 전기 작용을 일으켜 간질을 일으키는 뇌조직의 전기작용이 전체의 뇌로 전달되어 심한 전신근육의 수축과 의식장애를 유발한다. 간질(뇌전증)이나 어떤 종류의 마비증세, 극심한 스트레스에서 나타날 수 있다.

국민건강보험공단이 건강보험 빅데이터를 분석한 결과 뇌전증 질환을 진료 받은 환자는 2010년 141,251명에서 2015년 137,760명으로 감소(2.5%)하였다. 성별로 보면 남성은 2010년 78,824명에서 2015년 76,736명(2.6%↓), 여성은 2010년 62,427명에서 2015년 61,024명(2.2%↓)으로 감소하였다. '뇌전증' 질환으로 진료 받은 환자는 남성이 여성에 비해 많았다. 2015년 기준, 연령대별로 구분하여, '뇌전증' 질환으로 진료를 받은 환자 현황을 살펴보면, 20대(2만 1천 명, 15.0%)가 가장 많았으며, 40대(2만 명, 14.2%), 10대(1만 9천 명, 14.1%) 순으로 나타났다. 남성은 20대(1만 2천 명, 16.0%)가 가장 많았고, 여성은 40대(8만 7천 명, 14.2%)가 가장 많았다(국민보험공단, 2017). 뇌전증은 인구 200명 중 한 명 정도에게 있으며 재발성 발작이 특징이다. 뇌전증은 치료하지 않고 방치할 경우 순간적인 의식손실을 가져 올 수 있고 추락 및 익사사고 등 위험한 상황이 발생할 수 있으며, 사고 및 이상행동으로 타인에게도 해를 기칠 수 있으므로 정확한 진단과 적극적인 치료가 필요하다. 대부분의 간질은 약물로 조절되지만 약물치료를 받지 않거나 약물로 조절되지 않는 경우 발작이 발생한다. 간질의 원인은 뇌종양, 뇌졸중, 중추신경계의 감염, 발열, 유전 등이다.

간질 이외에도 다른 질환에 의하여 발작이 생길 수 있으나 이러한 경우에는 발작을 일으킨 원인이나 질환이 치유되면 발작은 자연히 없어진다.

1) 전신발작(경련성 혹은 경직성-강직성 발작)

전신발작은 3가지 단계로 구분되는데 전조(aura), 경련, 발작 후 상태이다.

전조란 발작에 의한 경련이 발생하기 전에 환자가 무엇인가 발생할 것 같은 느낌을 느끼는 것이다. 느낌은 이상한 소리, 근육경련, 독특한 냄새, 현기증이나 불안감 등이며 이들은 곧 발작이 시작된다는 경고이다.

전조가 몇 초간 지속되다가 경련이 뒤따르게 되는데 이때 주의할 점은 경련 중 턱근육이 수축하여 혀나 입술을 물어뜯는 것이다. 또한 경련 중에는 장이나 방광의 조절능력이 상실되어 무의식적인 방뇨, 방분이 발생할 수 있다.

이러한 계속적인 경직성 근육수축은 몸이 뻣뻣해지면서 기묘한 체형을 나타내며 이러한 상태가 몇 분간 지속된다. 강직성 근육수축이나 강직은 경직성 근육수축이 끝나고 나면 이어서 발생한다.

발작 후 상태는 10분~30분간 지속되는데 이때 환자는 의식이 없고 기도는 점액토물, 이완된 인두 근육에 막혀 호흡이 느려질 수 있다.

2) 부분발작

부분발작은 국소적인 뇌 부위에서의 전기작용. 발작이 하나 이상의 사지와 신체의 한 부분에 국한되면 '단순부분발작'이라고 한다. 형태로는 의식이 모호하고 이상한 표정이나 옷을 매만지는 행동, 목적 없이 걸어 다니거나 중얼거리는 행동.

▸ **응급처치**

- 신체손상을 방지하기 위해 주변에 손상을 줄 수 있는 기물을 치우고 환자를 눕힌다.
- 구강 내 손상을 방지하기 위하여 보호기구를 넣는다. 이미 발작이 시작된 후에는 입안에 어떠한 것도 넣지 않는다.
- 경련이 끝나면 기도를 유지하기 위해 회복자세를 취해준다.
- 구토물 또는 분비물의 흡인을 방지한다. 산소를 공급한다.
- 발작 중에 발생한 신체손상을 확인한다. 발작이 5분 이상 지속되거나 두 번 이상 연달아 일어날 경우 간질지속증(status epilepticus)로 분류되어 즉각적으로 119에 신고해야 한다.

* **주의할 점** : 환자는 발작 후에 심리적으로 매우 불안하기 때문에 안심시켜주어야 하며 절대 주위사람들의 시선을 받지 않도록 해준다.

6. 화상

- 화상 : 직접적인 열손상, 화학물질, 전기 등에 노출되어 생기는 피부의 손상. 화상으로 인한 위험정도는 피부의 손상 정도에 달려있으며, 손상 정도는 피부의 화상 범위와 깊이에 의해 결정.

피부의 기능은 신체로의 세균침입을 방지하고 체온조절과 수분의 침투와 증발을 방지하는 것이다. 피부는 외부 자극으로부터 인체를 보호해주는 역할을 하는데 손상 시에는 세균의 침입에 의한 감염, 체액손실, 온도조절 장애 등으로 심한 통증과 경우에 따라서는 생명을 위협하기도 한다.

2005년부터 2009년까지 국민건강보험공단에서 급여 청구한 실환자 수를 대상으로 한 연구에서 평균 연간 화상발생 수는 472,404명으로 연도별로 매년 증가하는 추세이다. 그 중 15세 이하 소아화상발생률은 전체 화상 환자의 29.2%를 차지하고 있어, 화재 및 화상 환자 발생 시 대처 방안 및 응급처치방법을 숙지할 필요가 있다(질병관리본부).

4년간 응급실 손상환자 심층조사 결과에 따르면 화상은 전체 938,811건 중 25,010건으로 약 2.7%를 차지하였으며, 이 중 65.3%가 집에서 발생하였다(안선희, 이동한, 질병관리본부).

1) 부위에 따른 화상 구분

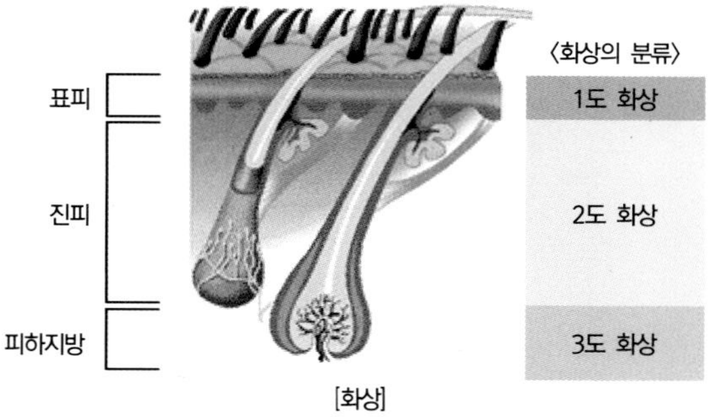

[화상]

출처: 간호사가 알려주는 홈케어: 화상, 감전(병원간호사회)

① 1도 화상(표피 화상) : 피부 표피층에 화상을 입은 경우. 피부가 빨갛게 되고 약간 부어오르며 통증을 느낀다. 상처는 남지 않으며 보통 1주일 이내에 낫는다. 심한 화상의 주변 피부는 주로 1도 화상.

② 2도 화상(부분층 화상) : 피부 표피층이 완전히 손상되고 내피층까지 손상을 입은 경우. 수포가 생기고 부어오르며 진물이 나고 심한 통증을 느끼는데 진피의 모세혈관이 손상을 입어 손상 부위에 체액이 통할 수 없게 된다. 부분 화상의 경우 물집은 보호막 역할. 하지만 물집이 터지면 진물이 나고 감염의 위험이 커진다.

③ 3도 화상(전층 화상) : 모든 피부층은 물론 피하지방과 근육층까지 손상된 심한 화상. 피부는 가죽처럼 되어 매끈거리고 회백색이나 검은색을 띠게 되기도 한다. 모세혈관이 손상되어 화상 부위에 전혀 체액이 통하지 않기 때문에 손상

부위는 건조하다. 또한 손상 부위의 피부는 완전히 죽어서 눌러보아도 색깔이 변하지 않는다. 3도 화상 환자는 통증을 느끼지 못하는데 이는 신경세포가 파괴되었기 때문. 통증이 있다면 주변의 덜 손상된 부위에서 느끼는 통증. 3도 화상 환자는 죽은 세포를 제거하고 피부 이식수술을 받는 것이 좋으므로 반드시 의사의 치료를 받아야 한다.

▸ Rule of nines

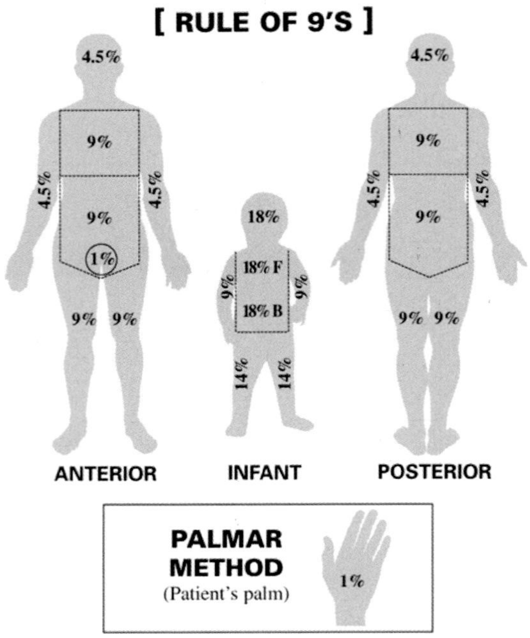

출처: Saint Barnabas Medical Center, Rule of 9's

▸ 응급처치

화상치료의 주목적은 통증을 줄여주고 감염의 위험을 제거하며 탈수증을 막는 것이다.

(1) 1도 화상 치료

① 화상 부위를 찬물에 담그거나 물에 적신 차가운 천을 대어 고통을 덜어준다. 물에 담그거나 꺼내어도 고통을 느끼지 않을 때까지 계속한다. 냉기는 화상이 세포 깊숙이 진행되는 것을 막아준다. 차가운 물이 없으면 찬 음료 등을 사용

하여 화상 부위의 열기를 식힌다.

② 아스피린이나 이부푸로펜으로 통증과 염증을 줄인다. 아세타미노펜은 통증에는 효과가 있으나 염증을 막지는 못한다.

③ 알로에 젤을 바르거나 보습제를 사용하여 피부의 수분을 유지하고 가려움과 피부껍질이 벗겨지는 것을 막아준다. 알로에 젤은 항균 성분이 있으며 진통에 효과적이다.

※ 주의점

드레싱을 하지 않는다. 마취 스프레이도 사용하지 않는다.

(2) 2도 화상 치료

① 화상 부위를 찬물에 담그거나 물에 적신 차가운 천을 대어 고통을 덜어준다. 고통을 느끼지 않을 때까지 계속한다. 냉기는 화상이 세포 깊숙이 진행하는 것을 막아준다. 차가운 물이 없으면 구할 수 있는 찬 액체를 사용하여 화상 부위의 열기를 식힌다.

② 아스피린이나 이부푸로펜으로 통증과 염증을 줄인다. 아세트아미노펜은 통증에는 효과가 있으나 염증을 막지는 못한다. 팔다리에 화상을 입은 경우 상처를 올려주면 중력에 의한 부종을 막는다.

③ 화상연고를 얇게 바른다. 화상연고는 병균의 침입을 막아준다.

④ 붙지 않는 멸균 드레싱이나 깨끗한 천으로 상처를 감싼다. 상처를 덮어주면 신경의 말단에 공기가 닿는 것을 막아 고통을 덜어준다. 화상에 드레싱을 하는 이유는 상처를 깨끗이 하고 수분 증발을 막고 통증을 줄이기 위해서이다.

수포는 절대 터뜨리지 않는다. 수포를 내버려두면 좋은 보호막이 된다. 화상연고를 바르고 살균 드레싱으로 터진 수포를 덮어 놓는다.

화상 부위의 열기가 식기 전에 연고, 기름, 버터, 크림, 분무기 등을 바르지 않는다. 이러한 것들은 살균되어 있지 않아 감염의 위험이 있고 열기를 내보내지 못해 상처를 악화시킨다. 또한 중증의 화상일 경우 상처 위에 바른 것을 긁어내야 하기 때문에 부상자에게 상당한 고통을 주게 된다.

화상 부위에 젖은 드레싱은 사용하지 않도록 한다. 젖은 드레싱은 쉽게 말라버리고 부위가 넓을 경우 저체온증을 유발시킬 수 있다. 처음에 화상 부위를 식히려고 찬 물수건 등을 사용할 수는 있지만 드레싱 용도로 사용해서는 안 된다.

(3) 3도 화상치료

3도 화상의 경우 대부분은 고통을 느끼지 못하기 때문에 차게 할 필요가 없다. 3도 화상인데도 불구하고 환자가 고통을 호소하면 1도, 2도 화상을 동반한 경우이므로 이 부위는 차갑게 하는 것이 좋다.

① 건조하고 붙지 않는 멸균 드레싱이나 깨끗한 천으로 상처를 감싼다.
② 쇼크를 막기 위해 다리를 높여주고 깨끗한 천이나 담요로 환자를 따뜻하게 한다.

표 9-2 화상의 깊이

깊이	손상조직	외견	증상	치유기간	흉터
1도 화상	표피, 각질층	발적, 충혈	통증, 열감	약 5~10일	남지 않음
2도 화상(경)	표피, 얇은 진피층	물집, 발적, 부어오름, 물기	심한 통증, 작열감, 감각 둔화	약 2~3주간	거의 남지 않음
2도 화상(중)	깊은 진피층까지	발물집, 발적, 부어오름, 물기, 점점 희어짐	통증이 덜하고, 감각 둔화가 현저함	약 3~8주간	남기 쉬움
3도 화상	진피층 전체, 피하조직	괴사, 탄화, 건조, 희어짐	통증 없음, 감각 없음	자연치유(피부이식 수술 필요)	남음
4도 화상	진피층 전체, 피하조직, 지방, 근육, 뼈	괴사, 탄화, 건조, 희어짐	통증 없음, 감각 없음	자연치유 안 됨(절단 필요), 피부의 상피가 재생이 되지 않음	남음

출처: 화상의 깊이(위키백과)

표 9-3 재난·안전관련·심폐소생술 관련 홈페이지

기관명	주소	비고
국민안전처	http://www.mpss.go.kr	재난 및 비상업무총괄
국가재난정보센터	http://www.safekorea.go.kr	재난상황·피해현황 내용
교육시설재난공제회	http://www.edufa.or.kr	교육시설 복구 및 보상
질병관리본부	http://www.cdc.go.kr	감염병 및 질병관련
대한심폐소생협회	http://www.kacpr.org	심폐소생술관련
대한적십자사	http://www.redcross.or.kr	안전교육
기상청 기상정보	http://www.kma.go.kr	일기·특보 등 기상전반

참고문헌

국민건강보험(2017). 보도자료 「뇌전증」 환자, 적극적 치료 및 예방 필요.

보건복지부, 질병관리본부(2017). 보도자료 휴가철 맞이하여 어린이 · 청소년 물놀이 안전 주의!. http://www.cdc.go.kr

보건복지부, 질병관리본부, 대한심폐소생협회(2016). 2015 기본소생술(일러스트).

보건복지부, 질병관리본부, 대한심폐소생협회(2016). 2015 심폐소생술 가이드라인.

보건복지부, 질병관리본부(2016). 보도자료, 누구나 따라할 수 있는 심폐소생술! 1시간만 투자하세요.

안선희, 이동환(2015). 화상발생 유형과 예방수칙: 응급실 손상환자 심층조사를 중심으로. 주간 건강과 질병, 제8권 제49호.

간호법교육학회(2017). 2017 보건의약관계법규, 수문사.

대한심폐소생협회 : http://www.kacpr.org

중앙응급의료센터, http://www.e-gen.or.kr/egen/first_aid_basics.do?contentsno=20

질병관리본부 : http://www.cdc.go.kr

질병관리본부(2016). 익수. http://www.cdc.go.kr

위키백과 : https://ko.wikipedia.org/wiki/화상

Saint Barnabas Medical Center : http://www.barnabashealth.org

제10장

정신건강관리

제10장

정신건강관리

학습목표

1. 정신건강의 개념을 이해할 수 있다.
2. 우울의 원인과 극복방법을 설명할 수 있다.
3. 자살의 원인을 이해하고 예방방법을 설명할 수 있다.
4. 약물남용의 원인을 이해하고 관리방법을 설명할 수 있다.
5. 인터넷(게임)중독의 원인과 관리방법을 이해할 수 있다.
6. 외톨이증후군의 원인과 관리방법을 이해할 수 있다.

제1절 정신건강의 개념

1. 정신건강의 개념

정신건강의 기준은 매우 다양하여 정신건강에 대한 정의를 내리는 것은 간단하지가 않다. 이런 배경 하에, 정신건강에 대한 학자들의 주장을 살펴보면, Johoda(1950)는 정신건강을 개인이 자신의 환경을 적극적으로 극복하고, 성격에 일관성과 통일성을 가지며, 자신과 주위를 객관적으로 파악하고 대응하는 능력이라 하였다. Wallin (1952)은 개인이 환경에 대해 적응을 하고, 만족스러운 인생철학을 가지는 건전한 통합과 균형을 이룬 성격을 정신건강이라 주장하였다. Kilander(1962)는 사람이 환경에 바람직하게 잘 적응하며, 만족, 성공, 행복을 누릴 수 있는 능력을 정신건강이라 정의하였다.

미국정신위생위원회(The National Committee for Mental Hygiene)에 의하면, 정신건강은 단지 정신적 질병에 걸려 있지 않은 상태만이 아니고, 만족스러운 인간관계와 그것을 유지해나갈 수 있는 능력을 의미한다. 이는 모든 종류의 개인적이고 사회적인 적응을 포함하여 어떠한 환경에도 대처해나갈 수 있는 건전하고, 균형 있고, 통합된 성격의 발달을 의미한다. 미국 정신보건법(Mental Health Act, 1983)에서는 정신건강은 법적인 의미를 지님을 강조한다. 정신질환자와 범죄자를 법적으로 감형하기도 하며, 정신장애인은 병원에 법적으로 억류시킬 수도 있기 때문이다.

세계보건기구(World Health Organization, WHO, 2010)는 정신건강은 일상적인 삶의 스트레스에 대처하고, 생산성 있게 일하고, 지역사회에 기여할 수 있는 개인이 잠재력을 실현할 수 있는 안녕상태라고 정의하였다.

임숙빈 등(2015)은 정신건강은 생리적·심리적·사회적 측면에서 상호 심각한 갈등이 없이 고유의 기능을 발휘하여 최적의 정신적 기능을 성공적으로 수행함으로써 정신기능의 모든 하위영역이 조화되고 이상적인 상태를 이루어 사회집단과 현실적 적응을 잘하고 있는 것을 의미한다고 하였다.

이처럼 정신건강은 생리적·심리적·사회적 측면 등 복합적으로 이해해야 하는 개념이다. 일반적으로 개인이 자신이 속한 사회의 문화와 신념, 가치관에 부합하여 사회적 역할을 수행함으로써 사회에 잘 적응할 때 건강하다고 할 수 있으며, 반대로 부적응적일 때는 불건강하다고 할 수 있다.

2. 정신건강의 평가

정신건강의 평가는 신체적, 심리적, 사회적 요소를 기초로 한다. 현재 가장 보편적으로 사용되는 정신건강 평가기준은 마리 야호다(Marie Jahoda)가 제시한 자신에 대한 긍정적인 태도, 성장, 발달과 자아실현, 통합, 자율성, 현실지각, 환경적 대처이다(표 10-1).

표 10-1 마리 야호다(Marie Jahoda)의 정신건강지표

지 표	설 명
자신에 대한 긍정적 태도(Positive Attitude toward Self)	· 자아수용과 자아인식 (긍정적 자아개념, 자아이상, 자존감 유지) · 자신에 대한 현실적인 정확한 평가 (자신의 장점과 단점, 능력과 한계 인식)
성장, 발달, 자기실현 (Self Actualization)	· Rogers : 충분히 기능하는 인간 · Maslow : 자아실현 · 자신의 잠재 능력을 최대한 발현

지 표	설 명
통 합 (Integration)	· 내외적 갈등, 기분 및 정서를 균형 있게 조절하고 통합
자율성 (Autonomy)	· 자기 주도적 결정, 타인의 자율성 존중 · 독립성과 의존성의 균형
현실지각 (Perception Reality)	· 자신과 타인 및 사건 등 경험적 세계를 정확하게 지각할 수 있는 능력 · 현실과 비현실 세계를 구분하고 현실적으로 평가하는 능력
환경적 대처 (Environmental Mastery)	· 사회적 역할을 성공적으로 수행함으로써 환경에 효율적으로 대처

출처: 한금선 등(2014), 정신건강간호학, 수문사

마리 야호다(Marie Jahoda)가 제시한 여섯 가지 기준에 따른 정신적으로 건강한 사람의 모습은 다음과 같다.

자신에 대한 긍정적 태도(Positive Attitude toward Self)

자신을 하나의 인간으로 수용하고, 자기인식을 통해 스스로의 욕구와 행동에 의해 인지하며 자신에 대해 어느 정도 객관성을 유지한다. 자기이해와 자기수용, 자기개방이 필요하며, 이를 통해 자신을 정확히 이해하고, 자신을 있는 그대로 인정하고 받아들이며 타인에게 있는 그대로의 자신을 솔직히 보여줄 수 있다.

성장, 발달, 자아실현(Self Actualization)

자기의 잠재력을 계발하여 실현하고, 이를 통해 새로운 성장과 발달, 도전을 할 수 있다. 인본주의적 관점의 심리학자인 로저스(Carl Rogers)와 매슬로우(Abraham Maslow)는 인간의 잠재력 개발과 실현에 대한 광범위한 이론을 전개하였다.

로저스(1971)는 모든 사람은 저변에 있는 사랑과 존경을 받고 싶은 소원으로부터 오는 긍정적 관심의 욕구를 가지고 있다고 한다. 긍정적 관심은 다른 사람으로부터 오기 때문에 그것을 얻기 위해서는 자신의 행동을 참고, 자신의 지각을 거부하거나 왜곡하고, 자신의 경험을 무시해야 한다. 결과적으로, 우리 자신과 자기 가치에 대한 우리의 견해는 다른 사람이 우리를 어떻게 보는 가를 반영한다. 이렇게 하여 스트레스와 불안을 경험하면서 자아구조가 위협받게 된다. 로저스에 따르면, 긍정적 관심을 얻기 위해 다른 사람들의 가치를 따라 살아갈 것이 아니라 자신의 가치에 따라 경험하고 살아가야 하는 것이 중요하다. 로저스는 자발적으로 자신의 내면가치체계에 따라 최적의 수준에서 완벽하게 작용하는 충분히 기능하는 인간, 즉 자기 성장과 성취를 하는 사람의 일곱 가지 필수적 성격특성을 [표 10-2]에서 보는 바와 같이 제시하였다.

표 10-2 로저스(Rogers)의 '충분히 기능하는 사람 fully functioning person'

1. 자기에게 진실하지 않은 허울에 관심이 없다.
2. 자기가 무엇이 되어야 하는지에 대한 타인의 기대에 관심이 없다.
3. 자기에게 인위적인 목표를 부과하는 타인을 즐겁게 하려하지 않는다.
4. 자율적, 자기 지향적이며 책임감이 높다.
5. 자신의 잠재력을 개발하고 변화에 개방적이다.
6. 자기 개방적이고 타인의 생활에도 개방적이다.
7. 자신을 신뢰하고 존중하며 용감하게 자신을 새로운 방식으로 표현한다.

출처: 임숙빈 등(2015), 정신간호총론, 수문사

매슬로우(1970)는 자아실현(Self Actualization)이 삶의 근본적인 목적이라고 제안한다. 매슬로우는 그의 욕구위계이론에서 가장 상위에 있는 인간의 욕구가 '자아실현의 욕구'라고 하였다. 자아실현은 그 자신의 독특한 방식으로 자신의 잠재력의 최고수준을 성취한 자아충족의 상태다. 그에 따르면, 건강한 사람은 자신이 원하는 모습으로 되기 위해 끊임없이 노력한다. 자아실현자는 정확하게 현실을 지각할 수 있고 권위자나 외부에 의존하지 않고 독립적, 자율적인 경향이 있다. 매슬로우는 자기의 잠재력을 최고도로 개발하여 성취하는, 즉 자아실현을 한 사람들이 나타내는 열다섯 가지의 기본성격 특성을 [표 10-3]에서 보는 바와 같이 제시하였다.

표 10-3 매슬로우(Maslow) 의 '자아를 실현하는 사람'

1. 현실에 대한 적절한 지각
2. 자기와 타인 그리고 인간본성에 대한 수용력
3. 자발성
4. 문제해결에 집중할 수 있는 능력
5. 프라이버시에 대한 욕구
6. 고도의 자율성과 독립성
7. 늘 새로운 사물에 대한 인식과 이해
8. 삶을 가치 있고 풍요롭게 하는 신비한 경험이나 절정 경험
9. 인류에 대한 동일시
10. 만족스러운 대인관계수립 능력
11. 민주적 성격구조
12. 강한 윤리감
13. 유머감각
14. 창조성
15. 규율, 법률, 관습, 규칙 등에 저항

출처: 임숙빈 등(2015), 정신간호총론, 수문사

통합(Integration)

개인의 내·외적 갈등, 기분 및 정서를 균형있게 조절하고 통합한다. 또한 내적으로 억압된 것과 겉으로 표현된 것이 서로 균형을 이룬다. 인생철학 등 일관된 가치들이 모든 반응에 있어 연속성을 나타낸다. 이러한 통합은 자아를 강하고 융통성있게 단련시켜서 스트레스를 효과적으로 처리할 수 있다.

자율성(Autonomy)

의사결정과 행동을 스스로 조절할 수 있다. 자기의 결정, 행동, 사고, 감정 등에 대하여 개인 스스로가 책임을 지며, 타인의 자율성과 선택의 자유도 존중한다.

현실지각(Perception Reality)

자신과 타인 및 사건 등 경험적 세계를 정확하게 지각할 수 있다. 현실과 비현실 세계를 구분하고 현실적으로 평가한다. 공감능력과 사회적 민감성이 있으며, 타인의 감정과 태도를 존중한다. 자기의 지각을 새로운 정보에 따라 변경할 수 있다.

환경의 지배(Environmental Mastery)

사회적 역할을 성공적으로 수행함으로써 환경에 효율적으로 대처한다. 인생문제를 잘 해결하고 삶에 만족을 얻는다. 공격성, 고독, 좌절 등에 잘 대응 하는 자질이 있으며 타인을 사랑하고 다른 사람들로부터 사랑을 받으며 호혜적 관계를 가진다. 새로운 사람과 우정 관계를 이루고 만족스러운 집단생활을 하는 것 등으로 자기의 주변 환경을 지배한다.

3. 대학생의 정신건강

대학생은 발달단계상 청소년기에서 성인초기로 넘어가는 청년기로, 생애 중 가장 의미 있는 관계를 형성하면서 자아정체감, 인생관, 가치관 등을 정립하여 자신의 사회적 위치를 확립하기 위한 기초를 다지는 시기라고 볼 수 있다. 이 시기의 성공적인 발달과업 달성은 생활에 잘 적응할 수 있게 하고, 다음 단계의 발달에도 영향을 미치게 되어, 성인기 및 노년기 인생후기의 삶의 방향과 심리적 안녕감, 정신건강의 좋은 지표가 된다.

에릭슨(Erikson)은 자아정체감 성취가 청년기에 크게 발달과제로 부각되기 때문에 청년기에는 내적 변화와 새로운 사회적 역할로 인해 자기상, 역할, 대응방식, 가치 및 이념 등에 대해 심각한 고민과 회의를 하게 된다고 하였다.

자아정체감이란 자기의 성격, 취향, 가치관, 능력, 관심, 인간관, 세계관, 미래관 등에 대해 비교적 명료한 이해를 하고 있으며, 그런 이해가 지속성과 통합성을 가지고 있는 상태이다. 자아정체감 성취(identity achievement)란 삶의 목표 및 가치, 직업, 인간관계 등에서 위기를 경험하고 대안을 탐색하며 확실하고 변함없는 자아정체감을 확립한 상태를 말한다.

오늘날 청소년은 20~30대에 이르도록 교육, 취업준비 등으로 인해 비교적 긴 정체감 획득의 시간을 경험한다. 이에 따라 자신이 앞으로 어떤 교육을 받고 직업을 가질 것인지를 결정해야 하는 갈등에 직면한다.

대학생들은 대학 입학 이전까지 타율에 의한 수동적이고 의존적인 생활을 하다가 대학에 입학하면서 자율적이고 독립적인 생활방식으로 전환하면서 삶의 많은 부분을 스스로 선택해서 해결해 나가게 된다. 성취해야 하는 다양한 발달과업 수행, 새로운 생활양식 적응 과정에서 사회적 기대에 대한 압박감, 정체감 형성의 혼란과 심리적 부담감, 새로운 환경에 대한 부적응 등을 경험한다. 대학생들이 경험하는 심리적 부담감과 부적응의 문제는 그들의 정신건강을 위협하여 우울과 자살, 약물남용, 인터넷(게임)중독, 외톨이증후군 등의 정신건강 문제들을 초래한다. 대학생들이 갖는 이러한 정신건강 문제는 그 당시의 문제에만 국한되는 것이 아니고 대부분 성인이 된 이후의 삶에까지도 지속되기 때문에 예방과 관리가 매우 중요하다. 이에 본 장에서는 대학생의 주요 정신건강문제인 우울과 자살, 약물남용, 인터넷(게임)중독, 외톨이증후군의 원인과 증상, 관리방법에 대해 기술하였다.

제2절 우울의 원인과 극복방법

1. 우울이란?

우울(憂鬱, Melancholia)은 '슬프고 불행한 감정' 또는 '마음이 어둡고 가슴이 답답한 상태'라고 정의된다. 그러나 우울은 단지 정서적인 기분과 관련된 상태만은 아니다. 우울한 상태는 정서 외에도 행동, 사고방식, 신체적인 어려움을 포괄하고 있다.

우울하면 슬퍼지고 예민해질 뿐 아니라, 주변의 일에 대한 흥미가 떨어지고 새로운 것을 시도하기 두려워하는 등 행동상의 변화도 생기고, 모든 것이 비관적으로 보이는 사고방식의 변화도 일어나고, 입맛이 떨어지고 잠이 안 오는 등의 신체적인 어려움도 생긴다. 국민건강영양조사결과(2012년 기준), 대부분의 대학생들이 속하는 19세부터 29세 사이의 우울증상 경험율이 남자 5.7%, 여자 13.1%로 대학생들이 경험하고 있는 우울증상은 비교적 심각한 것으로 나타났다.

2. 우울의 원인

우울 상태는 흔히 상실이나 실패를 의미하며 특별한 사건(예: 가족의 죽음이나 질병, 실연, 시험에서의 낙제)에 의해 유발되는 경우가 많다. 그러나 때로는 분명한 원인을 찾기 어려운 경우도 있다.

정신분석이론에서는 우울을 '분노가 자기 자신에게로 향해진 상태'라고 설명한다. 가족관계 또는 대인관계 속에서 쌓여진 분노나 공격 감정이 직접 발산되지 못하고 자기 자신에게 향해져 자기 자신을 비하하고 부정하며 처벌하려는 경향이 우울상태로 나타난다고 본다.

우울에 대한 인지이론에서는 대인관계나 일에 있어서 지나치게 완벽 주의적이고 당위적인 기준을 가진 사람들이 우울해지기 쉽다고 본다. 이런 사람들은 현실 생활 속에서 좌절감과 불만감을 많이 경험하게 되고 그 결과 자기 자신, 미래, 주변환경에 대해서 부정적이고 비관적으로 생각하는 사고경향이 습관화되어 우울상태에 이르게 된다고 본다. 그밖에도, 생활 속에서 일어나는 부정적인 사건들의 원인을 지나치게 자신의 잘못이나 결함으로 돌리는 경향이나 부정적인 사건들은 자신이 통제하거나 변화시킬 수 없다는 무력감에 의해 우울상태가 유발된다고 보기도 한다.

대학생들은 대인관계, 자아정체감의 형성에 따른 스트레스와 가치관문제, 학업, 진로 및 취업에 대한 고민 등 다양한 문제를 경험하고 새로운 상황에 접할 기회가 많아 우울 등의 정서적·심리적 부적응을 경험할 확률이 매우 높다. 이에 더해 오늘날 극심한 대학생들의 취업난과 미래에 대한 불안감, 등록금과 물가 상승으로 인한 경제적 문제가 대두되고 있는 상황은 대학생들로 하여금 우울의 경험을 더욱 가중시키고 있다.

3. 우울의 증상

우울은 슬픈 감정이 주가 되는 정서적 증상과 함께 여러 가지 인지적, 행동적, 생리적 증상을 동반한다. 청소년기의 우울증은 반사회적 행동이나 비행 등의 다른 증후군으로 나타나기도 한다. 예를 들어 안절부절 못한다든지, 혼자 가만히 있지를 못하고 늘 새로운 자극을 찾는다든지, 음주, 약물 사용, 두통이나 복통 등의 여러 가지 신체 증상 등은 실제로는 저변에 깔린 우울증의 표현일 가능성이 많다. 집중력이 떨어지고 학업 성적이 떨어지는 것도 우울증의 경우 흔히 보이는 현상이다.

대학생 시기에 경험하는 우울은 일반적으로 개인의 건강한 발달, 원만한 학업, 진로 선택 등에 부정적인 영향을 미치며, 부모로부터의 심리적 독립과 자아정체성 확립 등 인생의 결정적 발달과업 성취에 큰 지장을 초래할 수 있다. 더 나아가 자살과 인터넷 중독의 원인으로 작용할 수 있다. 대학생 시기의 우울은 성인기까지 지속될 가능성이 높고, 정신병적 장애로 발전하기 쉬우므로 우울증을 조기에 인지하여 극복하는 것이 중요하다.

[표 10-4]에 제시된 우울증상과 같은 변화들이 2주 이상 장기간 지속되거나, 다양한 신체증상이 함께 나타나고, 그로 인해 일상생활이 어려워진다면 우울증을 생각해 볼 수 있다.

표 10-4 우울의 증상

1. 무기력하고 우울한 기분이 지속됨	2. 매사에 흥미나 재미가 없음
3. 집중력이 떨어짐	4. 무가치함이나 죄책감을 느낌
5. 불면증이나 과다한 수면상태가 지속됨	
6. 식욕이 없어지거나 과도하게 증가함	
7. 대인관계가 적어지고 집에서 혼자 지내는 시간이 늘어남	8. 이유 없이 목이 아픔
9. 비관적인 생각이 들고, 자살사고나 충동이 지속됨	

출처: 서울시 정신건강증진 온라인 사이트(2017.11.27) https://blutouch.net:6001/health/disease2.asp

4. 우울 극복방법

우울함에서 벗어나 다시 기분이 좋아지는 무언가를 하는 것은 스스로를 분명히 아는 데서부터 시작한다. 우울한 마음을 이해하고 자신이 지금 어느 위치에 있는 지를 정확히 깨닫는 것이다.

우리는 어릴 때 신발 끈을 어떻게 묶는지, 자전거는 어떻게 타는지, 책은 어떻게 읽는지를 배웠다. 하지만 감정을 어떻게 조절하는 지, 그 복잡한 과정에 대해서는 배우지 못했다. 감정조절방법을 지금 배운다고 해서 너무 늦은 것은 아니다.

우울증에서 벗어나는 최고의 무기는 올바로 아는 것이다. 먼저, 정신건강증진센터 온라인사이트(https://blutouch.net:6001/health/test5.asp)에서 제공하는 우울증 자가 검진을 해 본다. 검진결과 우울증 위험군에 속한다면 평소 예방 및 회복을 위한 적극적인 노력과 주변의 도움이 필요하다. 그러나 스스로의 노력에도 불구하고 호전되지 않는다고 여겨진다면 전문가와의 상담과 적절한 치료가 병행되어야 한다. 우울 극복 방법을 인지적, 행동적, 신체생리적인 방법으로 구분해 보면, 다음과 같다.

1) 인지적 방법

(1) 낙관적으로 보고, 긍정적으로 느끼기

유명한 우울증 권위자인 벡(Beck)은 '사물을 부정적으로 보면, 부정적으로 느끼게 되고, 부정적인 방식으로 행동하게 된다.'고 했다. 즉, '사물을 낙관적으로 보면, 긍정적으로 느끼게 되고, 긍정적인 방식으로 행동하게 된다.'는 것이다.

무기력한 느낌이나 꼼짝없이 갇힌 느낌이야말로 우울증에 빠지는 큰 이유라고 할 수 있다. "왜 이렇게 무기력할까?"라고만 생각하지 말고 "여기서 벗어날 수 있는 낙관적인 해결책은 어떤 것이 있을까?"라고 생각하는 것이 중요하다.

(2) 반복되는 생각 멈추기

우울한 사람들은 대부분 좋지 않은 일을 자꾸 반복해서 생각하면서 더욱 우울해지는 경향이 있다. 나쁜 일, 혹은 비관적인 생각이 들 때는 "그만!" 하고 마음속으로 외치고, 생각을 멈추는 것이 도움이 된다.

(3) 정확하게 균형을 잘 맞추어 생각하기

우울한 사람들의 큰 특징 중 하나는 극단적으로 나쁘게 생각하는 것이다. 즉, 한 가지 실패를 지나치게 확대해서 생각하다 보면, 잘못 생각할 수 있다.

예를 들어 한 학생이 국어와 영어과목에서는 대부분 90점 이상을 받았고 지난 학기 성적도 좋았는데, 수학과목 60점을 받고서는 '나는 항상 이 모양이야. 노력해도 소용없어.' 하고 생각하면, 정확하게 자신의 상태를 이해한 것이 아니라, 한 가지 실패를 지나치게 비관적으로 생각하는 것이다. 이런 경우, '나는 수학과목은 60점 받았지만, 이 과목이 예외이고 다른 과목들은 다 90점 이상을 받았어. 다른 친구들과 비교해도 괜찮은 편이야. 또 지난 학기 성적도 좋았잖아. 앞으로도 잘할 수 있어!' 이렇게 생각하는 것이 더 정확한 이해이다.

간혹 우리는 실제보다 더 끔찍한 경우를 상상하는 버릇이 있다. 내게 일어날 수 있는 최악의 상황이 무엇인지 생각하는 것은 나쁘지 않다. 하지만 내게 일어날 수 있는 최상의 일은 무엇인지 함께 생각해서 균형을 잘 맞추는 것이 중요하다.

(4) 새로운 관점에서 사물을 바라보기

너무 무거운 짐 때문에 인생의 수레바퀴가 고장이 나서 다른 대안이나 선택이 없다고 생각될 지도 모른다. 하지만 실제로는 많은 대안이 있다. 인생의 수레에서 짐을 좀 덜어 내고, 바퀴에 바람을 넣고, 다른 사람의 도움도 구하자. 가능하면 배달도 늦추고, 잠시 쉬면서 새로운 관점에서 사물을 바라본다.

(5) 스스로를 믿고 자신의 가치를 인식하기

자신의 내면 가장 깊은 곳에서 울리는 목소리에 귀 기울인다. 그것이 바로 우리의 마음이 말하는 것이다. 나답게 살아가는 것이 좋다. 나답다는 것은 사실상 있는 그 대로의 모습으로 잘 살아가는 유일한 방식이다.

나는 세상에 하나밖에 없는 소중한 존재이다. 이 세상에 아무 목적 없이 태어난 사람은 한 사람도 없고, 자기만의 독특한 가치, 고유의 의미와 능력을 가지고 태어났다. 스스로를 믿고 자신의 가치를 인식하는 것이 중요하다. 자기 존재의 확신 속에서 기쁨과 평화가 자란다.

2) 행동적 방법

(1) 활동하기

우울증의 두드러진 행동 증상은 수동성(Passivity)이다. 새로운 것은 시도하지 않으려고 하고, 무슨 일을 시작도 하기 전에 포기하거나 조금만 일이 잘못돼도 쉽게 포기한다. 집에 있으면 밖에 나오기 싫고 만사가 다 귀찮아진다. 이런 상태에 계속 있으면 더욱 우울해지기만 할 뿐이다. 이런 경우 무조건 아무거나 먼저 활동해보면, 몸과 기분이 한결 상쾌해지는 것을 느낄 수 있다. 노래를 부르고, 음식을 만들고, 그림도 그려보고, 동네를 한 바퀴 걸어보자. 운동이나 일상적인 움직임으로도 사물에 대한 새로운 관점을 심어줄 수 있다. 적어도 몸으로나마 억눌린 걱정에서 벗어나는 탈출구를 찾을 수 있다.

하루일과를 계획하고, 해야 할 일의 목록을 만들고 점검한다. '해야 하는 일'의 목록에 '즐겁게 놀기'를 꼭 집어넣는다. 운동시합을 약속하거나, 내가 돋보인다고 생각하는 옷을 입고 외출한다. 어디에 가치를 두고 무엇이 더 중요한지를 결정해서 하루하루 생활을 꾸려나간다.

지금까지 살아오면서 즐거웠고 가슴 벅찼던 일들을 생각해보고, 지금부터 하고 싶은 일들을 기록하여 하나하나 이루어가는 것도 좋다. 자신을 믿고, 자신을 최우선으로 생각하며, 잘 하면서 좋아하는 것을 찾아보자. 워크넷(www.work.go.kr)에서 한국고용정보원이 제공하는 '직업심리검사'를 통해 적합한 직업유형을 보고 미래를 계획하는 것도 도움이 된다.

(2) 분명히 표현하기

작은 일이라도 최소한 "예", "아니오"를 분명히 표현하자. 자기주장은 항상 분명히 하고, 자신의 생각을 분명히 표현한다. 평소 자신이 하고 싶은 말을 다른 사람들에게 분명히 하지 못하고 혼자 끙끙 앓고, 반복해서 그 생각을 하면 우울함이 더 심해진다. 처음에는 머뭇거려질지 모르지만 한번 표현해 보면, 마음이 후련해지면서 자신감이 생기는 것을 조금씩 느낄 수 있다.

(3) 가까운 사람들에게 털어놓기

우울해지면 사람들을 만나는 것을 자꾸 피하게 되고 점점 사람들로부터 고립되게 된다. 그럴수록 더욱 우울이 심해지므로, 이럴 경우 주위의 믿을만한 친구나 가족에게 속마음을 털어놓고 도움을 구한다.

(4) 자연과 가까이 하기

자연은 우리의 기운을 돋우어 줄 많은 보물을 가지고 있다. 자주 자연이 품고 있는 보물을 찾아내서 만지고, 맛보고, 향기를 음미해 보자.

영국 브래드포드대학 연구 결과, 나무 또는 녹지가 우거진 공간에 가까이 사는 사람들이 상대적으로 비만이나 소극적 성향, 우울증일 가능성이 적은 것으로 드러났다. "자연은 아직 알려지지 않은 치유자"라며 "알레르기를 줄이는 육체적 건강부터 자존감과 정신적 안녕을 높여주는 심리적 건강까지 사람에게 복합적으로 이로운 작용을 한다"고 말했다.

3) 신체 생리적 방법

(1) 우울증이 심한 경우라면 병원에 간다.

우울증이 심하여 정상적인 생활에 심각한 어려움을 초래하고 있는 경우라면, 병원을 방문하여 '약'을 먹고서 신체 생리적인 심한 우울상태에서 회복이 된 후에야 적절한 심리치료나 상담이 가능하다.

많은 경우 처음으로 우울증이 생길 때 약을 먹고 상담을 하면 더 쉽게 해결될 일을 방치해서 더 큰 어려움에 빠지게 되는 경우가 많다. 너무 우울해서 장기간 집에서 두문불출하는 경우, 불면증, 심한 식욕저하, 무력감을 경험하는 경우라면, 가까운 병원을 먼저 방문하여 '약'을 먹으면서, 정신치료나 상담을 병행하는 것이 필요하다.

(2) 규칙적인 운동을 한다.

규칙적인 운동은 몸을 움직여주는 그 자체만으로도 생활에 활력을 주며, 자신을 위하여 규칙적으로 무엇을 한다는 것이 자신감을 주고 계획성 있는 삶을 살도록 해준다. 헬스클럽이나 에어로빅 학원을 끊어서 다닐 수도 있겠고, 조깅을 하는 것도 좋다. 이것이 부담스럽다면 아침에 막 일어나서나 저녁에 맨손체조를 정기적으로 하는 것도 좋다.

(3) 세끼 식사는 제때에 한다.

우울해지면 입맛이 떨어진다. 활동성도 떨어지니 입맛이 떨어지기도 하고 그래서 밥을 안 먹으면 힘이 없어서 활동성이 더 떨어지는 악순환이 계속된다. 결국 몸은 무기력해지고 더 우울해진다. 그러므로 입맛이 없어도 조금이라도 먹어 세끼 식사를 제때에 하는 것이 중요하다. 세끼 식사를 잘 챙기는 것은 자신을 사랑하는 적극적인 행위이며, 우울한 기분을 극복하거나 예방하는데 많은 도움이 된다.

(4) 자기 전에 따뜻한 물로 샤워를 하거나 5분 정도 발을 담그고 피로를 푼다.

잠을 자기 전에 따뜻한 물로 샤워를 하거나 5분 정도 따뜻한 물에 발을 담그고 마음을 느긋하게 가져보면, 몸과 마음의 피로가 풀리는 것을 느끼면서 행복해지는 것을 느낄 수 있다. 그리고 숙면을 취하는 데도 도움이 된다.

제3절 자살의 원인과 예방방법

1. 자살이란?

자살[suicide, 自殺]이란 행위자가 자신의 죽음을 초래할 의도를 가지고 자신의 생명을 끊는 행위를 말한다. 세계보건기구(WHO report, 2004)는 치명적인 결과를 내는 자살적 행위로 다양한 정도의 죽음의 의지를 보여주는 자기위해행위로 정의하고 있다. 자살은 우리나라 20~30대 사망원인 1위로 심각한 사회문제로 대두되고 있다. 2010년 통계청 조사결과(표 10-5), 대학생시기(20~24세) 청소년의 7.2%가 지난 1년 동안 한 번이라도 자살하고 싶다는 생각을 해 본 적이 있는 것으로 나타났으므로 적극적인 예방이 중요한 상태이다.

2. 자살의 원인

자살의 원인은 복잡하고 파악하기 어렵다. 통계에 의하면 신경쇠약·실연·병고(病苦)·생활고·가정불화·장래에 대한 고민·사업실패·염세(厭世) 등 여러 가지가 있으며, 그 중에서도 염세·병고·신경쇠약·실연·가정불화가 두드러지게 많다. 연령별로는 청소년에서는 실연과 염세가 많고, 노인에서는 병고가 특징적으로 많다. 가정불화는 20~30대에 많다. 어느 경우이든 자살의 원인은 자살기수자(自殺既遂者)의 유서나 가족의 증언, 또는 미수자의 진술 등으로 파악하게 되는데, 여러 조건이 서로 얽혀 있다.

프로이드(Freud)는 1917년 저서 '애도와 우울(Mourning and Melancholia)'에서 자살이란 '자신이 동일한 대상에 대한 무의식적인 공격'이라고 기술하였다. 그는 '자살은 개인이 겪는 심리적 고통과 같은 내부적 갈등에 의해 유발된다.'고 가정하였다.

프랑스의 사회학자 뒤르켐(Durkheim, 1952)은 자살을 이기적 자살(egoistic suicide), 이타적 자살(altruistic suicide), 아노미적 자살(anomic suicide), 운명론적 자살(fatalistic suicide)로 구분하였다. 이기적 자살은 개인과 사회의 결합력이 약할 때의 자살이다. 이타적 자살은 그 반대로 과도한 집단화를 보일 경우, 즉 사회적 의무감이 지나치게 강할 때의 자살이다. 아노미적 자살은 사회정세의 변화라든가 사회 환경의 차이 또는 도덕적 통제의 결여(缺如)에 의한 자살이다. 즉, 집단과의 결속이 없어져 버린 개인이 견디지 못하면 이기적 자살이고, 논개와 같이 국가와 민족을 위해 생명을 던지면 이타적 자살이다. 아노미적 자살이란 사회의 급격한 변화에 낙오되거나 희생된 많은 이들의 자살이 이 유형에 속한다. 운명론적 자살은 자기 삶의 조건을 바꿀 수 있는 능력이 조금도 없다고 생각할 때 일어난다. 감옥, 정신병원 등에 있거나 목숨은 연장시켜주나 병을 고쳐주지 못하는 것 등이 이에 속한다.

미국의 저명한 사회심리학자인 바우마이스터(Roy Baumeister)는 급증하는 현대인들의 자살 문제를 이해하기 위하여 오랜 시간 연구를 거듭한 끝에 자기로부터의 도피(escape from self)라는 이론을 확립했다. '자기로부터의 도피', 즉 자기와 관련된 고통스러운 감정과 생각으로부터 도피하기 위해 자살과 같은 극단적인 자기파괴적 행동을 선택한다고 하였다. 그는 자살에 이르는 도피과정을 [표 10-5]와 같이 제시하였다.

첫째, 자신에게 예상하지 못했던 사건이 발생한다. 개인이 이루고자 하는 기대수준은 높은데 현실적인 상태는 그에 미치지 못할 때, 기대수준과 현실상황의 큰 괴리감으로 자기불일치가 일어난다. 괴리가 클수록 좌절감도 크고, 다음단계로 이행되기 쉽다.

둘째, 이런 사건을 경험하면 사람들은 사건의 원인을 찾는다. 이 때 스스로에게 잘못이 있다는 내부 귀인을 한다. 기대와 현실간의 괴리가 생긴 이유를 자신의 탓으로 돌려서 자기비난과 부정적인 자기평가를 한다. 귀인양식이 안정적(앞으로도 늘 이렇게 엉망일거야), 전반적(난 모든 일에서 이 모양이지)일수록 더 비관적이며, 자기 비난을 하게 되고 부정적인 자아상을 갖게 된다.

셋째, 자기 때문이라는 생각은 자기혐오를 일으킨다. 주의의 초점이 자기에 돌려져서 고통스런 자기자각이 더욱 첨예화되고 자신에 대해 더욱 부정적으로 평가한다. 자의식이 높으면 기대수준도 높기 때문에 현실과의 괴리감을 더욱 견디지 못한다. 따라서 자신에 대해 더 부정적으로 평가하게 되고, 고통스런 자기지각이 더욱 첨예화된다.

넷째, 그러한 결과로 자신에 대한 부정적인 정서상태가 초래된다. 우울과 불안 같은 부정적 정서를 경험하며, 정상적으로 생각하고 판단할 수 없게 된다.

다섯째, 개인은 이런 고통스런 생각과 감정을 없애 줄 수 있는 강력한 수단을 찾게 되는데, 이 과정에서 인지적 몰락(cognitive deconstruction) 상태가 유발된다. 인지적 몰락상태가 되면 과거나 미래에 대한 혐오 및 불안이 나타나고, 현재에만 관심을 두며, 정신기능이 협소화(mental narrowing)된다. 장기적 목표가 없이 충동적으로 행동하고, 여러 가지 억제력이 약화되어 자살과 같은 극단적인 선택을 하게 한다. 책임을 부정하고 수동적으로 문제를 해결, 알코올이나 약물남용 등 이탈행동을 일으키고, 정서적으로 둔감해지며, 비합리적인 사고를 하게 된다는 것이다.

표 10-5 Baumeister(1990)의 자살에 이르는 도피과정

구분	내용
낙담(Disappointment)	· 자기불일치단계 : 기대와 현실간의 괴리
모두 내 잘못이야 (It's all my fault)	· 내부귀인단계 : 자기 탓으로 돌려 자기 비난과 부정적 자기 평가
자기의 고통스러운 인식 (Painful Awareness of Self)	· 높은 자의식으로 인한 자기혐오상태 : 고통스러운 자기지각 및 부정적 자기평가 증가
정신적 고통 (Emotional distress)	· 부정적 정서 : 자신에 대한 부정적인 정서 상태의 초래
인지적 몰락 (Cognitive Deconstruction)	· 인지적 몰락단계 : 고통스러운 생각과 감정을 없애줄 수 있는 도피 수단으로 인지적 몰락 상태 유발

출처 : Baumeister(1990), 자기로부터의 도피

우울증은 자살이나 자살기도의 주요 요인이다. 우울증상으로서 행동문제가 두드러지는 대학생에서 보이는 자살생각이나 자살시도를 예측하는 데는 바우마이스터(Baumeister)의 이론이 더 타당할 가능성이 있다.

청소년(15~24세)이 자살을 생각하는 이유는 다양하다. 일반적으로 가정이나 학교에서의 인간관계문제, 성적에 대한 압박감 및 학업 스트레스, 개인의 성격문제 등이 청소년에게 자살생각을 하게 만드는 요인으로 알려져 있다. 그러나 연령대를 세분해 보면, 2010년 대학생시기(20~24세)에 자살하고 싶었던 가장 큰 이유는 '경제적 어려움(28.1%)'이었으며, 기타 사유를 제외하고는 직장문제(15.8%), 외로움과 고독(15.4%)의 순으로 나타났다.

표 10-6 청소년(15-24세)의 자살 충동 여부 및 이유

연령	계	자살 충동 있다	자살이유						
			소계	경제적 어려움	직장 문제	외로움, 고독	가정 불화	성적, 진학문제	기타
15-19세	100	10.1	100	10.5	1.6	11.2	12.6	53.4	10.7
20-24세	100	7.2	100	28.1	15.8	15.4	10.5	11.0	19.2
15-24세	100	8.8	100	17.0	6.8	12.7	11.8	37.8	13.8

주: 기타는 이성문제, 질환과 장애, 친구불화 포함

출처 : 통계청(2011), 2011년 청소년통계 - 신명희 외(2017), 발달심리학에서 원용

3. 자살 예방방법

청소년의 자살은 부모의 관심이나 새로운 관계를 형성으로써 자살에 대한 생각을 방지할 수 있다. 청소년은 성인역할을 수행해야 하고, 의존적인 행위를 해서는 안 된다는 것을 생각하면서 자신에 대한 무력감이나 무가치한 감정이 생기고 좌절감을 느끼게 된다. 이러한 느낌은 가족이 무의식적으로 자신이 죽기를 바랄 것이라고 생각하게 되어 자신을 쓸모없는 존재로 받아들이면서 자살을 기도하게 되기도 한다.

자살의 동기는 진정으로 살 의욕과 동기를 상실한 경우와 중요한 인간관계의 상실로 극도로 좌절하고 낙담한 상태에서 도움을 청하고 관심을 끄는 하나의 방법으로 자살기도를 하는 경우가 있는데, 청소년의 경우 전자보다 후자가 더 흔하다고 한다. 그러므로 청소년(15~24세) 자살의 경우, 무엇보다 주변의 관심이 중요하다. 청소년이 자살시도 전에 보내는 메시지는 그들이 직접적으로 말하지 않아도 누군가 자신의 고통을 알아주고 이해해 주었으면 하고 보내는 위험신호이므로, [표 10-7]에서와 같이 청소년이 보내는 자살경보신호를 무시하지 말고 적극적으로 받아들여야 한다.

표 10-7 청소년이 보내는 자살경보신호

구분	자살경보신호(단서)
언어	· 죽음, 내세, 자살하려는 의사를 표현하는데 직접 말로 표현하거나 일기, 편지, 작문 중에도 표현될 수 있다.(예: '아무도 나의 삶과 죽음에 관심을 갖지 않는다.' '만약 내가 없다면 사정은 아마 나아질지도 모른다.')
행동	· 몸에 이상이 없는데도 신체적 이상을 자주 호소한다. · 지나치게 외모에 대해 무관심하다. · 식사량이 지나치게 많아지거나 적어진다. · 행동이 갑자기 명확히 변한다.(예: 활달한 성격이 위축됨) · 학업 및 행동 문제가 나타난다.(예: 성적이 더 떨어짐) · 갖고 있는 소유물을 포기한다.(예: 유언장을 작성함. 자신이 가장 소중히 여기는 물건을 남에게 줌) · 알코올 및 약물을 남용하는 일이 갑자기 증가한다. · 사람들의 모임을 피하고 위축되어간다. · 우울의 증후가 나타나거나 불안감을 나타낸다. · 수면과 식생활이 불규칙해지고 잠을 못 자고 피곤함이 뚜렷이 나타나고 몸이 편치 않고 병이 생긴다.
환경	· 중요한 인간관계가 끊어진다.(예: 직계친족 또는 배우자의 사망, 친한 친구와의 다툼, 헤어짐) · 가정에 큰 변화가 생긴다.(예: 경제상의 어려움이 생기고 이사를 함) · 환경적응의 어려움을 표현하며 이로 인하여 자신감을 잃게 된다.(예: 학교 가기를 두려워하고, 자주 학교를 가지 않으려고 함)

출처: 신명희 외(2017), 발달심리학(2판), 학지사

자살하려는 사람을 돕기 위해서는 서로 마음을 열고 대화할 수 있는 장소에서 그 사람의 말을 경청하는 것이 필요하다. 또한 욕구좌절, 불신, 우울감 등을 극복하기 위해 전문가에게 도움을 청하도록 설득한다.

자살을 생각하는 청소년에게 해야 할 일과 해서는 안 될 일(표 10-8)을 유념하여 실천하고, 이러한 내용과 자살경보신호를 가족들에게 교육하는 것도 중요하다.

표 10-8 자살을 생각하는 청소년에게 해야 할 일과 해서는 안 될 일

해야 할 일	해서는 알 될 일
· 경청하고 애정을 보이고, 침착해야 한다. · 지지 적이고 배려하는 태도를 보인다. · 상황을 주의 깊게 보고, 위험정도를 평가한다. · 이전의 자살시도에 대해 질문한다. · 자살계획에 대해 질문한다. · 시간을 번다 · 계약을 맺는다. · 여러 가지 가능한 지지를 찾아본다. · 가능한 한 자살에 이용될 수 있는 도구들을 제거한다. · 필요한 조치를 취하고, 주변 사람들에게 사실을 알리며, 정신과 전문의 및 전문가의 도움을 청한다. · 자살위험성이 높은 경우 그 사람과 함께 있다.	· 그 상황을 무시한다. · 충격을 받거나 당황해하거나 공포에 질린 태도를 취한다. · 막연하게 모든 것이 잘될 것이라고 말한다. · 혼자서 그 상황을 헤쳐 나가라고 말한다. · 문제를 별 것 아닌 것으로 축소한다. · 불충분한 거짓된 말로 안심시킨다. · 비밀을 지키겠다고 맹세한다. · 그 사람을 혼자 내버려 둔다.

출처: 신명희 외(2017), 발달심리학(2판), 학지사

제4절 약물남용의 원인과 관리방법

1. 약물남용이란?

약물남용(drug abuse)이란 의학적인 감독 없이 약물을 지속적으로 빈번히 과다하게 사용하는 것으로 중추신경계에 작용하는 약물의 비의학적, 불법적 사용을 의미한다. 약물남용에는 알코올을 사용하는 것에서부터 아편 유사약물을 강박적으로 사용하는 것에 이르기까지 모든 행동이 포함된다. 약물은 인체에 미치는 영향에 따라 마약(헤로인, 아편, 코카인, 모르핀), 환각제(LAD, 마리화나), 흥분제(암페타민, 코카인, 카페인, 니코틴), 진정제(알코올, 바르비투르산염, 신경안정제) 등으로 분류된다.

2. 약물남용 원인

청소년 약물남용의 원인은 매우 다양하다. 호기심, 친구와 어울리기 위해서, 자신의 위치를 한번 평가해 보고 싶어서, 약물세계가 어떤가를 경험해보기 위해서, 주변의 압력이나 개인적인 문제로, 자아나 가치 판단력이 결핍되어, 주변상황(전통, 가치, 문화, 권위 등)에 저항하는 수단으로, 허무와 권태로부터 향락을 추구하고자 약물을 남용한다.

청소년들이 약물을 사용하는 이유 중 첫째는 가족이나 친구 등 주변사람들이 사용하기 때문이다. 이는 다른 사람들이 하니까 당연한 것으로 받아드리는 것이다. 둘째, 또래 집단에서 인정해 주기 때문이라고 할 수 있다. 청소년의 약물사용에 관한 연구들은 개인의 약물사용행동과 그 친구들의 약물사용행동에 상당한 일치성이 있다는 것을 일관성 있게 보고하고 있다. 셋째, 탐구와 실험으로 인한 호기심이다. 넷째, 자존심이 낮거나 성격상의 문제이다. 특히 집안에서 아버지가 제 역할을 하지 못할 경우, 남자아이들은 건강한 남성이 어떤 모습인지를 알지 못하여, 폭력을 행사하거나, 약물 사용하는 것을 남성적인 것과 동일시 할 수 있다. 다섯째, 기분전환이나 의식변화 즉, 스트레스를 해소하기 위해서이다. 여섯째, 부모의 권위에 대한 도전으로 약물을 한다고 한다. 일곱 번째, 방송이나 신문잡지 등에서 보면 약물사용이 멋지게 보여서이다.

성격적으로 사회동조성이 부족한 경우와 사회화가 덜된 경우 등이 약물남용에 취약하다. 견해와 판단력 장애, 대인관계 장애 및 정서조절 장애의 정신 역동적 특성이 약물남용자에게서 흔히 나타난다.

약물탐닉행위를 리비도(Libido), 원시적 충동에서 유발되는 본능적 욕망도착(perversion)으로 설명하는 사람들도 있다. 즉, 정신적 발달에 있어서 생식기 전단계인 구순기(oral stage, 프로이드의 유아성욕론에서 초기) 또는 심지어 보다 이전 단계로의 퇴행이 원인이라고 설명한다.

또한 낮은 자아정체감은 약물남용으로 이끄는 요인이 되며, 특히 목표지향성, 자기수용, 안정성이 낮은 청소년의 경우 더욱 약물을 남용할 가능성이 높은 것으로 나타났다.

청소년기에 약물남용에 빠지는 요인은 가정불화, 낮은 자존심, 친구의 압력, 시험적 복용, 문화적 영향, 부모의 약물복용, 도덕적·영적 가치관의 부재 등이며, 청소년기에 약물을 사용하게 할 수 있는 위험요인은 [표 10-9]와 같다.

표 10-9 청소년기 약물사용 위험요인

1. 낮은 자존감
2. 심리적 고통
3. 낮은 학업성적
4. 종교적 활동을 별로 하지 않을수록
5. 부모님과 사이가 별로 좋지 않을 때
6. 감각적 쾌락을 추구할 때
7. 이른 나이부터 술을 마실수록
8. 집안 어른들이 약물을 사용할 때
9. 일탈 행위
10. 또래들의 약물 사용 : 가장 큰 단일요인은 친한 친구가 약물을 사용할 때

3. 약물남용이 인체에 미치는 영향과 문제점

마약은 처음에 강렬한 도취감에 빠지게 하고, 곧이어 평온하고 행복한 상태가 몇 시간 지속된다. 마약은 중독 현상이 강하고 내성이 빨리 생긴다. 환각제는 기분을 들뜨게 하여 환각상태에 빠뜨리는데, 사고와 지각에 주로 영향을 미친다. 그리고 흥분제는 중추신경계를 흥분시킨다. 흥분제는 힘이 솟게 해서 기분을 들뜨게 하고 자신감을 주지만, 약효가 떨어지면 피곤해지고 짜증이 나며 우울해지고 머리가 아프다. 진정제는 중추신경계의 활동을 늦춘다. 진정제는 불안감을 감소시키고 기분을 진정시키는 역할을 한다.

약물남용은 우울증, 품행장애, 주의력결핍 과잉행동장애, 불안장애 등과 같은 다양한 심리적인 장애와 공존한다. 또한 약물 복용 후에는 판단력이 상실되고 자신의 주변 환경을 제대로 인식하지도 못하고 고통에 대한 감각이 없어 사회규범에 어긋난 난폭한 행동을 히는 문제가 있다.

청소년이 쉽게 구할 수 있는 감기약에 들어 있는 덱스트로메토판(dextromethorphan: DXM)은 아편류로, 이 약의 남용문제가 청소년 사이에서 심각한 것으로 밝혀지고 있다. DXM의 용량이 증가되면 주의력과 기억력 장애 등이 나타나고 심한 경우 경련 및 혼수상태에 빠질 위험이 있는 것으로 알려졌다.

일단 약물을 시작하면 급속도로 진전되고, 약한 약물에서 강한 약물로 빠르게 이동한다. 약물남용으로 인해 난폭성과 공격행위가 증가하고, 신체적인 성장이 저해되며, 내성으로 인한 약물증가로 인하여 각종 범죄, 교통사고를 발생시키고, 자살에 이르게

까지 할 수 있다. 정신과 육체를 황폐화시킬 뿐 아니라 가정·학교·사회까지 영향을 주며, 약물 후 남녀혼숙, 폭력, 절도, 강간, 살인, 성병 발생 같은 사회적 문제를 야기한다.

4. 약물남용 예방·관리방법

약물복용으로 의존성이 형성된 경우에는 이를 해결하기가 매우 어렵다. 청소년사이에서는 불법마약을 대신해 합법적으로 통용되는 약을 환각제로 사용하는 것으로 밝혀져 부모의 특별한 주의가 요구된다. 약물을 남용하는 습관은 한번 시작되면 좀처럼 중단하기 어렵고, 신체뿐만 아니라 정신의 파괴를 가져올 수 있다. 그러므로 청소년의 약물남용 신호와 약물사용 징후를 조기에 파악하여 약물사용을 중단하도록 해야 한다. 청소년의 약물남용의 신호는 [표 10-10], 약물사용 징후는 [표 10-11]에서 보는 바와 같다.

표 10-10 청소년의 약물남용신호

1. 행동의 변화 : 거짓말, 심한 감정기복, 상황에 맞지 않는 행동
2. 학업의 변화 : 성적 저하, 잦은 결석, 집중부족, 사고일관성 상실
3. 친구, 음악, 활동의 변화 : 환각적인 음악과 분위기
4. 건강의 악화 : 위생불량, 협응능력 저하, 집중 부족, 사고일관성 상실
5. 약물사용 징후 및 관련 물건의 발견

표 10-11 청소년의 약물사용징후

- 뭔가를 감추고 비밀이 있는 것 같다.
- 자취하는 친구나 선후배의 집에서 자거나 지내는 일이 많다.
- 늦게 귀가를 하거나 부모와 마주칠 때 부모의 시선을 피한다.
- 가방에서 본드가 묻은 비닐봉지가 발견된다.
- 눈동자가 동그랗게 커져 있거나 작아져서 풀려 있다.
- 낮과 밤이 바뀐다거나 학업성적이 떨어지는 등 갑작스러운 변화를 보인다.
- 비정상적으로 화를 내거나 감정이 폭발한다.
- 옷차림 등 외모가 보기 싫게 변하거나 개인위생에 무관심하게 된다.
- 주사 자국을 감추기 위해 소매가 긴 옷을 입고 다닌다.
- 부모나 친구로부터 평소와 달리 돈을 자주 빌린다.
- 항상 졸린 듯한 태도나 멍청한 상태로 앉아서 허공을 바라본다.
- 담배나 술의 사용이 증가한다.

· 오랫동안 잠을 자지 않거나 식사를 하지 않는다.
· 손톱이나 옷 등에 접착제가 붙어 있다.
· 휘발성 물질의 냄새가 난다.
· 콧물과 눈물을 과도하게 흘린다.
· 발음이 분명치 않다.
· 자주 잘 넘어진다.

출처: 신명희 외(2017), 발달심리학(2판), 학지사

[표 10-12]의 약물중독 선별검사표를 이용하여 검사 후 1개 이상 3개 이하이면 약물남용상태이므로 적극적인 예방이 필요하고, 4개 이상이면 약물중독일 가능성이 높으므로 전문가에게 상담을 받도록 한다. 청소년이 스스로 약물남용을 예방하기 위한 방법은 [표 10-13]에서 보는 바와 같다.

표10-12 약물중독 선별검사표

1. 약물을 조절해서 사용하려 하지만 잘 안 된다.
2. 예전보다 약물의 사용량이 많이 늘었다.
3. 주변에서 약을 끊으라고 하지만 그 말이 마음에 와 닿지 않고 반발심만 생기며 마음과 머릿속에서도 약 생각이 지워지지 않고 약 생각이 자주 떠오른다.
4. 약물을 하고 싶은 충동이 일어나면 거의 참을 수 없다.
5. 약물을 일단 사용하기 시작하면 멈출 수 없다.
6. 정신적 고통을 잊기 위해 사용한다.
7. 혼자 사용하는 것을 좋아한다.
8. 최근의 약물사용 중의 일은 기억하지 못하는 경우가 몇 번 있다.
9. 약물사용 전후에 자살충동을 느낀다.
10. 내가 불쌍하다는 생각이 자주 들며 자기 연민에 빠진다.
11. 약물로 인해 친구가 떨어져 나간다.
12. 약물로 인해 가정 내 문제가 있으며 내가 나가게 되거나, 가족들이 나가라고 한다.

출처: 최은영(2008), 약물중독, 학지사

표10-13 청소년 스스로 약물남용 예방법

1. 약물 사용 권유를 확실하게 거절해야 한다.
   - 나는 전혀 할 생각이 없어.
   - 솔직하게 이야기해서 약물을 사용하고 싶지 않다.
   - 나는 약물을 사용하면 정신이 하나도 없어.
   - 나는 오늘 다른 할 일이 있어.

- 나는 약물이 아닌 다른 즐길 수 있는 취미가 많아.
- 약물은 나를 바보로 만들어 버려.
- 나는 나의 뇌세포를 보호해야 해.
- 부모님이 아시면 슬퍼하실 거야. 나는 더 이상 걱정을 끼쳐드리고 싶지 않아.
- 차라리 춤을 추거나 노래를 부르겠어.

2. 스트레스에 대처하는 방법으로 스포츠, 음악, 예술, 사교모임, 자원봉사 등을 통하여 건전한 여가활동을 한다.
3. 일부 가수, 배우, 운동선수 등 대중 스타들의 약물사용을 미화해서 생각하지 말아야 한다.
4. 자기 또래의 대부분의 사람들이 약물을 사용하지 않고 있다는 것을 알아야 한다.
5. 학업을 계속하는 것, 합법적인 소득의 원천인 노동기술의 개발 등 가치있는 인생목표를 설정한다.
6. 오남용 약물의 피해에 대해 배우고 친구들에게 알려줘야 한다.
7. 약물사용을 전파시키는 학생이나 상점을 부모나 학교, 신고센터에 알린다.

제5절 인터넷(게임)중독의 원인과 관리방법

1. 인터넷(게임)중독이란?

인터넷 중독이란 일상생활에 장애를 유발할 정도로 과다하게 인터넷에 의존하여 사이버공간과 현실성을 구분하지 못하는 현상이며, 게임중독이란 과도한 게임으로 인하여 학업과 가정 및 대인관계에 부정적인 영향을 받고 있는 상태를 의미한다. 점점 발전해가는 IT산업으로 인하여 인터넷을 사용한 각종 게임의 수렁에서 빠져 헤어나오지 못하는 등 최첨단 정보화의 역기능이 발생하면서 아동기부터 시작된 게임중독이 대학생시기까지 이어지면서 사회문제로 대두되고 있다. 특히 가정이나 학교, PC방 등 사회곳곳에서 게임에 노출될 수 있는 환경이 점점 많아지고, 스마트폰의 등장으로 인터넷 접근성이 높아져서 게임중독은 더욱 심화되고 있다.

2. 인터넷(게임)중독의 원인

인터넷 게임을 시작하는 이유는 재미를 위하여, 스트레스의 해소를 위하여, 친구들과 어울리기 위하여 등 다양하다. 현실 속에서 경험할 수 없는 생각과 행동을 사이버 공간에서 마음껏 할 수 있고 그만큼 억눌렸던 욕구와 불만을 가감 없이 발산할 수 있기에 게임을 시작하고 결국에는 중독으로 인해 그릇된 자아를 형성하게 되는 악순환에 놓인다. 인터넷(게임)중독의 원인은 크게 다음 3가지로 나눌 수 있다.

첫째, 초고속 정보화 사회의 등장과 미디어 사회의 출현이다. 오늘날 청소년들은 컴퓨터나 인터넷에 빠질 수밖에 없는 사회환경 속에서 태어나 자라고 있다. 그러나 컴퓨터를 잘 사용하는 기술교육만 이루어지고, 역기능을 막기 위한 사전예방교육은 제대로 이루어지지 않는다.

둘째, 입시위주의 교육과 빈약한 여가문화이다. 학업성적이 대학입시와 취업에 직결되는 한국의 교육적 특수성을 들 수 있다. 성적하위권 학생들은 하루 종일 알아들을 수 없는 수업을 들으며 그냥 의자에 앉아 버티고 있는 것이라 볼 수 있다. 이들은 자신을 인정해주지 않는 괴로운 현실에서 벗어나려는 과정에서 컴퓨터나 인터넷에 심각하게 의존하게 된다. 게임은 현실의 괴로움을 잊게 해주고 그 자체에 몰입하게 해준다. 게임 안에선 더 이상 무시 받는 내가 아니다. 게임만 잘하면 돈도 벌 수 있고, 인정도 받으며, 비슷한 취향을 가진 새로운 사람을 만날 수도 있다. 게임을 하는 동안은 성적도, 친구와의 갈등도, 부모님의 잔소리도 신경 쓰지 않아도 된다. 현실의 문제를 잊게 해주는 일종의 탈출구인 것이다. 그러나 문제는 이 탈출이 일시적이라는 것이다. 한편, 하위권이 아닌 일반학생에게도 인터넷은 여가생활의 중심이 되었다. '친구 생기지요, 너무 재미있지요, 이 안에선 모두들 저를 우러러 봐요' 길드, 클랜 등의 모임은 강력한 소속집단 중 하나이다. 이 안에서의 소속감과 정체감은 자신의 외로움을 달랠 수 있다. 게임을 통해 얻는 레벨업은 현실에서 강조되는 공부로는 도달할 수 없는 지위와 성장의 쾌감을 준다. 레벨을 올린다는 즐거움은 마치 인생을 업그레이드 하는 행복과 같다는 것이다. 게임 안에서의 나는 근사하고 매력적이고 새로울 수 있다. 수줍음이 많은 아이가 게임에서는 적극적이고 활달한 활동으로 자신의 다른 모습을 보여줄 수 있다. 좌절에 빠져있는 무기력한 내가 아닌 적극적이고 용감무쌍한 나를 경험할 수도 있다. 게임을 하고 있다는 것에 집중하기보다 게임을 통해 얻고 있는 것이 무엇인가 살펴보는 것이 중요한 이유가 여기에 있다.

셋째, 인터넷은 정서적 욕구를 충족시켜주는 최상의 조건을 제공한다. 인터넷의 익명성과 다양성의 특징은 잠시나마 나를 숨길 수도 있고, 새로운 또 다른 나를 얼마든지 창조할 수 있는 환경을 제공한다. 이러한 특징이 주는 안전함은 잠재된 욕망을 해방시켜 금기를 깨도록 한다. 일상생활에서 억눌러야 한다고 믿는 모든 충동을 표현할 수 있으며 그래도 괜찮다는 메시지가 도처에 깔려있다. 항상 예쁨 받고 사랑받는 것 같은 얄미운 동생, 잔소리하는 엄마, 놀리고 괴롭히는 친구를 때려눕히고 싶은 상상은 게임 속에서의 적군을 날려버리는 것으로 대치된다. 또한 인터넷 공간에서는 대인관계 형성이 쉽고 빠르며, 다양한 형태의 메일과 답글을 통해 나에 대한 반응이 곧바로 돌아온다. 이러한 배경에서 단순히 과다사용을 넘어 자신도 모르는 사이에 인터넷 중독에 이르게 되는 것이다.

3. 게임중독의 증상

게임중독에 빠진 학생은 끼니도 거르고 밤새도록 게임에만 몰두하며 부족한 잠을 보충하기 위해 학교에서는 잠만 잔다. 게임을 하지 않을 때에도 늘 게임에 관한 생각뿐이며, 현실과 가상공간을 잘 구분하지 못하고, 꿈에서도 게임에 관한 꿈을 꾼다. 과도한 게임으로 인하여 학업성적이 떨어지고 교우관계에도 문제가 발생하는 등 일상생활에 심각한 지장을 받는다. 특히, 폭력적인 게임에 지속적으로 노출된 학생은 그만큼 인간의 폭력성에 대한 내성이 생겨 더욱 폭력적인 성향을 보인다.

4. 인터넷(게임)중독 예방·치료방법

인터넷(게임)중독을 예방하는 방법은 크게 다음과 같이 5가지로 대별된다.

첫째, 스트레스를 적절하게 조절한다. 인터넷을 이용하는 많은 학생들은 현실적인 여러 가지 어려움을 해소하고 스트레스를 감소시키는 한 방편으로 인터넷을 사용하는 경우가 많다. 따라서 부적절한 스트레스 해소방법으로 과도하게 인터넷을 사용하게 되기 쉽다. 따라서 인터넷(게임)중독 예방을 위해서는 스트레스를 적절하게 조절할 수 있어야 한다(스트레스 관리방법은 11장 참조).

둘째, 효과적인 대화법을 익힌다. 사람은 외롭고 힘들 때 힘든 마음을 나눌 수 있는 대상을 간절히 원한다. 현실세계에서 이러한 욕구가 충족되지 않으면 인터넷공간에서 찾게 되는 것이다. 대인관계에서의 친밀감 형성은 청년기의 주요 과제이다. 효과적인 대화법은 여러 가지 갈등상황에서 적절한 대안을 선택할 수 있도록 해주고, 자신의 감정을 오해없이 상대방에게 전달하여 불필요한 갈등을 사전에 방지할 수 있도록 해준다. 대인관계의 친밀감을 더욱 돈독하게 하여 현실세계에서의 즐거움을 증진시킨다. 효과적인 대화는 말하고자 하는 사건이나 경험을 구체적으로 나열하고(예: '나 화났어', '속상해'가 아니라 '어떤 일을 보니까', '무슨 말을 들으니까'라는 식의 구체적 기술), 대화 때에는 여기 그리고 지금에 초점을 맞추어 이야기한다. 지금 내가 느낀 것에 대해 가능한 한 분명한 정보를 제시하는 것이다(예: '오늘 아침 네가 한 애기를 들으니까'). 그 사건이나 경험에 대한 나의 생각을 이야기하며, 솔직한 감정을 전달하는 것이다. 또한 자신이 원하는 바를 분명히 말하고, 긍정적인 측면을 자주 표현한다. 피해야 할 대화법과 배워야 할 대화법은 [표 10-14]에서 보는 바와 같다.

표 10-14 피해야 할 대화법과 배워야 할 대화법

피해야 할 대화법	배워야 할 대화법
상대방의 자존심에 상처주는 대화 (예: 바보, 형편없는)	자신의 감정을 언어로 설명하는 대화 구체적으로 상대방 행동을 지적하는 대화
과거의 사실을 계속 들추는 대화	현재에 초점을 두는 대화
상대방의 마음을 추측하는 대화	궁금한 사항을 질문하여 상세하게 대답할 수 있는 기회를 제공하는 대화
비판적이고 평가적인 대화	구체적이고 긍정적인 대안을 제시하는 대화
상대방의 시선을 피하는 대화	서로 시선을 맞추고 대환
'너 때문에' 등의 책임전가 식의 대화	'내 생각에는' 등의 대화의 책임소재를 분명히 하는 대화
부정적인 감정을 비언어적인 방식으로 표현하거나 절대 부정으로 표현하는 대화 ('항상', '전혀'의 대화방식)	부정적인 감정을 직접적으로 표현하는 대화 ('가끔', '이런 상황에서...'처럼 구체적인 상황을 제시하는 대화방식)

출처: 이형초, 심경섭(2006), 인터넷중독 완전정복, 시그마프레스

셋째, 즐거운 여가시간을 증가시킨다. 일상생활이 인터넷에 접속하는 것보다 더 즐겁다면 인터넷 게임에 시간과 에너지를 쓰지 않을 것이다. 경험했던 여러 가지 여가생활 중 즐거웠던 한 가지를 떠올려서 자신을 즐겁게 할 수 있는 방법을 찾자. 인터넷에 몰두하다 보면 현실생활에서 즐거움을 찾는 신체활동을 점차 하지 않게 된다. 이를 방지하기 위해 적극적으로 자신을 즐겁게 할 수 있는 활동들을 계획하고 실천하자.

넷째, 삶의 목표를 설정하고 시간관리를 한다. 먼저 현재 시간을 어떻게 쓰고 있는지를 확인한다. 그리고 자신이 바라고 있는 목표와 현재 시간을 쓰고 있는 방법이 일치하는지에 대해 평가하는 것이 효과적이다. 중요한 일은 반드시 하루에 얼마동안 하는 것으로 계획을 세운다. 자신에게 가장 중요한 일을 먼저 하는 것이 우선적인 원칙이다. 해야 할 일을 하고 나서 하고 싶은 일을 하는 것이 바람직하다. 살아가는 것이 힘들고 일상의 삶에서 벗어나고 싶을 때 나를 붙잡아주는 힘은 꿈이다. 꿈은 인생의

긴 항해의 방향을 정해주는 나침반과 같다. 인생을 끌고 나갈 원동력이 되며, 인터넷 게임의 유혹에서 나를 지켜주는 안전망의 역할을 한다. 생각만 해도 가슴 뛰는 꿈을 꾸자. 1년 후, 10년 후, 30년 후 나의 모습을 상상해 보자. 원하는 미래의 꿈을 실현할 수 있는 방법을 구체적으로 계획해 보자. 하루하루가 소중하게 여겨질 것이다.

다섯째, 건강한 인터넷 사용법을 익힌다. 인터넷은 사람과 사람이 소통하는 공간이다. 요즈음 대부분의 포털 사이트에서 실명으로 여러 가지 정보를 사용할 수 있도록 하고 있으며, 사이버 범죄에 대한 처벌이나 단속이 강화되고 있다. 따라서 인터넷은 더 이상 익명의 공간이 아니며 스스로 자신의 행동에 대해 분명하게 책임을 져야 하는 공간이 되고 있다. 올바른 인터넷 사용법(가정에서의 인터넷 사용헌장)은 [표 10-15]에서 보는 바와 같다.

표 10-15 올바른 인터넷 사용법 - 가정에서의 인터넷 사용헌장

1. 맞춤법에 맞는 언어를 사용한다.
2. 다른 사람에게 존칭을 사용하고 예절에 맞게 표현한다.
3. 바이러스를 유포하거나 해킹을 하지 않는다.
4. 인터넷은 정해진 시간에 정해진 만큼만 한다.
5. 채팅에서 실제 이름이나 주소를 밝히지 않는다.
6. 음란한 대화방에는 참여하지 않는다.
7. 음란한 정보가 들어오면 사용을 중지하거나 반드시 가족들에게 이야기한다.
8. 컴퓨터 사용일지를 쓴다.
9. 타인에게 해를 입히려는 목적으로 인터넷을 사용하지 않는다.
10. 부모의 주민등록번호를 사용할 경우에는 반드시 허락을 받는다.
11. 잠자는 시간을 반드시 지킨다.
12. 인터넷 사용과 관련된 거짓말을 하지 않는다.
13. 인터넷 사용기록을 지우지 않는다.

출처: 이형초, 심경섭(2006), 인터넷중독 완전정복, 시그마프레스

아울러 게임중독진단체크리스트(표 10-16)를 이용하여 수시로 자신의 상태를 점검, 적절한 조치를 해야 한다. 게임중독진단 체크리스트 검사결과, 37점 이하이면 일반사용자이고, 38~48점이면, 실제적 위험 사용자로서 게임으로 인해 현실생활의 어려움이 있으므로 중독예방프로그램 필요하다. 49점 이상이면, 고위험사용자로서 일상생활 부적응 상태이므로 상담이 필요하다.

표10-16 게임중독진단 체크리스트

1. 게임공간에서의 생활이 실제 생활보다 더 좋다.
2. 게임속의 내가 실제의 나보다 더 좋다.
3. 게임에서 사귄 친구들이 실제 친구들보다 나를 더 알아준다.
4. 게임에서 사람을 사귀는 것이 더 편하고 자신 있다.
5. 게임을 하는 것이 친한 친구들과 어울리는 것보다 더 좋다.
6. 게임 생각 때문에 공부에 집중하기 어렵다.
7. 밤늦게까지 게임을 하느라 시간 가는 줄 모른다.
8. 점점 더 오랜 시간 게임을 해야 만족하게 된다.
9. 갈수록 게임을 하는 시간이 길어진다.
10. 게임을 하느라 해야 할 일을 못한다.
11. 게임을 안 하겠다고 마음먹고도 다시 게임을 하게 된다.
12. 게임을 그만두어야 하는 경우에도 그만두는 것이 어렵다.
13. 게임 하는 시간을 줄이려고 노력하지만 실패한다.
14. 게임을 못한다는 것은 견디기 힘든 일이다.
15. 게임을 하지 못하면 불안하고 초조하다.
16. 다른 일 때문에 게임을 못하게 될까봐 걱정된다.
17. 게임을 하지 않을 때에도 게임 생각을 하게 된다.
18. 게임을 못하게 되면 화가 난다.
19. 게임으로 인해 생활에 문제가 생기더라도 게임을 해야 한다.
20. 누가 게임을 못 하게 되면 신경질이 난다.

전혀 그렇지 않다 : 1점, 때때로 그렇다 : 2점, 그렇다 : 3점, 항상 그렇다 : 4점

출처: 가톨릭 아동청소년 상담센터 소식지 나눔(2011), 게임의 이해, 마음샘심리상담센터 온라인 자료실(2017.11.26. http://cafe.daum.net/maeumsam/MPYC/3)

게임중독을 치료하기 위한 관리방안은 [표 10-17]에서 보는 바와 같다.

표10-17 게임중독 관리방안

1. 전자게임시간을 점차 줄여간다. 게임중독인 경우 처음부터 게임을 완전히 못하도록 하는 것보다 점차적으로 시간을 줄여가는 것이 효과적이다.
2. 모든 전자게임을 못하게 하는 것보다 게임의 내용을 점검하고 보다 건전한 게임을 하도록 유도한다. 특히 폭력적인 게임에서 비폭력적인 게임으로 전자게임의 항목자체를 바꾸어 나가도록 지도한다.
3. 가정이나 학교에 비치되어 있는 컴퓨터에서 전자게임용 프로그램들을 점차 지워 나간다.
4. 현실성 있는 컴퓨터 사용습관을 기르도록 한다. 예를 들어, 컴퓨터상에서 전자게임을 하는 시간과 정보를 검색하는 시간을 5:5의 비율로 조정해 나가도록 한다.
5. 모든 전자게임 동호회의 가입이나 출석은 중단시킨다.
6. 전자게임은 게임일 뿐, 가상 세계와 현실이 다름을 인식시킨다.
7. 전자게임이 자신에게 어떠한 영향을 주고 있으며, 전자게임이 주는 나쁜 점과 좋은 점이 무엇인지에 관하여 생각해 보도록 하고 스스로 느낄 수 있도록 지도한다.

8. 전자게임을 통해서가 아니라 현실 속에서 운동이나 문화 활동, 건전한 취미활동 등을 통하여 성취감을 맛볼 수 있도록 한다.
9. 다양하고 균형 잡힌 경험과 생활을 권장하여 전자게임에만 몰두하거나 치우치지 않도록 한다.

제6절 외톨이증후군의 원인과 관리방법

1. 외톨이증후군이란?

외톨이는 친구와의 상호작용 빈도와 또래 수용도가 낮으며, 학교에서 친구들에게 소외당하고 집단에 적극적으로 합류하지 못하며 겉도는 청소년을 말한다.

외톨이 증후군은 일본의 은둔형 외톨이(히키코모리)에서 비롯된 말로서, 은둔형 외톨이는 정신적인 문제나 사회생활에 대한 스트레스 등의 이유로 외출하지 않고 집 안에서만 머무르는 사람을 말한다. 은둔형 외톨이가 시작되는 시기는 보통 청소년기다. 청소년위원회는 2005년 은둔형 외톨이를 '정신병적 장애 또는 중증 이상의 정신지체가 없이 최소한 3개월 이상 집 안에 머물러 있고, 진학이나 취업 등의 사회참여 활동을 할 수 없거나 하지 않고 있는 사람'으로 정의하고 있다.

2. 외톨이증후군의 원인

초기 성인기 대학생의 대인관계 환경은 청소년기보다 복잡하고 이질적이다. 대학생은 청소년기보다 대인관계의 폭이 넓고 더 복잡하고 미묘한 관계가 형성되므로, 적극적으로 타인과 교류하며 친밀감을 형성하지 못하면 대인관계문제가 유발되어 고립감이나 공허감과 같은 심리적 증상을 겪을 수 있다.

핵가족화와 자녀수 감소는 부모로 하여금 과잉보호, 과잉통제, 모자밀착 등 부적절한 양육태도를 조장하였다. 이러한 양육태도로 의존적이고, 미성숙하며, 이기적이고, 자생력을 가지지 못한 학생들은 집단생활 적응, 친구 사귀기, 학업경쟁과 같은 발달과제 획득에 실패할 가능성이 높고, 이를 극복하지 못할 경우 쉽게 좌절하여 은둔자가 될 가능성이 높다.

연구결과, 외톨이는 비외톨이보다 독특한 외모, 부정적 성격, 낮은 자존감, 낮은 인지능력과 같은 특성이 있으며, 우울과 불안수준이 높고, 타인에 대한 경계와 의심, 부적절한 행동, 적절한 사회기술의 부족이 원인으로 나타났다.

사람은 누구나 거부 또는 무시당하는 사회적 고립을 경험할 수 있다. 관계의 범위가 넓어지면서 주거지역, 가족배경, 개인차 등에 의해 내집단(in-groups)이 아닌, 외집단(out-groups) 구성원이 될 수 있기 때문이다. 그러나 외집단에 속하게 된다는 것은 상당한 불안을 야기하고 배척, 고립, 고독, 따돌림, 괴롭힘과 같은 대인관계에 대한 공포를 유발할 수 있다. 이러한 맥락에서 또래들과 잘 어울리지 못하고 겉돌며 고립감을 느끼는 것은 심리적으로 불안하고 고통스러운 경험이다. 이러한 경험을 극복하기 어려운 경우 스스로 은둔 상태로 들어가는 것이다.

청년실업이 증가하면서 은둔형 외톨이가 증가하는 추세이다. 취업기회를 상실하면서 일할 의욕을 잃고, 사회활동에 참여하지 않으면서 대인관계가 줄어들고 은둔하는 경향이 있다.

아울러 핵가족화에 따른 아파트로 대변되는 주거시설의 독립된 방, 디지털 문화로 대변되는 인터넷 문화의 발달(게임, 만화, 영화, 인터넷 주문), 인스턴트식품 상용화 등은 경제적 도움만 있다면 타인의 도움이나 방해 없이 혼자 살기에 최적의 환경조건이 되었다는 점에서 현대 기계문명의 발달이 은둔형 외톨이 출현에 끼친 영향이 크다.

대한청소년정신의학회가 2015년 은둔형외톨이 환자 32명을 대상으로 조사한 결과 75%는 일주일 동안 만남 사람이 없다고 응답했다. 또 절반가량이 속마음을 터놓고 이야기할 사람이 없다고 대답했다. '많은 사람을 상대하는 게 부담스러워서' '간섭받기 싫어서' 등이 그 이유였다. 이영식 등(2001)이 25세 미만 은둔형 외톨이를 대상으로 한 연구에서 56%가 학내에서 괴롭힘을 당한 경험이 있으며, 33%는 학내 괴롭힘이 자신이 은둔형 외톨이가 된 주요 원인이라고 응답하였다.

3. 외톨이증후군의 증상

대표적인 증상은 타인, 특히 가족에게서 피해를 당하고 있다는 망상이다. 하기 싫은 공부나 일을 부모 등이 강요해서 자신이 피해를 본다고 생각한다. 심지어 가족과 따로 식사를 하기도 한다. 은둔형 외톨이의 삶은 갇힌 공간에서 이루어지는데 낮에는 잠을 자고, 밤에는 TV나 비디오, 인터넷에 심취해 있다. 사회접촉이 없다보니 공상을 하면서 '대단한 사업계획'을 세우기도 한다. 중학교중퇴자가 미국 하버드대 입학계획을 세우는 등 과대망상 증상을 보이기도 한다. 조현병, 우울, 성격장애, 불안장애 등을 동반하는 경우도 있다. 특히 친구로부터 따돌림을 당했거나 신체적, 성적 학대를 받고 방치된 '울분형 외톨이'는 겉으론 조용하나 내적으로는 분노감과 적개심을 가지고 있다. 지속기간이 길어지게 되면 피해의식이 강해지면서 공격성을 외부로 표출할 가능성이 높아진다.

증상의 진행과정은 [표 10-18]에서 보는 바와 같다.

표10-18 은둔형 외톨이 증상 진행과정

- 어느 날 갑자기 학교 가기를 거부하고 방 안에 틀어박혀 나오질 않기 시작한다.
- 왜 학교를 안 가는지 명확히 이야기하지도 않고 왜 나를 나약하게 낳았냐고 부모를 원망하고 대화를 거부한다.
- 방 안에 틀어박혀 인터넷을 하거나 텔레비전도 보고 음악도 듣지만 어느 하나 지속적으로 하지는 않는다.
- 주로 잠을 많이 자고 시간이 지날수록 낮에 자고 밤에 깨어있는 주야역전의 생활리듬으로 바뀐다.
- 식사도 방 안에서 혼자하고 친척 등이 집을 방문하면 방 안에서 나오지 않는다.
- 부모가 밖에 나가기를 강요하면 폭력적인 언사와 행동을 보인다. 벽을 주먹으로 치기도 하고 물건을 집어던지고 욕을 하기도 한다.
- 폭력적인 행동이 심해져 부모와 몸싸움을 하거나 부모를 폭행하기 시작하면 부모는 정신과를 방문하여 아이를 어떻게 할 건지 상담하게 된다.

출처: 대한 소아청소년정신의학회(2012), 청소년 정신의학, 시그마프레스

흔히 보이는 문제행동은 방문을 잠그고 나오지 않는 차단된 생활을 하는 것이다. 방청소는 물론 자기 위생관리도 하지 않아 쓰레기더미 속 노숙자같이 지저분하다. 인스턴트식품 섭취에 운동부족으로 비만이거나 반대로 거의 식사를 하지 않는 경우도 있다. 낮에는 자고 밤을 새우며 인터넷 게임을 과다하게 하여 통신료가 지나치게 많이 부과되는 경우가 발생한다. 부모가 이러한 문제를 시정하려 할 경우 분노발작 내지 기물파손 등의 공격적 행동을 보이고 그나마 있었던 대화조차 차단해 버린다. 자기보고식 객관적 정서평가도구를 이용하여 이들의 내면 정신상태 측정결과, 대인불안, 대인공포, 우울감, 무력감, 타인에 대한 부정적이고 피해적인 사고, 공격성, 자살사고, 자존감 등 모든 분야에서 정상 청소년들에 비해 의미 있는 차이를 보였다.

4. 외톨이증후군 예방·관리방법

외톨이증후군은 조기에 발견해 예방하는 것이 최선이다. 외톨이의 모습이 본격적으로 나타나는 청소년기에 치료를 시작하면 늦은 경우가 많다. 이때는 어느 누구의 도움이나 조언도 모두 자신에 대한 간섭과 피해로 여기기 때문에 해결방법이 제한적이다. 가능하다면 청소년이 되기 전 아동기 때 문제를 점검하고 대책을 세우는 것이 효과적이다. 20, 30대에 외톨이증후군이 나타난 경우는 중·고등학교 때 외톨이로 지

내다가 20대에는 결국 은둔하게 된 것일 경우가 많다.

[표 10-19]의 특성을 지닌 학생은 상대적으로 외톨이가 되기 쉬우므로, 조기에 문제를 발견, 자기주장 훈련이나 사회성을 개발할 수 있는 프로그램 등에 참가, 외톨이 증후군 발생을 예방하도록 해야 한다.

표10-19 집단 따돌림을 당하기 쉬운 청소년의 특성

- 내성적이며 자기주장을 잘 하지 못한다.
- 친구가 놀리거나 괴롭혀도 가만히 있으며 얼굴 표정이 어둡다.
- 신체 외모나 목소리가 특이하다.
- 잘 씻지 않거나 복장이 지저분하다.
- 거짓말을 잘하며, 말과 행동이 다르다.
- 옷차림, 유행어, 연예인 동경 등과 같은 또래 집단의 문화에 잘 어울리지 못한다.
- 잘난 척하며 이기적이고 자신의 생각만 주장한다.
- 친구가 놀릴 때 부끄럼을 많이 타거나 과민반응을 보인다.
- 농담과 진담을 구분하지 못한다.

출처: 신명희 외(2017), 발달심리학(2판), 학지사

이미 외톨이 생활을 하고 있는 사람에게 가장 중요한 것은 주변 사람들의 따듯한 관심이다. 그들은 겉으로 드러나는 것과는 달리 내면에는 애정과 관심에 강한 욕구를 가지고 있는 경우가 많다. '성격이 그래서' 혹은 '저러다가 말겠지'하는 정도로만 생각하고 방치해 두면 안 된다.

외톨이증후군이 의심되면 반드시 전문가의 진단을 받아야 한다. 학교적응에 실패하고 또래관계가 불편한데도 부모가 자녀를 윽박지르거나 가족차원에서 해결하려고 하면 외톨이의 공격성향이 강화될 수 있다.

많은 외톨이 증후군 환자가 다른 정신질환도 겪기 때문에 전문가의 정확한 진단을 받으면 약물만으로도 어느 정도 효과를 볼 수 있다.

가족의 노력도 필요하다. 외톨이와 할아버지, 할머니 등 대가족을 만나게 하거나 또래관계를 주선해 주는 일도 필요하다. 집단따돌림으로 외톨이 증후군이 나타나는 경우가 있기 때문에 자녀의 학교생활에도 깊은 관심을 기울여야 한다.

외톨이증후군 환자에게 윽박지르는 식의 대화는 좋지 않다. 아버지는 자녀를 있는 그대로 인정해 주고, 어머니는 잔소리를 하지 말아야 한다. 날씨, 연예, 식사, 취미 등 가벼운 대화를 통해 가족 간의 대화를 회복하는 게 좋다. 영화 관람을 주도하게 하는 식으로 자녀가 사소한 일에 책임을 지도록 연습시켜야 한다.

사회에 소극적으로라도 참여하게 하고 책임을 하나씩 맡기면서, 소속집단이나 친구를 다시 만드는 방식으로 서서히 살아갈 힘을 만들어 줘야 한다.

은둔형 외톨이의 증상이 세로토닌의 결핍과 연관성이 있고 이러한 세로토닌의 결핍은 리듬운동에 의해 호전될 수 있다는 연구가 있다(아리타 히데오, 2003). 은둔형 외톨이의 경우 대부분의 시간을 자신의 방에 틀어박혀 컴퓨터에 매달려 지내고, 일상적인 생활 리듬이 깨져 불규칙한 수면, 식습관, 운동부족을 초래하여 건강이 악화되는 경우가 많다. 드럼 등 타악기, 마라톤, 야외활동 등을 통해 외적 리듬을, 명상과 인간관계훈련 등을 통해 내적 리듬을 체험하는 것이 도움이 된다.

이러한 체험은 규칙적인 생활습관과 일상생활 속의 리듬회복을 통한 정서적 안정을 도모하고, 악기체험을 통해 감정을 발산하고 스트레스 해소에 도움을 주며 다양한 수준의 소통경험을 나눌 수 있게 된다. 아울러 체험참여자들과의 건강한 대인관계를 경험할 수 있도록 돕는다.

아울러 상담도 외톨이증후군을 벗어나는 데 도움이 된다. 상담은 다른 사람과의 교류를 통해 자신에 대한 생각을 변화시키는 데 도움을 줄 수 있다. 다른 방법들로 대화를 시작하는 것, 자신을 소개하는 방법, 다른 사람의 말을 경청하는 방법을 가르쳐 줌으로써 사회적 기술을 기르게 할 수 있다. 즉, 사회적 기술의 훈련과정을 통해 다른 사람과 전화로 통화하는 것, 시선을 주고받는 것, 자신의 외모를 가꾸는 것 등 사회화에 필요한 것을 배울 수 있다.

무엇보다도 외톨이 자신의 노력이 중요하다. 자기 자신을 부정하지 않아야 한다. '나는 정말로 쓸모없는 인간이다', '살아있을 가치가 없다'고 생각하는 등 자신에 대해 부정하면서 더욱 자신의 껍질 속으로 숨어들어가게 된다. 은둔 상태에서 탈출하기를 원한다면 제일 먼저 자신을 부정하지 않고 있는 그대로 받아들이도록 한다. 자신을 잘 살펴나가면서 자신이 무기력하지 않다는 것을 스스로 이해하는 것이 필요하다. 거기에서 새로운 가능성이 생긴다. 그 다음에는 작은 목표를 설정하는 것이 중요하다. 예를 들면 '매일 아침 신문을 가지러 가기, 가족과 함께 식사하기'를 목표로 정하는 것도 좋다. 이런 목표들이 조금씩 달성되면, 달성된 작은 성공은 큰 성공으로 나아가는 제일보가 된다. 오랫동안 집착해 온 외톨이가 된 계기에 사로잡히지 말고 현재의 자신을 새롭게 발견하자. 대인관계에서의 민감함을 극복하기 위해 '사람에게 익숙해지기' 훈련을 조금씩 해보자(예: 커피숍에 가서 앉아 있기). 이상과 같은 방법으로 외톨이 탈출을 성공하지 못했다고 결코 포기해서는 안 된다. 주위를 둘러보면서 자신에게 도움이 되는 뭔가가 있는지 찾아봐야 한다. 인터넷을 이용하거나 전화상담을 활용하는 것도 좋은 방법이다.

참고문헌

임숙빈, 김선아, 김성재, 이숙, 현명선 외(2015), 정신간호총론(7판), 경기도: 수문사
한금선, 손정남, 양승희, 박정원, 김근면 외(2014), 정신건강간호학, 경기도: 수문사
신명희, 서은희, 송수지, 김은경 외(2017), 발달심리학(2판), 서울: 학지사
대한소아청소년정신의학회(2012), 청소년 정신의학, 시그마프레스
김동임(2017), 대학생의 생활스트레스가 정신건강에 미치는 영향, 원광대학교 대학원 박사학위논문
정태진(2002), 청소년의 약물오남용에 대한 조사연구, 목원대학교 대학원 석사학위논문
최은영(2008), 약물중독, 서울: 학지사
리누스 먼디, 우울증 테라피(정은귀역, 2012), 성바오로 보급소
서울시 정신건강증진 온라인 사이트(2017.11.27.)
가톨릭학생생활상담소(2011), 정신건강-우울, 마음샘심리상담센터 온라인자료실 (http://cafe.daum.net/maeumsam/MPYC/2?q, 2017.11.27.)
가톨릭아동청소년가족상담센터 소식지 나눔(2011), 게임중독의 이해, 마음샘심리상담센터온라인자료실
남혜정(2017.3.22.), 자연과 가까이 할수록 우울증 및 비만 감소, 세계일보
이형초, 심경섭(2006), 인터넷중독 완전정복, 시그마프레스
이소베우시오(이성동 역, 2009), 스타벅스로 간 은둔형 외톨이, 대숲바람

제11장

스트레스관리

제11장

스트레스관리

학습목표

1. 스트레스의 개념을 이해할 수 있다.
2. 스트레스 이론을 이해할 수 있다.
3. 스트레스 반응을 확인할 수 있다.
4. 스트레스 관리 전략을 확인하고 적용할 수 있다.

제1절 스트레스의 개념

1. 스트레스의 정의

스트레스(stress) 용어는 라틴어 'Stringer(팽하게 죄다)'에서 유래되었다. 일찍이 공학이나 물리학에서 어떤 개체에 작용하는 물리적인 힘, 긴장, 압력을 의미하는 용어로 사용되다가 셀리(Seyle)에 의해 생물학적 정의가 제시된 이후 스트레스와 인체와의 관련성을 찾는 과학적 연구로 개념이 확장되었다.

일반적으로 스트레스 하면 어떤 요인이나 자극만을 떠올리기 쉬운데 이러한 내·외적 자극이나 변화에 대하여 영향을 받는 개인의 신체적, 정신적, 행동적 반응 또는 적응을 의미하는 것으로 이때의 자극을 스트레스원(stressor), 그에 대한 반응을 스트레스 반응이라 정의할 수 있다.

스트레스는 인간이 존재하는 시기부터 있어왔고 좋은 경험이든 나쁜 경험이든 간에 살아가는 동안 피할 수 없으며 이러한 경험에 의해 스트레스 반응이 야기된다. 일반적으로 나쁜 경험(일)만 스트레스라고 생각하기 쉬우나 결혼, 승진 등 좋은 일이 있을 때도 긴장과 떨림, 두려움 등의 경험을 하게 된다. 즉 좋은 경험(일)도 스트레스 반응을 유발하는 요인이 된다. 이와 같이 정서를 경험하는 것에 따라 각각 좋은 스트레스(Eustress)와 나쁜 스트레스(Distress)로 구분하기도 한다(표 12-1). 또한 스트레스에 노출된 모든 사람이 반드시 건강에 해로운 결과를 갖는 것은 아니다. 즉 주변에서 일어나는 일들로 인해 긴장이나 압박감을 느낄 때 인체에서 화학물질을 혈액으로 방출하여 신체가 반응을 하고 이 화학물질이 촉진제 역할을 함으로써 더 많은 힘과 에너지를 주고 자신을 보호하는 점이다. 예를 들어 운전을 하는 동안 갑자기 끼어드는 차량 때문에 브레이크를 밟음으로써 사고를 피하듯이 집중력, 주의력을 유지하고 발휘하는데 도움을 주기도 하고 TV 드라마를 보려고 할 때 얼마 후에 있을 시험을 위해 공부하도록 유도하는 것 등이 그 예이다. 따라서 스트레스를 대처하는 개인의 생각이나 태도에 따라 좋은 스트레스(Eustress) 또는 나쁜 스트레스(Distress)로 작용할 수 있으므로 스트레스를 이해하고 관리하는 것이 중요하다.

표 12-1 좋은 스트레스(Eustress)와 나쁜 스트레스(Distress)

좋은 스트레스(Eustress)	나쁜 스트레스(Distress)
· 스트레스가 긍정적인 결과를 가져옴 · 삶의 활력소가 되는 유익한 스트레스 · 생활을 즐겁고 활기차게 만들고 유쾌한 변화 초래 · 재적응을 요구하는 스트레스임에도 삶의 활력이 되는 즐거운 스트레스 · 군 제대, 결혼식, 큰돈이 생긴 날, 휴가나 여행, 등	· 스트레스가 부정적 결과를 가져옴 · 긴장과 고통을 주는 해로운 스트레스 · 많은 에너지를 소모시킴 · 경우에 따라 다양한 정신, 신체적 질환의 원인이 됨 · 환경공해, 실직, 갑작스런 사망, 이혼, 별거, 대인관계에서의 갈등 등

2. 스트레스 이론

1) 생리적 반응으로서의 스트레스

(1) 투쟁-도피반응(Flight-flight response)

캐논(Cannon, 1932)은 추위나 산소 부족, 저혈당 상태에서 생기는 항상성의 장애가 스트레스라고 정의하며 우리가 스트레스 상황에 직면하였을 때 인체는 생화학적 변화를 보이는데 이를 투쟁과 도피반응(Flight-flight response)으로 설명하였다. 즉 생명에 위협을 주는 긴박한 상황에 처했을 때 맞서거나 도망갈 때 1차적으로 시상하부-뇌하수체-부신체계를 활성화시켜 에피네피린과 노어에피네피린, 코티졸을 혈액내로 방출하고 이러한 호르몬은 신체 각 기관과 면역계에 영향을 주는데 요약하면 다음과 같다(표 12-2).

표 12-2 투쟁-도피반응(Flight-flight response)에서 나타나는 생체반응

- 혈액이 근육과 뇌로 집중하여 흘러 소화가 느려진다.
- 근육에 산소를 공급하기 위해 호흡이 빨라지고 심박동가 증가하여 혈압이 높아진다.
- 대사가 증가하여 땀이 나고 얼굴이나 어깨, 팔, 다리 근육이 긴장한다.
- 잘 보기 위해 동공이 커지고 모든 감각기관이 예민해 진다.
- 사지의 혈관이 수축되어 손과 발이 차가워진다.
- 코디졸의 증가로 면역체계의 저하를 가져온다.

(2) 스트레스 - 적응 반응

셀리(Selye, 1975)는 스트레스를 내·외적 환경으로부터 생명유지에 필요한 균형에 대한 요구의 증가로 나타나는 '신체의 비특이적 반응'으로 정의하고 있다. 이때 나타나는 스트레스 반응이 일반적응증후군(General adaptation syndrome)이며 경고단계(stage of alarm reaction) - 저항단계(stage of resistance) - 소진단계(stage of exhaustion)로 구분하여 설명하고 있다(그림 12-1).

경고단계 (stage of alarm reaction) ➡ **저항단계** (stage of resistance) ➡ **소진단계** (stage of exhaustion)

① 경고단계

쇼크 등 해로운 자극에 노출되었을 때 나타나는 즉각적인 생리적 반응으로 이 단계에서 부신피질자극호르몬이 분비되어 심장 박동 수가 증가하고 근육이 긴장되며 체온과 혈압은 낮아진다. 이때 투쟁과 도피 반응이 시작된다. 단기적인 스트레스인 경우 이 방어체계가 성공하면 정상적으로 돌아가지만 스트레스 원에 지속적으로 노출되면 저항단계로 넘어간다.

그림 12-1 일반적응증후군 단계

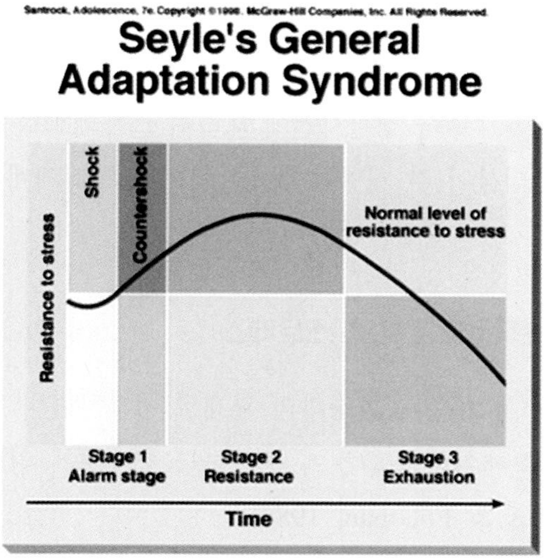

② 저항단계

스트레스가 지속되거나 증가될 것으로 예측되면 에너지를 위한 부신피질자극호르몬이 지속적으로 분비되어 신체가 대처하도록 돕는다. 즉 부신피질자극호르몬은 에너지를 제공하고 방어체계를 활성화하여 적응을 하면 소진단계로 가는 것을 예방하거나 늦추기 때문에 생리적 반응이 사라질 수 있다. 그러나 개인의 적응력이 감당하기 어려운 스트레스 원에 계속 노출되면 소진단계로 넘어가게 된다.

③ 소진단계

지속적이고 강한 스트레스에 의해 적응에너지가 고갈된 상태로 '녹초가 되었다'고 표현할 수 있다. 결국 스트레스 원에 대한 저항력을 잃고 두통, 궤양, 대장염, 관상동맥 질환, 대장염, 정신질환 등이 발생할 수 있으며 인체는 뇌하수체와 부신피질호르몬 분비가 중단되고 경고단계의 증상이 다시 나타나 적극적인 중재가 없으면 죽음까지 이르게 된다.

2) 환경적 사건으로서의 스트레스

홈즈 등(Holmes & Rahe)은 스트레스를 일상의 생활양식에서 생리적 또는 심리적 적응 반응을 촉발시키는 일이나 사건으로 정의하고 있다. 43개의 생활사건에 개인에게 요구되는 적응 정도를 점수화한 사회재적응척도(Social readjustment rating scale)를 개발하였다. 생활 사건마다 경험 횟수에 가중치를 두어 생활변화점수를 측정하는 것으로 점수가 높을수록 육체적 또는 심리적 질병 가능성이 높아진다. 이 척도는 몇 가지 제한점을 가지고 있다. 즉 생활사건에 대하여 스트레스로 지각하는 정도가 개인에 따라 차이가 있고 더불어 각 개인의 대처전략이나 지지체계를 고려하지 못한다는 비판이 있다.

3) 인간-환경 상호작용으로서의 스트레스

이 이론은 스트레스를 개인과 환경과의 관계로 이해하면서 개인이 스트레스에 대하여 어떻게 인식하고 해석하고 그것에 부여하는 중요도에 의해 생긴다고 정의한다(라자루스 등, Lazarus & Folkman, 1984).

이들은 스트레스를 유발하는 사건에 대한 해석이 사건 자체보다 더 중요하며 스트레스 자극과 인간의 대처방식 간의 상호작용이 스트레스 반응을 결정한다고 설명한다. 다시 말해 개인의 스트레스 반응은 개인과 환경간의 상호작용의 결과로 나타나며, 심리적 상황에 대한 개인의 인지적 평가가 스트레스 반응을 결정하는데 스트레스 상황이 위협적이거나 도전적이거나 해로운 것으로 평가될 때 스트레스 반응이 발생한다는 것이다. 따라서 스트레스를 어떻게 관리하고 해결하는지에 중점을 두는 경향이 있다. 스트레스 사건을 평가하는 인지적 평가 과정은 일차 평가, 이차 평가로 나뉜다.

(1) 스트레스 사건에 대한 인지적 평가

일차 평가는 스트레스가 위협적인지 아닌지를 평가한다. 즉 내외적 자극을 평가하는 과정으로 관계가 없는-긍정적인-스트레스 사건의 세 가지 유형으로 구분한다. 관계가 없는 사건은 개인에게 영향을 주지 않는 사건, 긍정적인 사건은 기쁨을 주는 쾌적한 반응의 사건으로 평가될 때, 마지막으로 개인에게 해로움이나 상실, 도전, 위협적인 사건으로 인식되는 경우 스트레스 사건으로 구분한다. 일차 평가는 대부분 과거의 경험에 의해 결정된다.

이차 평가는 지각된 스트레스 상황에 대처하기 위해 지식, 기술, 자원을 평가하는 것으로 개인의 지식이나 그 상황을 다루는 전략, 실제 사용할 수 있는 자원과 이용가능성과 문제해결 기술에 대한 자신감 등에 영향을 받는다.

(2) 스트레스 사건에 대한 대처

스트레스 사건에 대한 인지적 평가과정의 결과는 대처 반응으로 나타난다.

대처는 스트레스를 극복하기 위한 개인의 노력을 말하는 것으로 일반적으로 스트레스를 야기 시킨 문제를 처리하거나 바꾸려는 시도의 문제 중심 대처와 문제에 대한 감정적 반응을 조절하려는 정서중심 대처가 있다.

문제 중심의 대처는 능동적인 대처 전략으로 현실의 문제에 직면하여 문제를 재 정의하고 지각된 스트레스를 완화시킬 방법을 위한 대안적인 방안을 모색하거나 적절한 자원을 찾고 실행으로 옮기는 것 등이 포함된다.

정서 중심 대처는 수동적인 대처 전략으로 문제의 근원을 파악하기보다 괴로움이나 두려움을 감소시킬 방법을 찾거나 혹은 상황을 무시하여 아무것도 하지 않거나 다른 사람에게 의존하고 예상되는 결과를 회피하는 것 등을 포함한다.

스트레스에 효과적으로 대처하기 위해서는 스트레스를 생활의 일부로 받아들이고 적극적으로 해결하려는 긍정적인 마음가짐이 중요할 것이다.

3. 스트레스에 대한 반응

스트레스에 노출이 많아지면 우리 몸과 마음은 어느덧 스트레스에 친숙해져 인체에 얼마나 많은 영향을 미치는지 알아차리지 못하게 된다. 그러므로 스트레스 징후와 증상을 인지하는 것이 스트레스에 대처하는 방법을 배우고 나아가 더 큰 질병 상태를 예방하기 위한 첫 걸음일 것이다.

1) 신체적 반응

스트레스 이론에서 살펴보았듯이 스트레스에 직면하였을 때 우리 몸은 교감신경계를 활성화시키고 부신에서 스트레스 호르몬을 분비시켜 스트레스에 대응한다. 이와 같이 자율신경계는 신체가 스트레스에 대응하도록 작용하지만 스트레스가 지속되어 과부하 상태가 되면 에너지가 고갈되고 면역계의 기능이 떨어져 질병은 물론 심하면 죽음에 이르기도 한다.

일반적으로 스트레스 시 나타날 수 있는 신체적 증상은 두통, 근육 긴장이나 통증, 설사, 변비, 메스꺼움, 현기증, 빠른 맥박 수, 피로, 성욕과 식욕의 변화, 빈번한 감기나 독감, 수면문제, 고혈압, 비만 및 당뇨 등 인체의 다양한 기관에 영향을 미친다. 스트레스에 대한 신체적 증상은 개인의 생각과 감정은 물론 행동에 영향을 줄 수 있다.

2) 인지적 반응

적절한 스트레스는 집중력과 기억력을 높이고 학습 효과를 가져 오기도 하지만 지나친 스트레스는 주의력을 포함한 인지기능에 부정적인 영향을 준다. 인지기능이 저하되면 스트레스를 상황에만 집중하여 다른 것에 주의 집중하지 못하는 선택적 부주의와 터널 시야 현상을 경험할 수 있으며 지나치게 자책을 한다든지 당면한 문제를 부정하던지, 다른 사람에게 책임을 전가하는 등의 부정적인 생각으로 실질적인 스트레스보다 더 큰 스트레스를 야기하게 된다.

3) 정서적 반응

스트레스가 지속되면 걱정, 안절부절, 동기와 흥미 상실, 집중력 부족, 과민성, 분노, 압도당하는 느낌, 슬픔과 우울증, 무기력 등 다양한 감정적인 변화를 경험하게 된다. 사소한 것에 짜증을 내기 시작하여 통제하기 어려운 분노감을 느낄 수 있다. 걱정과 불안감에 압도당하면 불안장애나 공황발작과 이러한 혼란스러운 감정으로 혼자 결정을 내릴 수 없는 상황으로 갈 수 있다.

4) 행동적 반응

스트레스의 신체적, 인지적, 정서적 영향은 결국 행동에도 영향을 주게 된다. 식사량이 감소하거나 반대로 너무 많은 음식을 섭취하는 것, 수면양상의 변화, 역할과 책임에 대하여 소홀히 하거나 회피하는 것, 약물이나 알코올, 담배에 의존을 하는 것, 손톱을 물어뜯는 등의 신경질적이고 반복적인 행동은 물론 행동변화로 인해 대인관계가 위축되는 결과를 초래한다.

이와 같이 스트레스는 인간의 다양한 영역에 영향을 주지만 스트레스에 대처하는 마음가짐과 스트레스에서 느끼는 자신의 감정상태의 본질을 잘 파악하여 성장의 기회로 삼아야 한다. 더불어 내가 성장할 수 있는 신호로 받아들이고 적극적으로 해결하려는 자세가 필요하다.

제2절 스트레스의 관리

살아가는 동안 스트레스는 피할 수 있다면 좋겠지만 누구나 겪을 수 있는 인생의 동반자와 같은 존재이다. 특히 빠른 변화에 대응하도록 요구받고 경쟁적인 현대사회에 노출된 대학생들은 학업과 취업, 경제적 어려움, 대인관계에서의 갈등 등 다양한 스트레스 상황에 노출되고 있다. 이러한 스트레스에 효과적으로 대처하지 못하는 경우 신체적 증상은 물론 우울, 불안 등 심리적 어려움을 경험하기도 한다. 그러나 피할 수 없다면 즐기라는 말도 있듯이 개인의 마음가짐과 대처방식에 따라 스트레스에 대한 반응은 다르게 작용할 수 있으므로 스트레스에 대한 관점을 변화시키는 것이 무엇보다 중요하다.

1. 스트레스 위험요인 측정

효과적인 스트레스 관리를 위해 먼저 스트레스에 대한 이해를 바탕으로 현재 자신의 스트레스의 위험요인이 어느 정도인지, 어떤 영향을 주는지를 파악하는 것에서부터 시작된다. 즉 어떤 사건이나 변화가 어느 정도의 스트레스로 작용할 것인가를 인지하고 평가하여 스트레스를 감소시키거나 해소시키는 관리 전략으로 이용한다.

스트레스 측정은 여러 평가도구를 이용하여 측정이 가능하다. 스트레스 사건의 발생시간, 사건의 종류와 기간, 관련 증상 등을 기록하는 스트레스 인식일지를 작성하는 것부터 생활사건 평가도구(Lee, 1984), 스트레스 평가도구(Yim 등, 1996), 전반적인 스트레스 평가(Koh 등, 2000), 인지적 스트레스 반응 척도(Koh 등, 2004), 국민건강영양조사 스트레스 측정도구(Lee 등, 2010) 등 표준화된 설문지를 이용한 측정과 장비를 이용하여 신체적인 스트레스 지수를 측정할 수 있다.

2. 스트레스관리 방법

스트레스를 관리하는 것은 스트레스가 없는 완벽한 상황을 만드는 것이 아니라 스트레스를 최소화시키도록 하는 것에 목표를 두어야 할 것이다. 또한 누구에게나 똑같은 방법이 효과적이지 않음으로 개인에게 맞는 방법을 선택하는 것이 바람직하다.

다음은 스트레스관리를 위한 방법에 대한 설명이다.

1) 환경관리 전략

개인의 생활양식과 환경 변화를 통한 스트레스 관리 전략은 다음과 같다.

첫째, 균형과 리듬이 있는 일상의 규칙을 정할 것

둘째, 현실적인 목표와 대안적인 목표를 설정하여 좌절을 예방할 것

셋째, 일상에서 과잉부담을 일으키는 요인들(시간 압박, 지나친 업무와 책임, 자원 부족, 지나친 기대 등)을 파악하고 대처할 것(효율적인 시간관리, 우선순위 결정, 위임하기, 도움과 지원 요청하기, 실수 가능성 수용 등)

넷째, 기타 스트레스를 유발하는 음식 섭취 제한, 소음, 노출 피하기 등 환경을 수정할 것

2) 인지적 전략

스트레스 반응의 대부분은 인지적 평가에 근거한다. 따라서 상황에 대한 지각과 사건에 부여하는 의미와 해석을 변화시키는 인지를 재구성하는 전략을 통하여 가치관, 태도, 행동의 변화를 도모한다.

(1) 자존감 증진

자신의 긍정적인 특징에 집중하는 것으로 긍정적인 말로 자신을 표현하는 것, 다른 사람의 칭찬을 수용하는 것, 주장적인 훈련을 등은 자존감을 증진시키는데 도움을 준다.

(2) 생각의 중단

원하지 않는 생각을 하는 것을 인식하여 '그만' 또는 '중지'라고 큰소리로 외치면서 생각을 중단하는 것으로 강박적 사고과정을 효과적으로 처리하기 위한 효과적인 방법이다. 또 다른 방법은 불안을 일으키는 생각이 떠올 때마다 자신을 이완시켜주는 즐거운 이미지나 장면으로 전환하는 것도 좋은 방법이다.

부정적이고 두려운 생각에 따라 공포나 불안 감정이 이어지므로 이와 같이 생각을 조절할 수 있다면 스트레스는 감소될 것이다.

(3) 비합리적 신념 논박

불안이나 분노, 침울함을 야기시키는 비합리적인 생각을 파악하여 논박함으로써 합리적인 신념으로 전환하는 방법이다. 예를 들면 다음과 같다.

- 비합리적 신념 : "나는 사람들 앞에서 결코 실수를 해서는 안 된다. 내가 어리석은 행동을 하는 것을 사람들이 본다면 그것은 견딜 수 없는 일이다."
- 비합리적 신념에 대한 논박 : "나는 사람들 앞에서 실수하지 않는 것을 더 좋아한다. 그러나 내가 실수를 한다 해도 세상이 끝나는 것은 아니다. 내가 실수하는 것을 사람들이 보는 것이 싫지만 견디어낼 수 있는 일이다."

3) 운동

규칙적인 운동은 신체적 건강은 물론 심리적 건강에도 유익하다고 알려져 있다. 운동은 행복 호르몬으로 알려져 있는 엔도르핀과 세로토닌, 노르에피네프린 분비를 촉진시켜 우리 몸과 마음을 이완하고 낙천적인 상태로 만들어 주는 효과가 있다. 더불어 집중력 향상, 에너지 증가, 불안 감소, 체력단련, 면역반응의 개선, 수면 등에 도움을 준다.

스트레스 관리에 효과적인 운동은 걷기, 조깅, 달리기, 에어로빅, 수영, 볼링, 자전거 타기, 골프, 스키, 요가 등 다양한 종류가 있다.

운동은 일주일에 3번 이상, 각 30분 이상 규칙적으로 하는 것을 권장한다.

4) 이완 요법

우리의 몸과 마음은 서로 밀접하게 관련되어 있다. 몸과 마음 어느 한쪽의 상태가 다른 한쪽에 영향을 미치므로 몸이 이완되면 마음도 그 만큼 편안함을 느끼게 된다. 따라서 각종 스트레스 상황에 노출되어 휴식이 필요한 현대인의 삶에 의도적으로라도 긴장을 풀고 휴식과 이완을 할 수 있도록 해야 한다. 다음은 이완 요법들을 간략하게 소개하고자 한다.

(1) 심호흡

모든 이완 요법의 기본으로 단기간에 익힐 수 있고 비용이 들지 않아 언제 어디서든 활용할 수 있는 방법이다. 들여 마시는 호흡에서 교감신경이 활성화되며 부교감신경은 내쉬는 호흡에서 활성화된다. 숨을 깊게 들이 쉬고 내 쉬는 과정에서 자연스럽게 자율신경 기능이 균형을 이루도록 도움을 준다.

(2) 점진적 근육이완법

스트레스가 심하거나 불안하면 근육이 긴장된다는 전제하에 반복적인 훈련을 통해 근육을 이완시켜 긴장을 풀어주는 기법이다. 즉 교감신경계 각성상태에서 부교감신경계의 회복 상태로 바꿔 스트레스 반응을 감소시키는 원리로 먼저 근육의 긴장을 유지한 상황에서의 감각을 기억하고 이완시킬 때 긴장이 사라지고 편안해지는 느낌에 집중하여 실시해야 한다.

이완순서는 손, 팔, 머리, 안면, 인후, 어깨, 가슴, 복부, 허리, 대퇴부, 둔부, 장딴지, 발 순으로 실행하며 각 근육을 약 10초간 긴장시켰다가 20~30초간 이완한다.

■ 간단하게 할 수 있는 점진적 근육 이완법

① 어깨 근육

· 어깨를 귀밑까지 최대한 올린 상태로 약 10초간 유지한다.
· 이때 어깨와 어깨 주위, 등과 목과 머리 뒤의 긴장감을 느낀다.
· 20초 동안 서서히 어깨를 제자리로 늘어뜨려 이완되었을 때 감각에 집중한다.
· 따듯해지고 이완된 느낌을 잘 기억한다.

② 복부 근육

· 배를 납작하고 단단하게 만들어 긴장을 주고 10초간 유지한다.
· 근육이 긴장된 상태에서 어떻게 호흡하는지 잘 기억한다.
· 20초간 천천히 배에서 힘을 빼며 복부 근육을 이완한다(배를 내민다).

위와 같은 방법으로 신체 각 부분의 긴장과 이완을 반복한다.

(3) 심상요법

심상요법은 이미지를 의도적으로 사용하여 혼란스러운 생각들을 통제함으로써 신체적인 이완을 도모하고 스트레스를 조절하도록 신체를 훈련시키는 방법이다.

(4) 명상

한 번에 한 가지 일에만 무심히 정신을 집중하는 방법으로 매일 한번 또는 그 이상, 20분씩의 명상은 혈압을 낮추고 우울, 불안 등 스트레스 관련 증상을 낮추어 준다고 한다. 눈을 감고 편안한 자세를 취한 후 다른 생각은 일절 내려놓은 채 긍정적인 의미가 있는 낱말이나 단어, 소리 등에 집중한다.

(5) 바이오피드백(Biofeedback)

기계를 사용하여 정신 생리적 과정을 인식함으로써 불수의적인 반응의 자기조절을 증가시키고 스트레스를 감소시키는 기법이다.

① 원리

우리 몸 내부에서 일어나는 생리 현상들을 컴퓨터를 통해 시각적, 청각적으로 알 수 있게 해주고 스스로 훈련을 통해 생리현상들을 조절할 수 있게 도와준다. 즉 자율신경반응에 대하여 최소한의 부분이라도 수의적인 통제력을 가질 수 있게 함으로써 문제가 되는 생리적 상태를 의도적으로 조절할 수 있도록 학습시키는 데 유용하다.

스트레스로 인한 생리적 반응은 근육긴장도, 심박동수, 피부 표면온도, 뇌파활동 및 혈압을 통해 빛이나 소리의 형태로 즉각 관찰할 수 있도록 하여 의식하도록 하여 이완 기술을 개발하고 이완된 생리적 증상들을 다시 관찰할 수 있게 된다. 결국 바이오피드백은 목표로 삼는 반응을 의식적으로 조절하는 즉, 부교감신경을 작동하는 방법을 학습하는 것이다.

② 단계

가장 편안한 자세로 바이오피드백 기구의 센서를 몸에 부착한다(간접조명, 약간 어두운 방). 조절 목표 수준을 설정한다. 스스로 생리반응을 조절하도록 한다. 이때의 생리적 활동은 시각정보나 청각정보로 전달되어 자기 제어 작용이 나타나게 된다. 예를 들어 긴장성 두통이 있는 경우 이마에 전기장치를 부착하여 근육의 긴장상태를 측정하고 심호흡이나 명상 등을 통해 근육의 긴장도를 의도적으로 낮춘다.

6) 기타

음악, 자연, 향기, 원예, 애완동물, 취미활동 등이 스트레스 관리방법으로 활용된다.

참고문헌

권미경, 김남선, 김혜원(1998). 대학생과 건강관리. 서울: 현문사
대한심신스트레스학회(2007). 스트레스 과학의 이해. 서울: 신광출판사
이광자, 김성재, 양수, 이경희, 임숙빈 공역(2013). 건강간호심리학(4). 서울: 수문사
임숙빈 외(2017). 정신간호총론. 서울: 수문사
장연집, 박경, 최순영(2012). 현대인의 정신건강(2판 21쇄). 서울: 학지사
Koh KB, Park JK. Validity and reliability of the Korean version of the global assessment of recent stress scale. Korean J Psychosom Med 2000; 8: 201-211.
Koh KB, Park JK. Development of the cognitive stress res-ponse scale. J Korean Neuropsychiatr Assoc 2004; 43: 320-328.
Lee ES, Shin HC, Yang YJ, Cho JJ, Ahn KY, Kim SH. Development of the stress questionnaire for KNHANES: report of scientific study service. Korea Centers for Disease Control and Prevention; 2010.
Lee PS. A methodological research on the measurement of stress related to life events [dissertation]. Seoul: Yonsei University; 1984.
Yim JH, Bae JM, Choi SS, Kim SW, Hwang HS, Huh BY. The validity of modified Korean-translated BEPSI (Brief Encounter Psychosocial Instrument) as instrument of stress measurement in outpatient clinic. J Korean Acad Fam Med 1996; 17: 42-53.

제12장

성과 건강

제12장

성과 건강

학습목표

1. 성(sexuality)의 개념을 이해할 수 있다.
2. 남, 녀 생식기의 구조와 기능을 이해할 수 있다.
3. 남, 녀의 성생리의 차이를 설명할 수 있다.
4. 성행동에 다른 문제와 책임을 이해할 수 있다.
5. 성폭력, 성희롱에 적절히 대처할 수 있다.
6. (부적절한) 성적접촉으로 발생할 수 있는 건강문제와 적절한 대응방법을 말할 수 있다.
7. 청소년의 성문제의 종류를 열거할 수 있다.
8. 청소년의 성교육 방법을 이해할 수 있다.

제1절 청소년의 성

신체적 발달이 가장 왕성한 시기의 성에 대한 관심은 매우 중요한 관심사인데 이에 호기심이 동반되어 더욱더 강하게 적용하게 되므로 각 문화권에서는 자녀를 일찍 결혼을 시키거나 또는 결혼하기 전에 이미 상대자와 함께 동거를 하게 하거나 아버지가 딸의 정조를 감시하는 등 혼전의 성 관계를 통제하였다.

우리나라의 경우 조선시대에 세종대왕은 남자는 30세, 여자는 20세 이내에 혼인하라는 명령을 내려서 정책적으로 청소년기에 생길 수 있는 성 문제를 미연에 방지하려고 하였다. 성적인 욕구가 강한 10대는 성적인 충동을 많이 느끼나 그에 따르는 책임에 대해서는 별로 심각하게 생각을 하지 못한다. 이 시기의 성 행동과 성에 대한 인식이 중요한 것은 미성년의 임신이 따르기 때문이다.

이 시기의 임신은 인간의 일생에서 청소년기와 부모 됨이 한꺼번에 진행되는 계기가 되므로 이 두 가지 짐을 지어야 하는 상황에서 청소년은 부모의 역할을 준비도 하지 못한 상태로 위기를 맞게 된다. 또한 현재 우리나라의 사회적인 환경은 십대의 임신을 기성세대와 함께 해결해야 할 문제라고 인식을 하지 못하고 있는 실정이다. 이러한 환경에서 십대의 임신은 청소년 본인과 또, 출생할 아이에게 사회적으로 중대한 부담을 갖게 한다.

1. 사춘기 발달(Pubertal Development)

1) 정상적인 사춘기의 발달

사춘기란 소아라는 미숙 상태에서 벗어나 생식이 가능한 개체로서의 성숙을 이루는 시기로써 이 시기에 시상하부-뇌하수체-난소의 축을 중심으로 역학적인 변화가 일어나서 성장 촉진, 2차 성징의 발달 및 월경시작 등 체형의 변화와 기능의 변화를 초래하게 된다. 이 시기에는 또한 정서, 심리 및 행동에도 역학적인 변화가 일어난다. 사춘기는 여성에서 지속적으로 진행하는 하나의 과정이기 때문에 태아기, 신생아기 및 소아기의 내분비 체계를 먼저 이해하는 것이 중요하다.

2) 성의 발달

성에 관한 문제는 제대로 인식되지 못하고 있다. 성이나 성의 발달은 인간이 남들과 관련을 맺고 자기 자신을 올바르게 느끼는 등 개성을 완성하는데 중요한 부분의 하나이다. 유전적 성은 물론 수정되는 순간에 결정되고 초기 발생과정의 성적 분화가 후일 개체의 생물학적 기능에 결정적인 영향을 미치게 된다. 옛날부터 사회에서의 인간의 역할을 결정하는데 성이야말로 그 무엇보다도 중대한 요인이 되어왔으나 근래에는 사회가 공업화되면서 성에 따른 적절한 역할이나 기능이 모호해지기 시작하였다.

제2절 청소년의 성의 개념과 구조

1. 성의 개념과 구조

1) 성의 의미

① 성 욕구, 성 반응, 자아관 및 자아표면의 측면을 갖는 다차원적인 생리, 심리 현상

② 섹스라는 용어가 단순히 성기를 비롯한 신체의 일부에 의해서 수행되는 행동만을 의미하는데 반해 한 개인의 sexuality는 살아가면서 환경으로부터 많은 영향을 미치기 때문에 성격(sexual personality)이라고 풀이될 수 있음
③ 생명, 사랑, 쾌락으로 구성됨

2) 성정체감과 성역할

(1) 성정체감(gender identity)

① 자아를 여성 또는 남성으로 인식하는 것으로 유아기를 거쳐 청년기에 비로소 완성됨
② 자신을 남자로 여자로 인지하는 작용
③ 남녀의 구별을 기초로 남자다움, 여자다움을 몸에 익히고 남성적 역할, 여성적 역할을 하는 것
④ 성애의 대상으로 이성을 선택하는 작용을 의미

3) 성에 대한 고정관념

① 여성의 성 고정관념이 여성에 대한 차별대우의 근거로 작용하고 있음
예 여자에게는 순결, 정절이 중요하지만 남자에게는 결혼 여부와 상관없이 성경험이 허용되는 이중적인 성윤리 관념
② 성에 대한 공개적인 논의나 자유로운 표출을 억제하는 유교적 전통 → 성에 대한 부정적이고 왜곡된 인식을 갖게 함
예 남성, 젊은 연령층, 대졸자, 종교가 없는 집단이 성에 대해 더 개방적임

2. 생식기의 구조와 기능

1) 남성 생식기의 구조와 기능

남성생식기계는 음경과 음낭, 고환, 부고환, 정관, 정낭, 사정관, 구요도선, 전립선으로 구성되어 있다(그림 12-1).

그림 12-1 남성 생식기의 구조

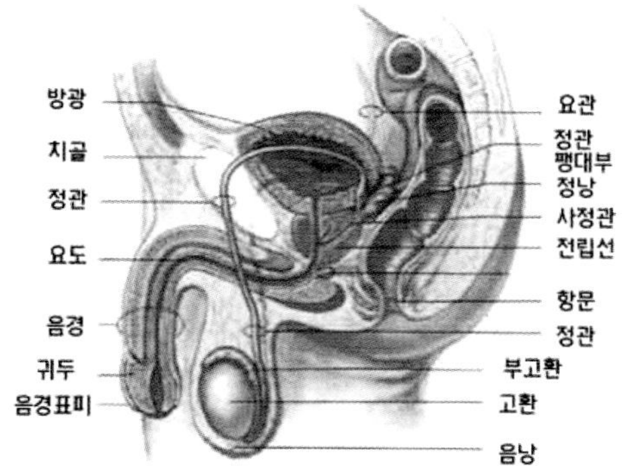

(1) 내부생식기

① 고환

- 길이 : 3.5~5.5㎝, 폭 2~3㎝ 크기를 가진 난원형의 기관으로 정자를 생산하고 남성호르몬을 분비함

② 부고환

- 길이 : 5~6㎝로 구불구불한 상태로 고환의 후면에 쉼표모양으로 있음
- 정자는 고환에서 부고환으로 이동하면서 성숙하게 되어 난자와 수정할 수 있는 운동력을 가짐
- 정자가 부고환을 통과하는데 일반적으로 6주 정도가 소요됨

③ 정관

- 부고환과 연결되어 있으며 음낭을 나와 서혜부 환을 지나 복강으로 가는 긴 관임
- 정자는 연동운동에 의해 이 관을 통과함
- 정관은 방광 뒤에서 정낭과 합쳐져 사정관을 이룸

④ 사정관

- 전립선을 관통하여 요도로 연결됨
- 요도는 방광에서 나와 전립선을 지나 음경 귀두 뒤쪽의 요구구에 열림

- 정액은 사정 시 요도를 통해 몸 밖으로 배출됨

⑤ 부속선

- 정낭, 전립선 및 쿠퍼선(Cowper's gland)이 해당되며, 정액을 분비하여 정자와 함께 사정액을 만듦 → 사정시 정자와 알카리성의 끈끈한 용액을 배출하며, 이 알카리성의 끈끈한 용액은 정자의 운동성과 신진대사에 필수적임
  - 정낭 : 직장과 방광사이에 있으며, 오른쪽과 왼쪽에 1개씩 있음
  - 전립선 : 방광아래 요도부위를 둘러싸고 있으며 근육질이 많은 단단한 선임, 전립선 내에 사정관이 개구되어 있고 남성호르몬(테스토스테론)의 자극으로 약알카리성 액체 생성 → 사정 시 전립선 수축 → 요도를 통해 배출
  - 쿠퍼선 : 요도 약간 뒤쪽 전립선 바로 아래 위치함

(2) 외부생식기

① 음경

- 요도구를 통해 요를 배설하는 배설기관이며 정액을 사정하는 생식기관임
- 음경을 덮고 있는 피부는 음낭과 복벽피부의 연장으로 멜라닌 색소가 많고 피하지방이 없으며 털도 거의 없음
- 성적 자극을 받지 않을 때는 음낭 앞쪽으로 처져 있음
- 포피(prepuce) : 음경이 이완되어 있을 때 귀두관을 덮은 주름
- 발기 : 신체적 또는 심리적 자극에 의해 음경의 동맥이 확장되고 정맥에 혈액이 정체되어 음경이 확대된 상태임

② 음낭

- 생식관을 싸고 있는 피부낭으로 양쪽에 각 각 1개의 고환을 가진 음낭벽은 피부, 근막, 평활근 섬유로 구성됨 → 주변 환경의 온도에 따라 반응함 → 고환이 최적의 온도를 유지하여 정자의 생성과 활력을 유지해주기 위함

2) 여성생식기의 구조와 기능

여성생식기계는 난소와 난관, 자궁, 질, 치구, 음핵, 대음순, 소음순으로 구성되어있다(그림 12-2).

그림 12-2 여성 생식기의 구조

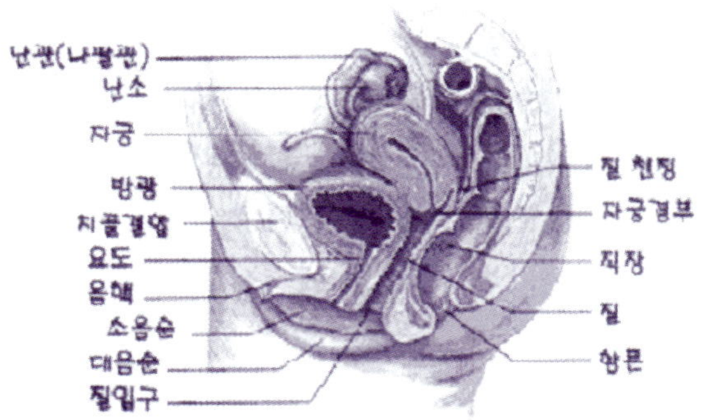

(1) 외부 생식기

① 치구(불두덩)

- 둥근 언덕 모양으로 피하지방이 잘 발달된 부분으로 치골결합으로 구성됨
- 사춘기 때부터 음모가 발생하기 시작하여 피지, 땀샘이 분비됨

② 음핵

- 소음순 사이에 위치하며 요도구 상방 약 2.5㎝에 위치한 감수성이 매우 발달한 발기성 조직임
- 성적 흥분 시 혈액이 충만되어 커지며 흥분에 매우 민감한 부분임

③ 대음순

- 사춘기에 이차성징의 하나로 평평하게 발달됨

④ 소음순

- 색소가 침착되고 혈관, 신경, 땀이 분포하는 곳으로 성적 흥분시 여러 분비샘에서 윤활제를 분비함

(2) 내부 생식기

① 난소

- 자궁 후면 상부 양쪽에 각 각 1개씩 위치한 기관으로 난자를 생성, 발육시키고 배출하며, 여성호르몬을 분비함
- 연령에 따라 크기가 다름

② 난관

- 자궁에서 양쪽 난소까지 연결된 근육성 관으로 난소에서 생성된 난자를 자궁강으로 운반해줌
- 외측에 달할수록 굵고 큰 나팔모양으로 복강에 열려있으며 11~13㎝ 정도임
- 난관 속에 있는 섬모운동, 연동운동, 호르몬의 영향으로 난관의 수축운동이 발생 → 난자가 난관을 통해 자궁으로 운반됨

③ 자궁

- 두꺼운 막으로 된 근육기관으로 서양배 모양을 하고 있으며 크기는 다양함
- 월경을 하게 함
- 수정란을 자궁내막에 착상시켜 임신을 유지함
- 임신에서 분만까지 태아발육기관

④ 질

- 여성 생식기의 처음 입구로서 상단은 자궁과 연결된 근육관임
- 질의 전방은 요도와 방광 위치, 후방은 직장이 위치함
- 약 7~10㎝ 정도이며 자궁의 분비물과 월경을 외부로 배출하는 배설기관이고 성교기관임
- 분만 시 태아가 통과하는 산도의 역할을 함
- 질 점막 : 자궁경부나 점막에서 흘러나오는 분비물과 질강 내에서 나오는 점액으로 습한 상태 유지됨
- 질점액 : 산성상태로 병균의 칩입을 막고 세균의 번식을 억제함

제3절 청소년의 남·녀의 성 생리

1. 청소년 남, 녀의 성 생리

1) 성징

(1) 제 1차 성징

생식에 직접 관계가 있는 내, 외부 생식기에 의해서 나타나는 양성의 구별

(2) 제 2차 성징

① 생식에 직접 관계가 없는 신체부분에 나타나는 남녀 각 각의 특징을 의미함
② 즉, 신체, 골격 각 부분이 변하고 근육, 피하지방, 유방, 음성, 정신 등의 변화를 의미함 → 여성스러운, 남성스러운 외모를 갖추게 됨

2) 성욕구

(1) 기본 전제

① 인간의 성욕은 책임의식을 전제로 한다.
② 인간의 성욕은 애정과 신뢰를 전제로 한다.
③ 인간의 성욕은 이성적 행위를 전제로 한다.
④ 인간의 성욕은 훈련과 극복을 전제로 한다.
⑤ 인간의 성욕은 가꾸어 나아갈 의무가 있다.
⑥ 인간의 성욕은 성의 의미를 올바로 이해했을 때만 가치가 있는 것이다.

(2) 성욕의 특성

① 인간의 성욕에는 종족보존의 욕구와 함께 사랑의 표현, 긴장 해소, 감정적 이완, 만족감 및 소속감을 느끼고자 하는 여러 요소가 함축되어 있음
② 2차 성징을 통해 성행동이 촉진됨 ; 상대의 신체유형, 얼굴모양, 체취, 화장, 음성, 향수, 복장, 인격, 지식, 감수성 등이 자극요인이 됨
③ 인간의 성욕은 이성적으로 통제할 수 있음

3) 성적 자극요인과 남, 녀 차이

성적 자극요인은 정신원성 자극과 특성원성 자극으로 분류할 수 있으며(표 12-1), 남녀에 따라 성욕에 대한 특성은 구체적인 내용은 [표 12-2]와 같다.

표 12-1 성적 자극요인

정신원성 자극	특성원성 자극
· 상대방에 대한 존경, 호감, 열정, 집중, 좋아함, 상상, 사모함 등과 같은 정신심리적 요인	· 감각적 자극에 의한 반사적임 · 단순한 물리적 자극이나 시각, 후각, 청각, 촉각 등의 물리적 자극에 의해 정서 개입없이 반사적으로 흥분되는 것

표 12-2 남녀에 따라 성욕에 대한 특성

남자	여자
· 자극에 대해 곧 흥분하는 성반응을 보임 · 사정에 의해 성욕구를 충족함 · 성행동을 통해 긴장의 해소, 배설감, 수용된 느낌, 정복감, 기쁨, 획득, 승리 등의 감정을 경험함	· 충분한 자극시간이 필요함 · 키스, 접촉, 애무 등 사랑을 표현하는 방법 등에 의해 성욕구를 더욱 충족 받게 됨 · 성행동을 통해 자신이 수용되었다는 느낌, 소속감, 기쁨, 편안함, 이완된 느낌, 사랑 등을 느낌

2. 청소년의 성행동에 따른 문제와 책임

표 12-3 청소년의 성행동에 따른 문제와 책임

구분	문제	책임
생명경시	아기를 낳지 못하는 문제 낙태의 문제 기르는 문제	낙태 낙태로 인한 불임 미혼모
사랑결여	허무, 죄악, 분노, 적대감, 불안감을 느껴 심성을 황폐화함	
그릇된 쾌락추구	성의 상품화 매매춘 성폭력 성병	

1) 임신

나팔관에서 이루어진 수정란이 자궁내막에 성공적으로 착상하여 태아로의 발육을 시작하는 현상

(1) 임신의 과정

① 성교 시 질 내에 배출된 정액 중 정자는 자신의 운동성으로 자궁강 내에 진입 → 자궁강을 상승 → 난관을 진행하여 난관팽대부에서 난자와 결합 수정됨

② 배란에 의해 난소에서 배출된 난자는 난관의 복강구에서 난관팽대부로 이동함 난자의 생명은 배란 후 대체로 24시간 이내 이내이며 이때 정자가 난관팽대부에 도착하거나 존재할 때 정자가 난자에 진입하여 수정이 이루어짐

③ 1개의 정자가 난자 속으로 들어가면 입구에 막이 닫히며 여성 전핵과 남성 전핵이 접근하여 합쳐서 융합해서 전핵이 됨 → 수정이 완성됨(정란세포) → 세포분열 → 이동하여 자궁내막에 착상

(2) 임신 여부 확인

① 소변검사 : 소변 내 태반으로부터 분비되는 인체융모성 성선자극호르몬(HCG)의 존재 여부 검사로 수정 후 10일이면 확인이 가능함

② 임부의 자각증상 : 입덧이 임신 2개월부터 시작됨

- 아침 공복 시 구역질, 구토
- 식욕의 변화
- 유방의 변화 : 유방이 커지고 팽대하며 유두둘레 변색

③ 초음파검사 : 태아 확인

2) 피임

- 피임법의 분류

피임법의 분류는 피임효과의 지속 정도에 따라 일시적 피임법과 영구적 피임법 응급피임법으로 분류할 수 있다.

- 일시적 피임법 : 먹는 피임약, 차단 피임법, 자궁 내 장치, 성교중단법, 자연피임법 등
- 영구적 피임법 : 남성불임술, 여성불임술
- 응급 피임법 : 먹는 응급 피임약

피임법 각각의 특성은 다음과 같다.

(1) 일시적 피임방법

① 먹는 피임약

먹는 피임약에는 인공적으로 합성한 에스트로겐과 프로게스테론이라는 2가지 호르몬이 포함되어 있다. 에스트로겐은 여성의 성장호르몬으로서 월경주기 중 전반부에 작용하여 자궁내막을 비후시키고 자궁목의 점액량과 점도에 변화를 주는 역할을 한다. 프로게스테론은 모성호르몬으로서 수정란의 착상과 임신을 지속하기 위한 기능을 하는 호르몬이다. 이 호르몬의 양을 일정수준으로 유지함으로써 FSH 호르몬의 분비를 억압하여 난소에서의 배란을 방해하는 것이 경구피임약의 작용이라고 할 수 있다. 그러므로 매일 정확히 복용해야 효과를 볼 수 있다.

먹는 피임약은 21정 또는 28정으로 포장되어 있다(28정의 경우 처음 21정은 여성 호르몬이 포함되어 있고 나머지 7정은 철, 비타민, 유당 등을 포함한 위약이다).

복용방법은 월경이 시작되는 1일째부터 가능하면 저녁 식사 후나 취침할 때 매일 같은 시간에 1정씩 복용하도록 한다. 복용을 잊은 경우, 항상 복용하던 시간으로부터 12시간 이내라면 바로 복용하도록 한다. 만약 12시간 이상이 경과했을 때에는 복용하지 않은 정제는 무시하고 그 다음 정제부터 정한 시간에 복용하는데 피임효과는 감소할 수 있다. 따라서 시상하부-뇌하수체-난소 축이 적절히 억제되도록 정제를 복용하는 다음 7일간은 다른 비호르몬적 피임법(예: 콘돔)을 병용하도록 한다.

수유를 하지 않는 산욕기여성은 분만 6주 후부터는 피임약을 사용할 수 있으며, 산후 무월경인 경우에는 임신검사를 하여 음성임을 확인한 후 피임약을 복용하도록 한다.

▸ **효과**

매일 같은 시각에 정확하게 복용한다면 실패할 확률은 0.1~1%로 매우 효과적이다.

▸ **장점**

- 정확히 사용하면 피임효과가 높고, 불규칙적인 생리주기는 규칙적이 된다.
- 월경량이 감소하여 월경과다로 인한 철 결핍성 빈혈의 위험이 감소한다.
- 월경기간도 짧아지고 월경통도 경감되는 효과가 있다.
- 장기간 복용(적어도 2년 이상)할 때에는 자궁암과 난소암 및 골반의 염증성 질환을 예방하는 효과가 있다. 무엇보다 성교를 할 때에 특별한 조작이 필요하지 않고 여성의 의지에 의해 스스로 조절할 수 있는 방법이다.

▸ **단점**

- 약물 복용을 잊어버렸을 때에는 피임효과를 기대하기 어렵다.
- 생식기 질환이 있을 때에는 증상을 더욱 악화시킬 수 있으므로 반드시 의사의 처방을 받은 뒤에 사용하여야 한다.

② 차단피임법

차단피임법(barrier method)은 가장 오래된 피임법 중의 하나이며 정자와 난자 사이에 벽(barrier)을 형성하여 임신을 예방하는 방법으로 질 내부나 음경 위로 막을 씌우는 것이다. 남성용 콘돔, 여성용 콘돔이 있다.

※ 남성용 콘돔

콘돔(condom)은 성교 시 음경이 발기했을 때 음경을 덮어씌우는 보호막이다. 이것은 음경이 발기할 때 꼭 맞게 끼워서 사용하므로 사정된 정액이 질 내로 들어가지 못하여 난자와 정자가 만나지 못함으로써 피임의 효과가 나타나는 방법이다. 초기의 콘돔은 리넨·실크로 만들었고 이것은 점차 동물의 맹장, 산양의 방광, 어류의 부레 등 동물의 내장을 이용하기도 하였으나, 실제 실용가치를 나타난 것은 고무제품이 만들어지면서이다. 일반적으로 라텍스(latex)로 만들며 두께도 점점 얇아지고 있고, 모양·색깔·크기·표면상태도 다양해졌다. 윤활제나 살정제로 코팅되어 있어 효율성이 높고 사용이 편리하다.

그림 12-3 남성용 콘돔

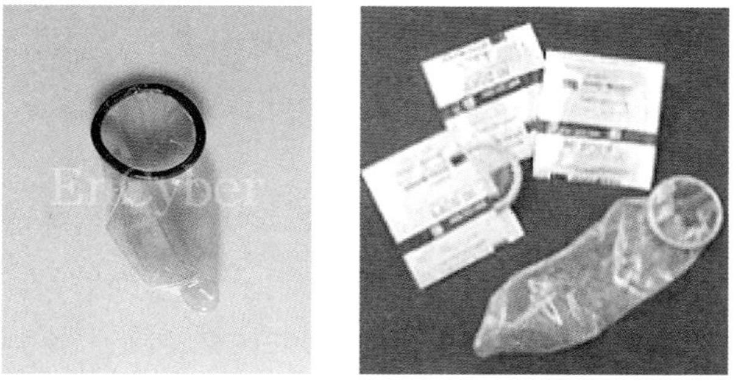

출처. 교육부 학생건강증진센터(2008). 소중한 성 바로알기

- 효과
  - 콘돔의 피임효율은 성교를 할 때마다 사용법을 잘 지키면 평균 96% 정도로 매우 높다.

- 장점
  - 의사의 진단이나 처방 없이도 사용할 수 있다.
  - 경제적이다.
  - 사용방법이 간편하다.
  - 성병의 감염을 예방할 수 있다.
  - 부작용이 없다(라텍스알레르기는 제외).

▸ 단점

- 남성의 협조가 없으면 사용이 어렵다.
- 성감장애가 있을 수 있다.
- 사정 후 성기가 축소되기 전에 질에서 콘돔을 제거해야 정액이 질 안으로 흘러나오는 것을 방지할 수 있다.
- 손톱 등에 의해 콘돔이 찢어지는 경우 피임의 효과가 적어진다.

※ 여성용 콘돔(페미돔)

남성용 콘돔처럼 정액이 질 안으로 들어가지 못하게 함으로써 임신을 예방할 수 있는 방법이다.

1995년 6월 국내에 최초로 보급된 여성용 콘돔인 페미돔은 얇고 부드러운 폴리우레탄으로 되어 있어 재질이 강하고 부드럽다. 남성용 콘돔보다는 폭이 넓고, 양쪽 끝에 내환과 외환 2개의 링이 있다. 안쪽의 작은 링(내환)은 치골 뒤로 고정되도록 질 안으로 삽입하고, 바깥쪽의 큰 링은 질 안으로 콘돔이 들어가지 않게 여성의 질 입구에서 음부를 덮도록 되어 있다.

삽입할 때는 페미돔의 내환을 엄지와 중지로 잡아 쥐고 내환이 좁아지도록 하여 꼭 쥔 상태의 내환을 탐폰처럼 질 내로 삽입한다. 그 후 페미돔 안으로 검지를 넣고 내환을 가능한 한 안쪽으로 밀어 넣는다. 삽입 후 페미돔의 외환과 몸체의 일부가 질 외부에 남게 된다. 제거할 때에는 정액이 흘러나오지 않게 주의하면서 외환을 비틀어 살짝 당긴다.

▸ 장점

- 여성의 의지로 스스로 피임할 수 있는 방법이다.
- 남성 성기의 발기가 필요하지 않아 성교 전에 미리 삽입할 수 있으므로 성교의 자연스러운 리듬을 방해하지 않는다.
- 콘돔 착용의 지연으로 인한 실패율을 감소시킬 수 있고 안전하여 사전검사나 진단이 필요 없는 방법이다.
- 여성의 질 내부를 감싸주므로 성병으로부터 여성을 보호할 수 있는 방법이다.
- 윤활제가 발라져 있어 여성호르몬이 부족한 여성이나 갱년기, 폐경기 이후 질이 건조한 여성도 통증 없이 부드러운 성생활을 유지할 수 있다.

그림 13-4 자궁내 장치

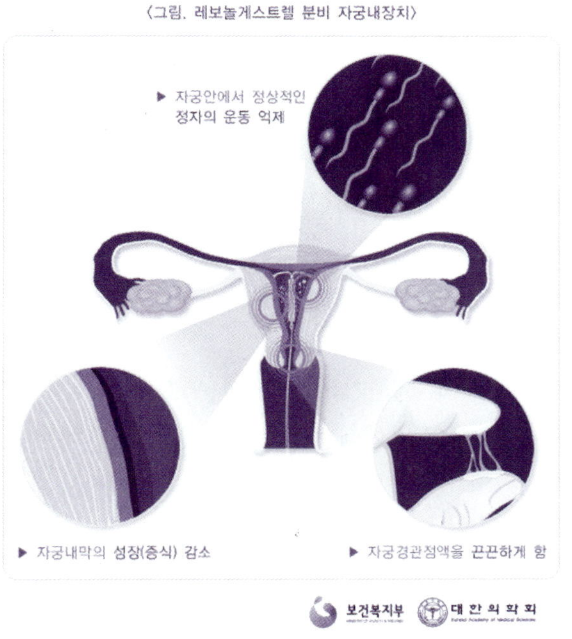

출처: 보건복지부

▸ **단점**

- 성교를 할 때마다 새것을 사용해야 하는데 남성용 콘돔보다 값이 비싸다.
- 음핵과 음부를 덮기 때문에 여성의 성적 만족감이 떨어질 수 있다.
- 치골 뒤로 고정되는 내환이 일부 여성에게 불편을 줄 수 있다.

③ 자궁 내 장치

자궁 내 장치자궁 내 장치(intrauterine device)는 수정란이 자궁 내에 착상하지 못하도록 하는 피임방법이다. 금속, 금속과 플라스틱, 플라스틱으로 만들었으며, T형, Y형, S형, 나선형 고리, 둥근고리와 기타 모양의 형태가 있다(그림 12-4).

레보놀게스트렐 분비 자궁 내 시스템은 황체호르몬의 일종으로 자궁내막의 증식을 억제하기 때문에 월경량을 줄일 수 있어 기존 IUD의 부작용을 줄일 수 있다. IUD를 시술한 직후, 처음 2~3번의 생리주기에서는 예전보다 생리기간이 길어질 수 있으며 생리가 불규칙하게 나타날 수 있다. 또한 사용자의 약 40%가 생리기간 외에도 간헐적으로 소량의 출혈을 경험하기도 하나 이러한 증상은 시술 후 3~6개월이 지나면 사라지는 경향을 보이며, 시술 몇 달 후부터는 생리가 없어지기도 한다.

작용기간은 5년으로 피임을 원하지 않을 경우 제거하면 생리는 다시 정상적으로 돌아오면서 임신이 가능하다.

▸ 장점

- 여성의 의지로 피임을 할 수 있는 방법이다.
- 한번 삽입하면 오랫동안 피임효과가 지속되어 성교 전후로 조작할 필요가 없다.

▸ 단점

- 삽입할 때 반드시 전문가의 진단이 필요하다.
- 자궁 내 장치의 삽입 초기에는 자연배출이나 위치 이동으로 피임효과가 감소할 수 있다.

④ 성교중단법(질외사정법)

성교중단법은 질외사정법이라고 하며 성교 도중 사정하기 전에 질에서 음경을 빼내 체외사정을 하는 방법이다. 여성의 질 밖에서 사정하는 것이므로 정자가 자궁 내로 이동하는 것을 방해하게 된다.

▸ 장점

- 특별한 피임기구가 필요하지 않으므로 경제적인 방법이다.

▸ 단점

- 성행위를 할 때 체외에서 사정해야 하는 방법이므로 성적 만족이 저하될 수 있으며 남성의 협조가 필요하다.
- 질 내에서 사정하지 않았다 하더라도 조금씩 흘러나오는 분비물에 포함된 정자에 의해 임신될 가능성이 높다.

⑤ 자연피임법

자연피임법은 월경주기 중 임신 가능성이 있는 날짜만큼 금욕하여 임신을 방지하는 방법으로 월경주기법, 기초체온법, 자궁경란 점액관찰법이 있다.

※ 월경주기 이용법

여성의 생리주기를 이용하여 배란기간 동안 금욕하는 방법이다. 이 방법을 사용하려면 적어도 1년 정도는 월경주기를 관찰하는 것이 필요하다. 각 주기에서 월경 첫날을 1일로 해서 최장주기와 최단주기를 계산한다. 최단주기에서 18을 뺀 수가 금욕을 시작해야 할 첫 날이고, 최장주기에서 11을 뺀 수가 수정 가능한 마지막 날이다. 예로 최단주기가 27일, 최장주기가 32일인 경우에는 27-18=9, 32-11=21이므로 월경주기인 9일째부터 21일째까지 금욕기간이다.

▸ 장점

- 기구나 약물을 사용할 필요 없고, 부작용이 없으며 매우 경제적이다.

▸ 단점

- 비교적 규칙적인 월경주기에는 가능하지만 한 주기를 건너는 등 월경주기가 불규칙할 경우에는 이 방법만을 사용했을 때는 실패할 확률이 높다.

⑥ 기초체온법

기초체온법은 배란 후 황체호르몬이 생산되면서 생리적으로 체온이 상승(0.2~0.3℃ 정도)하는 것을 이용하는 방법이다. 배란이 되기 전에는 비교적 낮은 저온기를 유지하다 체온이 좀 더 하강하는 시기가 있는데, 이 시기에 배란을 하며 그 후 체온이 상승하는 고온기를 보인다. 체온 상승 후 3일 저녁부터 월경이 시작될 때까지의 기간은 임신과 관계없는 안전한 시기이다. 이 방법을 사용하려면 매일 아침 잠에서 깨어나자마자 자리에 누운 채 준비해 둔 체온계로 적어도 5분 동안 체온을 측정하고, 매일 같은 시각에 같은 방법으로 측정함으로써 체온의 변화를 관찰해야 한다.

▸ 장점

- 특별한 기구를 사용하지 않고 성교 전후로 특별한 조작이 필요 없는 방법이다.

▸ 단점

- 정상적인 생리주기뿐 아니라 늦잠을 잤다거나 음주, 수면부족, 감염, 발치 등은 체온 변화에 영향을 미친다. 따라서 정확한 체온 변화에 대한 정보를 얻기 어려워 피임에 실패할 가능성이 있다.

2) 영구적 피임방법

① 남성불임술(정관결찰술)

정자는 고환에서 생성되어 부고환, 정관, 그리고 정낭을 거쳐 사정이라는 단계를 통해 체외로 배출된다. 그럼으로써 임신이라는 생리적 현상이 형성되는 데 정자가 사출되는 과정을 차단함으로써 임신되지 않도록 하는 피임방법이다.

정관결찰술은 부고환으로부터 약 2㎝ 떨어진 정관부위를 절단, 결찰하여 고환에서 만든 정자의 통로를 폐쇄하는 방법이다. 이는 고환의 호르몬 생산부위에는 영향을 미치지 않으므로 성욕이나 정액의 양 등에는 변화가 없고, 단지 사정관을 차단함으로써 정자만 사정되지 못하도록 하는 것이다.

▸ 장점

- 한 번 시술하는 것으로 이후 임신에 대한 위험이 없으며 수술에 소요되는 시간은 15~20분으로, 비교적 간단한 방법이고, 회복이 빨라 수술 후 24~48 시간에 대부분 정상적인 활동을 재개할 수 있다.

▸ 단점

- 한 번 시술하면 영구적인 피임효과가 있다. 정자가 배출되지 않으므로 다시 임신 기능이 회복되어야 할 때에 임신이 되지 않는다. 수술 즉시 효과가 있는 피임방법이 아니므로 완벽한 효과를 보기 위해서는 정자가 배출되지 않음을 확인하기까지 다른 피임방법을 사용하여야 한다.

② 여성불임술(난관결찰술)

난자는 난소에서 생성되어 난관에서 정자를 만나 수정되며 자궁으로 이동하게 된다. 따라서 난관결찰술은 난관을 폐쇄하여 정자가 난관을 통과하지 못하도록 함으로써 임신을 방지하는 피임방법이다

▸ 종류

- 소개복술소개복술(minilaparatomyminilaparatomy)은 치골 상단부에 약 3㎝의 피부를 절개하여 난관을 결찰하는 방법으로 많이 사용하는 방법이다.
- 복강경(laparotomy)은 배꼽 아래를 2㎝ 정도 절개한 후 복강 내로 이산화탄소, 질소 또는 공기 등을 주입하고, 복강경을 삽입하여 시행하는 불임술로,

전기로 소작하거나 클립과 밴드로 결찰하는 방법 등이 있다.

- 질원개절제술(colpotomy)은 복부절개로 인한 상처 없이 후측 질원개를 절개하여 난관을 결찰하는 방법이다.

▸ 장점

- 수술이 간단하고 시간이 적게 걸린다. 입원할 필요가 없고 수술한 다음 날부터 활동이 가능하며 부작용이 적다. 수술한 후부터 바로 피임효과를 기대할 수 있으며, 성생활에 장애를 주지 않으며 임신에서 영구적으로 해방될 수 있는 방법이다.

▸ 단점

- 소개복술은 비만 여성, 과거 수술이나 감염으로 난관이 유착된 경우에는 시행이 어렵다. 복강경은 전기소작으로 인하여 골반 내 장기의 소작·화상 등과 같은 합병증이 많고, 질원개절제술은 질 속의 많은 세균으로 인하여 감염률이 높은 단점이 있다.
- 수술하는 방법은 영구적인 피임방법이므로 복원 가능성이 낮으며 난관불임술이 실패하여 자궁 외 임신할 가능성도 있고, 드물게는 자연적으로 수술부위가 문합되어 임신이 되기도 한다.

3) 응급피임법

응급피임이란 계획되지 않은 성행위나 성폭력 등 불시의 성행위 후에 피임약 복용 및 기타 방법으로 원치 않는 임신을 미연에 방지하는 것이다.

따라서 수정 6일 후 수정란이 자궁에 착상하는 것을 이용하여 이 기간에 착상을 방지하는 약물이나 기구를 사용하여 임신을 예방하고자 하는 방법이다.

1998년부터 대한보건복지협회에서는 국제가족계획연맹(IPPF)의 지원 하에 1명 복용량으로 4정 단위로 포장된 PC4(일명 Tetra-Gynon)라는 호르몬복합제를 도입하여 사용하는데, 성교 후 72시간 이내에 2정을 복용하고 12시간 이후에 다시 2정을 복용하는 방법이다. 최근에는 프로게스틴 단일제제로 성교 후 72시간 이내에 1정만 복용하는 약이 개발되어 보급되고 있다.

또한 성교 후 5일 이내에 또는 배란예상일로부터 5일 이내에 구리자궁 내 장치를 자궁 내에 삽입하는 방법으로 일시적인 응급피임효과 외에 지속적인 피임효과를 얻을 수 있는 구리자궁 내 장치구리자궁 내 장치(Copper IUDCopper IUD) 등이 응급피임을 목적으로 사용되고 있다.

▸ 효과

- 소파수술로 인한 여러 합병증을 줄일 수 있고, 최근 사회문제가 되고 있는 청소년의 임신, 미혼모 문제를 예방할 수 있다.

▸ 적응증

- 응급피임 서비스가 필요한 경우는 성폭력(강간)으로 인하여 임신이 우려되는 자, 근친상간 등 윤리적으로 임신이 허용되지 않는 자, 성폭력 상담기관 및 관련 기관이나 단체 등에서 응급피임을 의뢰한 자 및 기타 미성년자이거나 유전적 질환과 건강문제로 인해 임신을 원치 않는 자로서 보호자의 동의가 있는 자 등이다.

3. 성적 접촉에 의한 건강문제들

1) 임질(Gonorrhea)

성병 중 가장 흔한 질병으로 감염된 사람과의 단 한 번의 성교로 20~50%에서 감염됨

(1) 원인

그람음성균인 임균

(2) 증상

감염자와 성접촉 후 3~5일 후(17일까지 지연되는 경우도 있음) 증상 발현됨

① 배뇨 시 작열감 - 배뇨 시 통증, 배뇨곤란 초래

② 외요도구로부터 장액성의 분비물이 나오며 곧 농성분비물이 됨

③ 요도에만 이환되어 요도구 부종에서 시작됨

④ 환자의 약 30~40%; 림프선 비대

⑤ 임질에 걸린 남성 환자의 10~22%는 무증상임

(3) 진단 및 치료

① 검사물 배양 : 여성 - 자궁경관, 남성 - 요도에서 검사물을 얻어서 배양함

② 치료 : 항생제(Rocephin) 적극적인 치료

(4) 예후 및 합병증

① 치료를 미루면 요도감염으로 배뇨통증의 악화 → 2주 후면 임균성 요도염 증상은 완화되나 성접촉으로 상대방에게 감염시킬 수 있음
② 치료지연 시 임균성 부고환염, 고환염으로 발전 → 불임증 초래
③ 합병증
관절염 : 임균성 관절염 환자의 약 75%에서 구진과 같은 피부병변이 나타남

2) 매독(Syphilis)

(1) 원인

treponema pallidium이 성교에 의해 피부나 점막으로 침입하여 감염되는 성접촉성 질환

(2) 증상

① 초기

- 매독균은 침범 3주가 되면 하감이 나타남
- 은백색의 구진이 음경꺼풀 내면이나 성기에 나타남 → 표재성 궤양이 되어 뚜렷한 반흔을 남김
- 궤양 형성 후 2-3주 후 림프절 비대
- 초기감염으로부터 처음 3주일간은 혈청반응이 음성으로 나타날 수 있음

② 제 2기

- 최초 감염 후 약 6주경에 시작하여 장미진이 나타남
  - 다양한 크기의 연분홍의 반점으로 몸통, 상지, 하지, 이마와 목에 나타남
- 전신증상 : 두통, 권태감, 미열, 림프절 종창

③ 제 3기

- 제 2기 발진이 쇠퇴한 후 1년 또는 수년의 잠복기를 지나 발현됨
- 내장이나 뼈 증상이 나타남
- 감염 후 5~10년이 지나면 신경매독이 나타남

(3) 진단

① 원인균 규명
② 혈청학적 검사 : VDRL(The Venereal Disease Research Lab)검사

(4) 치료

① 페니실린 근육주사 ; 페니실린의 혈중농도를 장기간 지속시키는 것이 중요함
② 처음 6개월 동안 2주 간격으로, 다음 6개월 동안 매달, 다음 4년간은 3~4개월 마다 주기적인 검사가 필요함

3) 질염

질분비물의 과다분비(냉 혹은 대하증) 증상을 가진 여성의 약 40% 질염이 있음

(1) 원인

임균, 연쇄상균, 포도상구균, 대장균, 질트리코모나스, 질헤모필루스, 효모균, 모닐리아 등

(2) 증상 및 징후

① 대하증 : 우윳빛 질 분비물이 나옴; 점액성 농이 나타나기도 함
② 외음부 및 회음부 소양증
③ 배뇨 시 따끔따끔한 증상
④ 외음부의 점막이 발적 되고 충혈 됨
⑤ 성교통

(3) 치료

① 트리코모나스 질염

- 좌약 : Silver picrete
- 항생제 사용

② 모닐리아성 질염

- 재발가능성이 높으며 3개월 이상 치료 요구됨
- 합성 imidazole 제재로 증상 완화

③ 세균성 질염

- clindamycin 2% 크림 또는 질좌제 사용

제4절 청소년 성문제의 실태와 문제점

1. 청소년 성문제의 특징과 추세

1) 우리나라 청소년의 성의식, 행동의 개방화

(1) 이성친구와의 교제가 증가하고 있으며, 이성교제에 대해 긍정적인 관심을 가짐 (13~18세 청소년 중 25.5% 이성교제 중, 55% 이상 이성교제 경험 있음)

(2) 혼전 성관계에 대해 허용적인 사고를 가짐

(3) 청소년들이 이성과 성적 상호작용을 적극적으로 시도. 실제 성경험이 있는 청소년이 증가

(4) 우리나라 청소년의 성의식과 성문화의 특성에 성차별적인 태도와 의식. 혼전순결이나, 임신, 강간 등의 문제에서 남자에겐 허용적 결과에 대해서 여성에게 일방적인 책임을 강요

(5) 성 관련의 다양한 고민의 해소 방법을 찾지 못해 고민, 갈등

2) 성고민 내용

대한가족보건복지협회와 수원 여성의 전화 등 5개의 청소년 상담기관에서 최근 3년 동안('99. 3~'02. 2) 청소년 전화 상담 내용을 분석한 결과

(1) 성충동 문제(58.4% 이중 자위행위 25.9%, 성욕구 10.5%, 성관계 11.6%, 불륜관계 4.8%, 근친상간 3.0%, 강간 2.6%)

(2) 신체 구조와 건강문제(17.8% 이중 성기 7.2%, 신체이상 3.0%, 포경수술 2.9%, 몽정·유정 2.2%, 신체변화 1.5%, 월경 1.0%)

(3) 원치 않은 임신(8.3% 이중 임신 여부 4.3%, 인공유산 4.0%)

(4) 기타 - 비정상적인 성관계(4.2%), 이성교제(4.0%), 성병(3.0%), 동성연애(2.9%), 에이즈(1.4%) 등

3) 왜곡된 성문화 및 성문제 증가

(1) 청소년의 성관계의 경우 사랑이나 합의에 의한 것도 있지만 보통은 강요나 순간적인 충동에 의한 성행위가 많음

(2) 피임, 낙태, 출산, 성병 등에 무방비 상태
- 이유 : 피임에 대한 무지, 성관계를 허용하지 않는 사회적 분위기, 피임도구의 준비에 어려움

(3) 유흥업소에서의 미성년자 매매춘, 전화방, 컴퓨터, 휴대폰 등을 이용한 신종매춘, 원조교재 증가

(4) 청소년 성폭력이 증가

우리나라의 전체 성폭력의 95% 이상이 남성이 여성에게 폭력을 가하는 형태이고, 전체 성폭력의 약 30%가 10대 청소년에 의해 자행되고 있으며, 전국 여고생의 45.6%가 성추행을 당한 경험이 있고 그 가해자의 99.3%가 "남자친구"인 것으로 나타났다. 여고생 중 강간을 당한 경험이 있는 경우가 전체 여고생의 2.8%로 응답되었으나 이 비율은 실제보다는 현저하게 과소 반응된 것으로 보아야 할 것이다. 우리나라 여성들은 강간을 당한 후 이를 당국이나 병원에 신고하는 비율은 해당자의 2% 내외 그치기 때문이다.

청소년을 대상으로 하는 성폭행 빈도는 우리나라가 세계 2위의 위치에 있다. 성폭력상담소의 집계를 보면 4세 이하의 유아와 초등학교 어린이를 포함한 10대 소녀의 성폭행자 혹은 강간범은 친아버지를 포함한 오빠·친인척이 가장 많았으며, 반인륜적인 근친에 의한 강간피해자의 연령은 8~13세 어린이가 44.4%로 가장 많고 14~19세 소녀가 두 번째로 많으며(24.3%), 4~7세 어린이가 세 번째이다(12.1%).

4) 청소년의 욕구와 성 평등에 부합하지 못하는 성교육 문제

(1) 청소년의 성을 어떠한 관점에서 볼 것인가에 대한 명확한 제시가 없음
성교육 시 모호한 태도를 보이며, 청소년기의 성적충동이 자연스런 발달과정이라고 주장하면서도 부정적, 소극적, 이중적인 입장

(2) 기존의 성교육 지침서는 너무 원론적 피상적이며, 청소년들의 성관련 고민거리와 성행동 경험에 적절하게 반영하지 못함

(3) 양성평등의 성교육이 행해지지 못함

5) 청소년 성문제 수칙 10가지

(1) 성에 대해 궁금한 것은 전문교사나 상담기관에 도움을 청한다.
(2) 성충동을 느꼈을 때 자연스러운 것으로 받아들인다.
(3) 성충동은 스스로 조절하고 자제할 수 있는 것임을 안다.
(4) 자위행위 시 청결은 필수이며 지나치면 미래의 건강한 부부생활에 장애가 된다는 것을 기억한다.
(5) 이성친구의 성적자아결정권을 존중한다.
(6) 자신의 의사는 분명하게 하고 이성친구의 「거절」은 거절로서 받아들인다.
(7) 성관계란 욕구해소가 아니라 인간관계의 한 표현방법이다.
(8) 성관계를 통해 아기가 생길 수 있으므로 생명에 대한 책임감을 갖는다.
(9) 음란비디오 잡지 만화 등 각종 매체에 나타난 성에 대한 묘사는 과장되고 비정상적인 것임을 생각한다.
(10) 성폭력은 성관계가 아니며 다른 사람에 대한 정신적 육체적 폭력행위임을 깨닫는다.

제5절 청소년을 위한 예방 중심의 성교육

현대인은 성에 대한 태도와 의식, 그 기준과 행동지침이 너무나 다양하고 복잡하게 혼재된 성 혁명 시대에 살고 있다. 이러한 성의 자유화와 정보의 홍수 속에서 우리 청소년들은 대부분 사이버 공간에서 '음성적으로' 그리고 '자기만의 방식으로' 성에 대한 지식을 습득하고 있고, 이렇게 습득한 왜곡된 성지식을 '정상적인 성'으로 착각하면서 살아가고 있다. 따라서 학교에서는 청소년들이 올바른 성윤리를 확립하여 잘못된 성에 대한 비판능력과 성적 의사결정능력을 길러 이러한 변화에 바람직하게 적응해가도록 도와주어야 한다.

현재 성교육은 제도적으로 교육과정 내에서 실시되도록 장치가 마련되어 있다. 각급 학교에서는 청소년의 성보호에 관한 법률 및 성매매방지 및 피해자보호 등에 관한 법률 및 동법 시행령 등 관련 법령에 따라 초·중등학교에서 학교 성교육 표준안 및 편성 안에 근거하여 관련 교과와 연계하여 발달단계를 고려한 통합적 성교육과정 편성, 학년별 연간 15차시(성폭력예방교육 3시간 포함) 이상 의무적으로 실시하고 있다. 학교장은 예방 중심의 바람직한 가치관 교육으로, 성교육 계획을 수립·추진하여야 하며 보건교육 대상 학년은 보건 교육과정에 성교육을 포함하여 교육하고 있으며, 성교육 자료는 교육부의 '소중한 성 바로 알기(2008)' 및 보건(성)교육 자료를 활용할 수 있다.

'소중한 성, 바로 알기(2008)'는 인간관계와 성심리, 신체 발달과 성건강, 사회적 환경과 양성 평등, 결혼과 건강한 가정의 대영역과 관련된 학습요소를 학생들의 발달 수준을 고려하여 중학교 1학년용, 중학교 2학년용, 중학교 3학년용, 고등학교 1학년용으로 구분하여 각각 10가지의 테마로 구성하고 있으며, 각각의 구체적인 내용은 [표 12-4]와 같다.

표 12-4 청소년의 올바른 성교육

	중1	중2	중3	고1
인간관계와 성심리	·사춘기의 심리적 변화 ·인권 존중	·사랑과 우정 ·성적 욕구의 조절	·성정체성 ·성과 정서장애	·성과 문화 ·인간발달과 성 ·성적 자기결정권
신체발달과 성건강	·사춘기의 신체적 발달 ·사춘기의 생리적 발달 ·임신 ·출산	·성인성 질환 ·피임과 불임	·임신과 부모됨 ·건강한 출산 ·성예절	·성 관련 정보 제공 ·인공임신중절 ·성 관련 질환의 예방과 대처 방법
사회적 환경과 양성평등	·성폭력 예방 및 대처방안 ·사이버 시대의 성의식 ·가정에서의 양성 평등	·올바른 성정보 수용 ·청소년 성매매 ·학교에서의 양성 평등	·성폭력 문제점과 후유증 ·청소년 성매매 ·성과 외모지상주의 ·직장에서의 양성 평등	·성폭력 예방 및 피해 후 대처법 ·청소년 성매매 관련법 ·성 상품화와 소비 ·역사속의 양성 평등
결혼과 건강한 과정	·변화하는 가족 ·가정 폭력	·가족 간의 의사소통 ·부모됨의 책임감 ·가정 폭력	·건강한 임신을 위한 준비 ·가정폭력	·배우자 선택과 결혼 ·남녀가 협력하는 가정생활 ·가정폭력의 후유증

출처: 교육부 학생건강증진센터(2008). 소중한 성 바로알기

참고문헌

가족과 성건강 아동청소년 상담소(2017). 아동성폭력예방교육 설문조사
교육부 학생건강증진센터(2008). 소중한 성 바로알기
김명숙 외(2016). 여성 건강 간호학: 현문사
박인혜 외 (2017). 지역사회간호학 1. 2, 서울: 현문사
보건복지부(2013). 건강증진사업 안내.
보건복지가족부, 대한보건협회(2001). 건강생활 5월호, 6-17.
신유선 외(2010). 보건교육학. 서울: 수문사.

제13장

우리나라의 보건의료체계와 이용

제13장 우리나라의 보건의료체계와 이용

학습목표

1. 보건의료체계의 의미를 이해할 수 있다.
2 지역사회의 자원을 종류를 열거할 수 있다.
3. 국민건강보험의 정의를 규명할 수 있다.
4. 의료급여제도의 정의를 이해할 수 있다.

제1절 보건의료체계

1. 보건의료체계의 개요

우리나라에서 보건의료체계는 보건의료제도와 동일한 의미로 사용되는데, 국가보건의료체계(national health system), 보건의료전달체계(health care delivery system) 등이 유사하게 사용된다. 보건의료체계는 여러 가지로 정의될 수 있는데, 2000년 세계보건기구는 '건강을 증진, 회복, 유지하는 것이 일차적인 목적인 모든 활동'이라고 정의하였다.

2. 국가보건의료의 목표

보건의료의 목표는 양질의 총괄적인 의료를 국민에게 언제, 어디서든지, 누구에게나 필요할 때 제공해주는 것이다.

양질의 보건의료서비스 구성요소는 다음과 같다.

표 13-1 보건의료서비스 구성 요소

구성요소	주요내용
접근용이성	개인적 접근성, 포괄적 서비스, 양적 적합성
질	전문적 자격, 개인적 수용성, 질적 적합성
지속성	개인 중심의 진료, 중점적 의료 제공, 서비스 조정
효율성	평등한 재정, 적정한 보상, 효율적 관리

· 접근용이성(accessibility) : 의료요구자의 이용이 용이하도록 접근방법과 가격(medical care cost)이 적절해야 한다.
· 질(quality) : 전문적인 능력을 가진 의료공급자가 양질의 의료를 제공할 수 있어야 한다.
· 지속성(continuity) : 전인적 보건의료서비스를 목표로 보건의료서비스의 상호조정을 통해 의료의 지속성이 유지되어야 한다.
· 효율성(efficiency) : 합리적인 재정지원, 타당한 보상, 능률적 관리 등의 효율성이 보장되어야 한다.

제2절 우리나라의 지역사회 자원

1. 의료인력

보건의료서비스는 훈련된 보건의료인력에 의해 제공되며, 다른 사업에 비해 인력의 질에 따라 사업의 질이 좌우되는 노동집약적 사업으로 다양한 인력의 협동이 전제된다. 또한 보건의료인력은 다른 부분보다 그 인력을 생산하는 데 비용과 시간이 상대적으로 많이 소요될 뿐 아니라 필요할 때 즉각적으로 공급할 수 없어 공급의 탄력성이 매우 적다. 따라서 보건의료인력자원을 어떻게 관리하느냐가 보건의료사업의 성패를 좌우한다고 할 수 있다.

우리나라에서 법으로 정하고 있는 보건의료 관계 인력은 '의료법' 제2조에 의하여 의료인으로 규정된 의사, 치과의사, 한의사, 조산사 및 간호사를 비롯하여 '약사법' 제2조 및 제2조의 2에서 규정하고 있는 약사 및 한약사, '의료기사 등에 관한 법률' 제2

조에서 규정하고 있는 의료기사(임상병리사, 방사선사, 물리치료사, 작업치료사, 치과기공사, 치과위생사)와 의무기록사 및 안경사, '응급의료에 관한 법률' 제36조의 응급구조사가 있으며, 그 밖에 '의료법' 제80조의 간호조무사가 이에 포함된다(표 13-2).

표 13-2 보건의료서비스 구성 요소

구분	보건의료인력
의료인	의사, 치과의사, 한의사, 간호사, 조산사
한지의료인	한지(限地)의사, 한지치과의사, 한지한의사
의료유사업자	접골사(接骨士), 침사(鍼士), 구사(灸士)
간호조무사	간호조무사
전문의	·전문과목 : 내과, 신경과, 정신과, 일반외과, 정형외과, 신경외과, 흉부외과, 성형외과, 마취과, 산부인과, 소아과, 안과, 이비인후과, 피부과, 비뇨기과, 진단방사선과, 치료방사선과, 해부병리과, 임상병리과, 결핵과, 재활의학과, 예방의학과, 가정의학과, 응급의학과, 핵의학과 및 산업의학과 등 26개 분야 ·치과 전문과목 : 구강악안면외과, 치과보철과, 치과교정과, 치주과, 소아치과, 치과보존과, 구강내과, 구강악안면방사 선과, 구강병리과 및 예방치과 등 10개 분야
전문간호사	보건, 마취, 정신, 가정, 감염관리, 산업, 응급, 노인, 중환자, 종양, 임상, 아동, 호스피스 등 13개 분야
의료기사	임상병리사, 방사선사, 물리치료사, 작업치료사, 치과기공사, 치과위생사
의무기록사	의무기록사
안경사	안경사
안마사	안마사
구급인력	응급구조사(1·2급)
약사인력	약사, 한약사

출처: 의료법 2015년 4월 대한민국 현행법 기준

보건의료인력은 국민의 건강과 생명에 직결되는 일을 하는 전문 직업인들이므로 국가가 법으로 그 자격을 엄격하게 규정하고 면허 또는 자격 소지자가 아니면 보건의료관계 행위를 할 수 없도록 규제하고 있다. 의사를 비롯한 보건의료관계 인력의 양성에는 장기간의 준비기간과 많은 투자를 필요로 하기 때문에 그 수급 대책은 장기적인 목표 아래 수립되어야 하며, 또한 전체적인 보건의료 계획 내에서 이루어져야 한다.

2. 의료관련 시설

1) 의료기관

현행 의료법에서는 의료기관을 "의료인이 공중 또는 특정다수인을 위하여 의료 조산의 업을 행하는 곳"이라고 정의하고, 그 종류를 종합병원, 병원, 치과병원, 한방병원, 요양병원, 의원, 치과의원, 한의원, 조산원 등 8종으로 나누었다.

이중 의원, 치과의원, 한의원은 "의사, 치과의사, 한의사가 각각 의료를 행하는 곳으로서 진료에 지장이 없는 시설을 갖추고 주로 외래환자에 대하여 의료를 행할 목적으로 개설하는 의료기관"이다. 따라서 의원, 치과의원, 한의원 별로 1명 내지 수명의 의사, 치과의사, 한의사가 있으며 간호사, 간호조무사, 치위생사 등이 이들의 의료와 진료를 돕게 된다. 의원은 주로 외래환자를 대상으로 하지만 어느 정도(30병상 미만) 입원 시설을 갖추고 있는 경우도 있고, 환자의 다양한 요구를 충족시키기 위하여 다양한 의료기구와 시설을 갖추고 있는 경우도 있다.

특히 의원의 경우, 개설 의사가 전문의인 경우 의료기관의 고유 명칭과 의료기관의 종별 명칭 사이에 인정받은 전문과목을 삽입하여 표시할 수 있다(병원 및 치과병원, 치과의원도 마찬가지). 예를 들어 O내과의원은 내과 전문의가 개설한 의원, OO가정의학과의원은 가정의학 전문의가 개설한 의원이다. 전문의 자격은 의사면허 소지자가 인턴과 특정 분야의 수련의 과정을 거친 후에 그 분야의 전문의 자격시험에 합격하여야 취득하는 것이다.

병원, 치과병원, 한방병원은 "의사, 치과의사, 한의사가 각각 의료를 행하는 곳으로 입원환자 30인 이상을 수용할 수 있는 시설을 갖추고 주로 입원환자에 대하여 의료를 행할 목적으로 개설하는 의료기관이다(단, 치과병원은 입원시설 제한이 없다). 또한 종합병원은 입원환자 100인 이상을 수용할 수 있는 시설을 갖추고 일곱 개 내지 아홉 개 이상의 진료과목과 각 해당과목의 전문의를 갖추어야 한다(표 13-3).

종합병원을 이용하는 경우, 대개의 경우 교통이 멀고, 원하는 시간에 원하는 의사에게 진료를 받기 어려운 경우가 있으며, 대기 등에 시간이 소요되고, 비용이 상대적으로 비싸다는 단점이 있다. 그러나 다양한 전문의가 있어 필요한 경우 전문의간의 상호 의뢰가 순조롭고 일반적이지 않은 검사나 처치가 필요한 경우 한 병원 안에서 이루어질 수 있다는 장점도 있다.

표 13-3 보건의료서비스 구성 요소

질병	입원시설	진료과목	의료인	비고
종합병원	100병상 이상	내과·외과·소아청소년과·산부인과·영상의학과·마취통증의학과·진단검사의학과 또는 병리과·정신과 및 치과를 포함한 9개 이상의 진료과목	각 과마다 전문의, 조산사, 간호사	300병상 이하인 경우에는 내과·외과·소아청소년과·산부인과 중 3개 진료과목, 영상의학과·마취통증의학과와 진단검사의학과 또는 병리과를 포함한 7개 이상의 진료과목
병원	30병상 이상	–	의사, 간호사	
치과병원	30병상 이상	–	치과의사, 간호사	
한방병원	30병상 이상	–	한의사, 간호사	
요양병원	30병상 이상	–	의사, 한의사, 간호사	
의원	–		의사, 간호사	진료에 지장이 없는 시설
치과의원	–	–	치과의사, 간호사	진료에 지장이 없는 시설
한의원	–	–	한의사, 간호사	진료에 지장이 없는 시설
조산원	–		조산사, 간호사	조산에 지장이 없는 시설

출처: 의료법 제 3조 9(2015년)

우리가 의료기관을 이용하고자 하는 경우, 의원, 병원, 종합병원, 그리고 보건기관 중 선택하여 의사를 만나게 된다. 우리나라는 어느 의사를 찾아갈 것인가 하는 선택권이 환자에게 주어져 있기 때문에 하나의 질병에 대하여도 여러 의사를 찾아갈 수 있다. 그렇지만 의사가 환자의 상태와 변화를 잘 알고 변화에 적절히 대처하기를 기대한다면 이용하기 편리한 의료기관이나 보건기관에 주치의를 정하여 관리를 받는 것이 좋다. 주치의를 선정할 때는 나의 주요 질병, 의사와의 신뢰, 접근성 등을 고려해야 할 것이다.

2) 보건기관

현행 지역보건법에서는 보건소, 보건지소, 보건진료소를 지역보건의료기관으로 명칭하고 있으며, 지역사회에서는 이를 구분하지 않고 모두 보건소라고 하기도 한다.

(1) 보건소

보건소는 기초자치단체별로 1개를 갖추고 있으며, 그중 입원 시설 등 병원의 요건을 갖춘 경우 보건의료원이라고 한다. 보건소는 보건복지부의 보건의료 관련 정책을 실제 기초자치단체에서 상당부분 수행하는 기관이다.

① 보건소의 업무

지역보건법 개정에 따라 보건소에서 관장하는 업무의 내용도 더욱 광범위하게 강화되었는데, 지역보건법(제9조)의 보건소 업무내용은 다음과 같다.

1. 건강 친화적인 지역사회 여건의 조성
2. 지역보건의료정책의 기획, 조사·연구 및 평가
3. 보건의료인 및 '보건의료기본법' 제3조 제4호에 따른 보건의료기관 등에 대한 지도·관리·육성과 국민보건 향상을 위한 지도·관리
4. 보건의료 관련기관·단체, 학교, 직장 등과의 협력체계 구축
5. 지역주민의 건강증진 및 질병예방·관리를 위한 다음 각 목의 지역보건의료서비스의 제공

표 13-4 지역보건법 9조 보건소의 업무

1. 국민건강증진, 보건교육, 구강건강 및 영양개선사업
2. 전염병의 예방, 관리 및 진료
3. 모자보건 및 가족계획사업
4. 노인보건사업
5. 공중위생 및 식품위생
6. 의료인 및 의료기관에 대한 지도 등에 관한 사항
7. 의료기사, 의무기록사 및 안경사에 대한 지도 등에 관한 사항
8. 응급의료에 관한 사항
9. 공중보건의사, 보건진료원 및 보건진료소에 대한 지도 등에 관한 사항
10. 약사에 관한 사항, 마약 향정신성의약품의 관리에 관한 사항
11. 정신보건에 관한 사항
12. 가정, 사회복지시설 등을 방문하여 행하는 보건의료사업
13. 지역주민에 대한 진료, 건강진단 및 만성퇴행성질환 등의 질병관리에 관한 사항
14. 보건에 관한 실험 또는 검사에 관한 사항
15. 장애인의 재활사업 기타 사회복지사업
16. 기타 지역주민의 보건의료의 향상, 증진 및 이를 위한 연구 등에 관한 사항

출처: 지역보건법 제 9조

구체적인 보건소의 업무는 [그림 13-1]에 나타난 것과 같이 매우 다양한 업무를 수행하고 있다.

그림 13-1 의료급여의 체계의 의료급여 범위

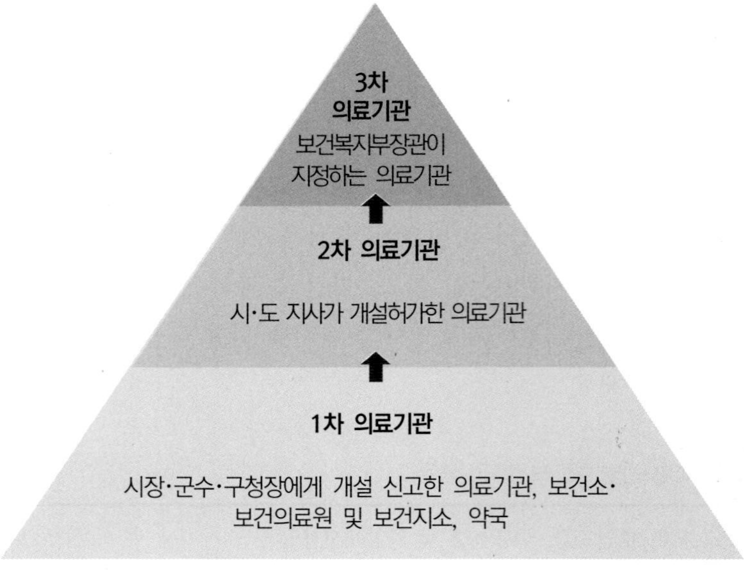

우리나라의 보건소는 조직, 인력, 시설, 업무 등이 조금씩 다르다. 전염병의 예방, 결핵 관리, 의사의 진료 등 거의 모든 보건소가 공통으로 수행하는 업무도 있지만 치매센터 운영이나 아토피클리닉 등 보건소마다 특화시켜 운영하는 사업도 있다. 보건소에서 하는 업무 중에 우리에게 특히 유용한 서비스는 의사의 진료, 음주 교실, 금연 교실 등이다. 따라서 내가 필요로 하는 서비스를 어떤 보건소에서 제공하는지를 파악하여야 할 것이다. 각 기초자치단체별 보건소의 업무에 관한 사항은 보건소 대표 홈페이지 http://chc.mohw.go.kr을 통하여 확인할 수 있다.

(2) 보건지소 및 보건진료소

지역보건법 시행령에 따라 각 읍·면마다 보건지소를 1개소씩 설치하도록 되어 있으며, 시장·군수·구청장이 필요하다고 인정하는 경우 추가로 설치하거나 여러 개의 보건지소를 통합하여 통합보건지소를 운영할 수 있다. 보건지소에는 병역법에 의하여 배치된 의사가 근무하며, 치과의사나 한의사가 있는 경우도 있다. 간호사가 있어 방문간호 등의 업무를 하는 경우, 치위생사가 치위생 관련 활동을 하는 경우도 있다.

보건진료소는 의료취약지역에 보건진료원이 배치되어 의료행위를 하는 곳이다. 보건진료원은 간호사로써 24주 이상의 직무교육을 받은 뒤 일정 범위 안의 의료행위를 할 수 있다.

특히 읍면부에 거주하는 경우에는 진료, 보건교육 등이 필요할 때 보건지소나 보건진료소가 가까워 이용하기 편리하고, 의사와 간호사가 관할 지역과 대상자의 상태를 잘 파악하고 있다는 장점이 있다(표 13-5).

표 13-5 보건소 등의 설치기준 및 근거

구분	설치근거	설치기준
보건소	지역보건법 제7조, 동법 시행령 제7조	시·군·구별 1개소 (필요할 경우 시장·군수·구청장이 추가 설치)
보건지소	지역보건법 제10조, 동법 시행령 제8조	읍·면별 1개소 (필요할 경우 시장·군수·구청장은 추가 및 통합지소 설치 운영)
보건진료소	농어촌 등 보건의료를 위한 특별조치법 제15조	리(里) 단위의 오지·벽지에 설치

출처: 지역보건법

3) 사회복지관

사회복지관은 의료기관은 아니지만 지역사회 내에서 일정한 시설과 전문인력을 갖추고 지역사회의 인적 물적 자원을 동원하여 지역사회 문제를 해결하고 주민의 복지욕구를 충족시키기 위한 종합적인 사회복지사업을 수행하는 사회복지시설이다. 사회복지관은 사회복지서비스 욕구를 가지고 있는 모든 지역사회주민을 대상으로 보호서비스의 제공, 자립능력의 배양을 위한 교육훈련의 기회 제공 등 그들이 필요로 하는 복지서비스를 제공하고 가정기능 강화 및 주민 상호간의 연대감 조성을 통하여 각종 지역사회문제를 예방, 치료하는 매체로서 주민의 복지증진을 위한 종합복지센터의 역할을 수행하는 것을 목표로 한다. 2005년 현재 우리나라의 사회복지관은 전국에 367개소가 설치, 운영되고 있어 거의 대부분의 기초자치단체에서 하나 이상의 사회복지관을 찾아볼 수 있다. 사회복지관의 분야별 단위사업은 아래와 같다(표 13-6).

표 13-6 사회복지관 분야별단위사업

분야	단위사업	우선사업 대상 프로그램
가족복지사업	가족관계증진 가족기능 보완 가정문제 해결, 치료 부양가족 지원	개인 및 가정문제 등 상담 방과후 아동보호 프로그램
지역사회보호사업	급식서비스 보건의료서비스 경제적 지원 일상생활 지원 정서서비스 일시보호서비스	급식서비스(식사배달, 밑반찬배달, 무료급식 등) 주간보호, 단기보호소 운영
지역사회조직사업	주민조직화 및 교육 복지네트워크 구축 주민복지 증진 자원봉사자 양성 및 후원자 개발 및 조직	주민조직체 형성 및 운영
교육, 문화사업	아동, 청소년 평생교육 성인기능교실 어르신 여가문화 문화복지	어르신 여가, 문화 프로그램 아동, 청소년 사회교육 프로그램
자활사업	직업기능 훈련 취업알선 직업능력 개발 자활공동체 육성	취업, 부업 안내 및 알선 취업, 부업 기능훈련 및 공동작업장 운영

출처: 보건복지부, 2014

사회복지관은 지역사회의 특성과 지역주민의 복지욕구에 대한 조사결과를 바탕으로 사업내용을 자율적으로 결정할 수 있으며, 위 표의 분야별 단위사업 중에 해당 사회복지관의 실정에 적합한 프로그램을 선정하여 수행한다. 각 지역사회 사회복지관에 관한 자세한 정보는 한국사회복지관협회 홈페이지 www.kaswc.or.kr을 통하여 얻을 수 있다.

4) 재가복지봉사센터

재가복지봉사센터는 지역사회에서 일정한 시설과 전문인력 및 자원봉사자를 갖추고 필요한 재가복지서비스를 제공하는 사회복지시설이다. 재가복지봉사센터의 주요

사업내용은 자원봉사자를 모집, 교육하여 가정에서 보호를 필요로 하는 장애인, 노인, 아동과 저소득층 가정을 직접 방문하여 간병, 진료, 급식, 정서적 지원, 가사보조 등 일상생활에 필요한 각종 서비스를 제공하거나 지역사회 내의 뜻있는 사람들과 양부모, 의형제를 맺어 주고 후원자를 알선하여 생활용품이나 용돈 등 경제적 지원을 하고 있다.

재가복지봉사센터에서는 대상자의 인구학적 특성과 요구에 따라 필요하다고 판단되는 서비스를 제공하며, 그 주요 내용은 아래 표와 같다(표 13-7).

표 13-7 재가복지서비스의 내용

재가복지서비스	주요 내용
가사서비스	집안 청소, 식사 준비 및 취사, 세탁, 청소 등
간병서비스	안마, 병간호 수발, 병원안내 및 동행, 통원시의 차량지원, 병원수속 대행, 보건기관 안내, 약품 구입, 체온 측정, 신체운동, 집안소독 등
정서적 서비스	말벗, 상담, 학업지도, 책 읽어주기, 여가지도, 취미활동, 행정업무 등
결연서비스	서비스 대상자에 대한 생활용품 및 용돈 등의 재정적 지원 알선, 의부모/의형제 맺어주기 등의 서비스
의료서비스	지역의료기관, 보건기관과의 연계 및 결연을 통한 정기 또는 수시방문 진료(링겔투약, 혈압체크, 질병상담 및 치료 등)
자립지원서비스	탁아, 직업보도, 기능훈련, 취업알선 등 자립능력을 배양할 수 있는 내용의 서비스
주민교육서비스	보호대상자의 가족, 이웃, 친지 등을 포함한 지역주민을 위한 재가보호서비스 요령 및 방법 교육
기타	사회복지관 내 시설을 활용한 기타 서비스

출처: 오정수와 류진석, 2006

5) 민간보건의료조직

민간보건의료조직이란 보건의료에 관한 특정 목적을 달성하기 위하여 민간인들로 구성된 조직을 말한다. 우리나라에서 이들 민간보건의료조직은 지역사회보건의료사업을 수행하는 데 공공보건의료조직 못지 않게 중요한 역할을 담당하고 있다. 또한 대부분의 보건의료시설이 민간부문에서 운영되고 있는데, 순수한 민간의료기관에서 비정부조직(Non-Governmental Organization, NGO)과 비영리조직(Non-Profit Organization, NPO)이 포함된다.

비정부조직과 비영리조직 모두 정부로부터 독립되어 있으며, 외부조직에 의해 통제받지 않으며 일반적으로 자원봉사자들로 구성되고, 비영리를 목적으로 공공의 이익을 위해 설립되고 운영되는 시민사회단체로서 정책결정에 관여하여 공익적 압력단체라고도 한다. 사회복지사업과 관련된 단체로는 대한적십자사, 한국사회복지협의회, 한국장애인복지시설협회, 한국아동복지연합회와 대한노인회가 있으며, 보건의료 전문직 단체로는 대한간호협회, 대한조산협회, 대한의사협회, 대한치과의사협회, 대한한의사협회, 대한약사회, 대한병원협회 등이 있는데, 이들 전문직단체들은 회원들의 권익 도모와 함께 자질 향상을 위한 교육과 직무규정, 윤리 등을 제정하여 활용함으로써 국민건강에 일조하고 있다.

이 밖에 인구보건복지협회, 대한결핵협회, 한국건강관리협회, 한국한센복지협회, 한국식품산업협회, 한국사회복지협의회, 사회복지공동모금회, 건강사회를 위한 약사회, 건강사회를 위한 치과의사회, 한국성폭력상담소 등 다양한 기관과 단체들이 활동하고 있다. 한국건강관리협회(http://www.kah.or.kr)는 1964년 창립되어 기생충 관리를 하던 한국기생충박멸협회가 1982년 한국건강관리협회로 재발족하여 비전염성 만성질환의 발견, 보건복지부장관이 국민보건의료 시책상 필요로 하는 질환의 조기발견, 예방을 위한 효율적인 임상병리적 검사와 치료, 역학적 조사연구, 보건교육을 실시하고, 국가기생충 관리사업을 지원함으로써 국민보건증진에 기여하고 있다.

국제사회 보건의료분야 발전을 선도해나가는 한국국제보건의료재단이 있다.

6) 비공식 자원

(1) 자조집단

자조집단이란 동일한 문제나 질병을 갖고 있는 환자나 가족들이 서로의 경험을 나누고 지지하며, 필요한 정보를 교환하기 위해 형성된 집단이다. 다양한 자조집단 중에 알콜중독 자조집단이 가장 잘 알려져 있다. 자조집단은 주로 보건소 등의 보건기관, 종합병원 사회사업실, 병의원, 사회복지기관 등에서 운영하며 그 밖에 자연발생적인 자조집단도 있다.

(2) 자원 봉사

2005년에 제정된 자원봉사활동 기본법에 의하면, 자원봉사활동이란 개인 또는 단체가 지역사회, 국가 및 인류사회를 위하여 대가 없이 자발적으로 시간과 노력을 제공하는 행위를 말하며, 자원봉사활동은 무보수성, 자발성, 공익성, 비영리성, 비정파성, 비종파성의 원칙 아래 수행될 수 있도록 하여야 한다(자원봉사활동 기본법 제2조 및 제3조). 자원봉사단체는 자원봉사활동을 주된 사업으로 하거나 지원하고, 자원봉사센터는 자원봉사활동을 개발, 장려, 연계, 협력 등의 사업을 하기 때문에 지역사회의 자원봉사단체와 자원봉사센터를 알고, 각각이 수행하는 활동에 대하여 파악하면 나 자신이나 주변에서 자원봉사를 필요로 하는 경우 도움이 된다. 한국자원봉사협의회의 홈페이지(www.kcv.or.kr)에서 다양한 자원봉사단체에 관한 정보를 얻을 수 있다. 한국자원봉사센터협회 홈페이지(www.kavc.or.kr)에서는 지역별 자원봉사센터에 관한 정보를 통하여 내가 원하는 지역의 자원봉사에 관한 정보를 빠르게 얻을 수 있기 때문에 이용하기에 편리하다.

제3절 우리나라의 의료보장제도

우리나라의 의료보장제도는 사회보험의 일종인 건강보험과 공공부조인 의료급여로 구성되어 있다.

1. 국민건강보험제도

1) 국민건강보험의 주요 기능

(1) 건강보험의 사회연대성

건강보험은 국민의 의료비 문제를 해결함으로써 국민의 건강과 가계를 보호하는 제도로, 전 국민을 당연적용 대상자로 하는 사회보험 방식을 채택하였다. 따라서 국가 또는 개인의 책임이 아닌 사회공동의 연대책임을 활용하여 소득재분배 기능과 위험분산의 효과를 거두고, 이를 통하여 사회적 연대를 강화하여 사회통합을 이루는 것이다.

(2) 위험분산 기능의 수행

많은 인원을 집단화하여 위험을 분산함으로써 개개인의 부담을 경감하는 기능과 미리 적은 돈을 각출하여 둠으로써 위험을 시간적으로 분산하는 기능도 겸하여 수행하고 있다.

2) 우리나라 국민건강보험제도의 내용

우리나라의 건강보험제도는 국민의 질병·부상에 대한 예방·진단·치료·재활과 출산·사망 및 건강증진에 대하여 보험급여를 실시한다. 그럼으로써 국민건강을 향상시키고 사회보장 증진을 목적으로 '국민건강보험법'에 따라 생활유지 능력이 있는 국민을 대상으로 건강보험제도를 실시하고 있다.

(1) 적용대상

국내에 거주하며 의료급여 대상자를 제외한 국민이 건강보험 대상자가 된다. 가입자는 직장가입자와 지역가입자로 구분되며, 직장가입자의 피부양자는 배우자, 직계존속(배우자의 직계존속 포함), 직계비속(배우자의 직계비속 포함) 및 그 배우자, 형제 및 자매 중 직장가입자에 의해 주로 생계를 유지하는 자로서 보수 또는 소득이 없는 자가 그 대상이다.

(2) 보험급여

건강보험이 적용되는 요양급여는 진찰·검사, 약제·치료재료의 지급, 처치·수술 기타의 치료, 입원, 간호, 예방·재활, 이송 등이 포함된다. 또한 가입자 및 피부양자가 보건복지부령이 정하는 긴급, 기타 부득이한 사유로 인하여 요양기관과 유사한 기능을 수행하는 기관으로서 보건복지부령이 정하는 기관에서 질병·부상·출산 등에 대하여 요양을 받거나 요양기관 외 장소에서 출산을 한 때는 요양급여에 상당하는 금액을 가입자 또는 피부양자에게 요양비로 지급한다.

건강보험의 급여 형태는 의료 그 자체를 보장하는 현물급여와 의료비의 상환제도인 현금급여 두 가지 형태가 있으며, 우리나라는 현물급여를 원칙으로 하되 현금급여를 병행하고 있다. 현물급여에는 가입자 및 피부양자의 질병·부상·출산 등에 대한 요양급여 및 건강검진이 있고, 현금급여에는 요양비, 장애인보장구 급여비 등이 있다. 가입자 또는 피부양자가 요양급여를 받는 때에는 그 진료비용의 일부를 본인이 부담하여야 하며, 그 내용은 입원의 경우 진료비 총액의 20%를 외래의 경우에는 요양기관 종별에 따라 30~60%를 차등 적용하고 있다.

2. 의료급여제도

1) 개념

의료급여제도는 생활유지 능력이 없거나 일정 수준 이하의 저소득층을 대상으로 국가재정에 의하여 기본적인 의료혜택을 제공하는 공적 부조제도의 한 방법으로, 건강보험과 더불어 국민의 의료보장정책의 중요한 수단이 되는 사회보장제도이다.

2) 의료급여체계

(1) 의료급여 대상자

의료급여 수급권자 유형 및 대상자는 1종과 2종으로 나누어 구분할 수 있으며 각 종별 수급권자의 내용은 [표 13-8]과 같다.

표 13-8 의료급여 수급권자 유형 및 대상자

구분	수급권자
1종	· 국민기초생활보장법에 의한 수급자 중 근로능력이 없는 자 · 국민기초생활보장법 이외의 타법에 의한 수급권자 - 이재민(재해구호법) - 의상자 및 의상자 유족 - 국내 입양된 18세 미만 아동 - 국가유공자 및 그 유족·가족 - 중요무형문화제 보유자 및 그 가족 - 새터민(북한이탈주민)과 그 가족 - 5·18 민주화운동 관련자 및 그 유족·가족 등
2종	· 국민기초생활보장법에 의한 수급자중 근로능력이 있는 자

(2) 의료급여기관과 의료급여 범위

1차 의료급여기관은 의료법에 따라 시장·군수·구청장에게 개설 신고한 의원 및 보건소·보건복지소 및 보건진료소 등이 포함되며, 2차 의료급여 기관은 의료법에 따라 시·도지사가 개설 허가한 병원·종합병원 의료기관이다. 아울러, 3차 의료급여기관은 2차 의료급여기관 중에서 보건복지부장관이 지정하는 의료기관이다(표 13-9).

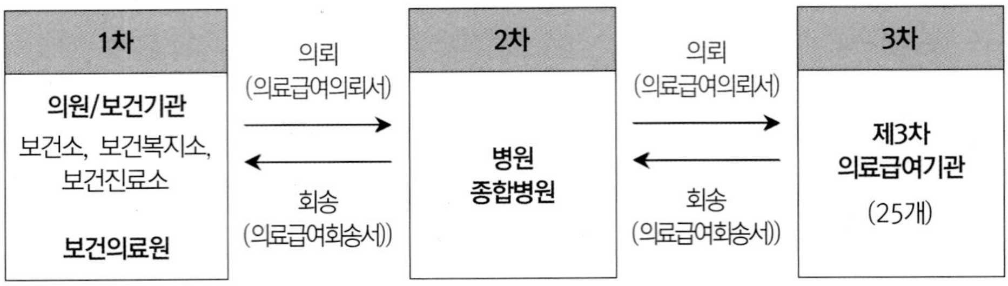

(3) 의료급여지원내용

수급권자의 질병·부상·출산 등에 대한 진찰·검사, 약제·치료재료의 지급, 처치·수술과 그 밖의 치료, 예방·재활, 입원, 간호, 이송과 그 밖의 의료목적의 달성을 위한 조치를 제공한다.

의료급여 1종 수급권자는 어느 의료급여기관을 이용하든 입원·외래 모두 급여비용의 전부를 기금에서 부담하고 2종 수급권자의 경우 1차 외래에만 1회 방문 당 1,000원을 정액으로 부담하고 약국에서 500원을 부담한다. 1차 의료급여기관에서 입원진료, 2차 의료급여기관 또는 3차 의료급여기관의 진료에 소요되는 급여비용은 총 진료비 중 15%를 본인이 부담하도록 하고 있다. 2종 수급권자의 입원진료비의 경우는 의료급여기금과 본인이 85%와 15%씩 각각 부담하도록 하였다. 다만 생계유지가 곤란한 생활보호대상자인 점을 고려하여 본인부담금이 10만 원 이상인 경우 10만 원 초과분은 의료급여기금에서 대불하여 주고 무이자로 1년에서 3년에 걸쳐 분할 상환하도록 한다. 이를 통해 국가에 대한 의타심을 배제시키고 자활의지를 고취시키도록 하고 있다. 또한, 본인부담보상제를 통하여 입원·외래 진료 시 매 30일간 본인부담액이 20만원을 초과한 경우 초과액의 50%를 보상하고, 매 6개월간 본인부담액이 120만원을 초과한 경우 초과액의 전액을 본인부담상한제를 통하여 전액 사후보상하고 있다.

(4) 의료급여재원

의료급여를 행한 의료급여기관은 건강보험심사평가원에 급여비용에 대한 심사청구를 하며, 이는 동시에 급여비용에 대한 청구로서 인정된다. 건강보험심사평가원은 심사의 내용을 시장·군수·구청장에게 통보하고 이에 기초하여 급여비용을 지급한다.

의료급여비용의 재원을 충당하기 위해 시·도에 의료급여기금을 설치한다. 의료급여기금의 재원은 국고보조금, 지방자치단체의 출연금, 의료급여법에 규정된 부당이득금, 과징금 등으로 충당한다.

참고문헌

건강보험심사평가원(2013). 병원급 의료기관 대상.
보건복지부(2014). 2013 보건복지백서.
보건복지부(2014). 2014 보건복지통계연보.
박인혜 외(2017). 지역사회간호학1, 2, 서울: 현문사
오정수, 유진석(2006). 지역사회복지론, 서울: 학지사
의료법(2015). 보건의료관계법령집. 법제처.
지역보건법(2016). 보건의료관계법령집. 법제처.

제14장
자신의 건강상태 확인 및 실천 계획 세우기

제14장

자신의 건강상태 확인 및 실천 계획 세우기

제1절 자신의 건강을 스스로 체크해보기

1. 영양사정

BMI와 허리둘레/엉덩이 둘레 비 등을 통해 자신의 영양 상태를 확인해 보자.

1) BMI(Body Mass Index) 계산해보기

$$\frac{\text{체중 (kg)}}{\text{키 (m}^2\text{)}}$$

표 15-1 동아시아인의 BMI 지수와 사망 위험도

비만정도	BMI 지수	사망 위험도
저체중	15.0 이하	2.76
	15.1~17.5	1.84
저체중~정상	17.6~20.0	1.35
정상	20.1~22.5	1.09
정상~ 과체중	22.6~25.0	1
경도비만	25.1~27.5	0.98
	27.6~30.0	1.07
고도비만	30.1~32.5	1.2
	32.6~35.0	1.5

출처: KISTI의 과학향기 칼럼 http://www.kisti.re.kr/

2) 허리둘레와 엉덩이둘레

허리둘레는 늑골아래와 배꼽 위 가장 작은 둘레를 측정하고 엉덩이둘레는 엉덩이의 가장 큰 둘레를 측정한다.

허리둘레를 엉덩이둘레로 나누어 남성은 1.0 이상 여성은 0.8 이상이면 비만을 의미하며 비만관련 질병으로 사망할 위험이 증가한다.

동양인 기준 여성의 허리둘레가 85㎝ 이상, 남성은 90㎝ 이상의 경우 당뇨병, 고지혈증, 고혈압, 심혈관질환(심장병) 등의 발병 위험이 증가한다.

3) Diet Dairy

1. 1주일 동안 아침 점심 저녁식사 메뉴를 적어본다.
   균형식이인지 스스로 분석해 본다.

2. 스트레스 사정

스트레스 측정도구를 이용하여 자신의 스트레스정도는 어떤지 알아보자.

표 14-2 생의 변화 사건(life change events) by Homes & Rahe

사 건	LCU점수	사 건	LCU점수
가족에게 일어난 사건		개인적 사건	
· 배우자 죽음	100	· 투옥	63
· 이혼	73	· 개인적 질병이나 상해	53
· 별거	65	· 성적 문제	39
· 가까운 가족구성원 죽음	63	· 가까운 친구 죽음	37
· 결혼	50	· 탁월한 개인적 성취	28
· 이혼 후 재결합	45	· 초등학교 입학 또는 졸업	26
· 가족건강 변화	44	· 주거환경 변화	25
· 가족건강 중요 변화	44	· 개인습관 변화	24
· 임신	40	· 새로운 학교로 전학	20
· 새 가족구성원이 생김.	39	· 이사	20
· 부부싸움의 변화	35	· 여가시간 변화	19
· 법률적 문제	29	· 교회활동 변화	19
· 자녀가 집을 떠남.	29	· 수면습관 변화	16
· 아내의 일 시작 또는 퇴직	26	· 식습관 변화	15
· 가족 재결합	15	· 휴가	13
		· 크리스마스	12
		· 사소한 불법활동	11
직업과 관련된 사건		재정적인 문제	
· 해직	47	· 재정상태 변화	38
· 퇴직	45	· 1만 달러 이상의 은행대출	31
· 업무 적응	39	· 저당물 권리상실	30
· 다른 작업부서로 이동	36	· 1만 달러 미만의 은행대출	17
· 직무 변화	29		
· 상급자 분쟁	23		
· 작업환경 변화	20		

최근 1년 이내 발생한 사건들의 점수를 합하여 총점이 높을수록 스트레스성 질병이 발생할 확률이 높다. 총 점수가 199점 이하면 위험도 가 낮고 200-299점이면 중간, 300점 이상이면 높다고 평가한다. 외국의 것이므로 사회문화적 차이로 인하여 우리나라 사람에게 정확하게 맞는 것은 아니므로 참고로만 사용한다.

출처 : Rahe, R. H. (1972). "Subjects recent life changes and their near-future illness reports". Annuals of Clinical Research, 4, 250~265.

3. 스마트 폰 중독 사정

스마트 폰 중독 측정도구를 이용하여 자신의 스마트 폰 중독정도는 어떤지 알아보자.

문항	전혀 그렇지 않다(1)	그렇지 않다 (2)	그렇다 (3)	매우 그렇다 (4)
1. 스마트폰의 지나친 사용으로 학교성적이나 업무능률이 떨어진다.				
2. 스마트폰을 사용하지 못하면 온 세상을 잃을 것 같은 생각이 든다.				
3. 스마트폰을 사용할 때 '그만해야지'라고 생각은 하면서도 계속한다.				
4. 스마트폰이 없어도 불안하지 않다.				
5. 수시로 스마트폰을 사용하다가 지적을 받은 적이 있다.				
6. 가족이나 친구들과 함께 있는 것보다 스마트폰을 사용하고 있는 것이 더 즐겁다.				
7. 스마트폰 사용시간을 줄이려고 해보았지만 실패한다.				
8. 스마트폰을 사용할 수 없게 된다면 견디기 힘들 것이다.				
9. 스마트폰을 너무 자주 또는 오래한다고 가족이나 친구들로부터 불평을 들은 적이 있다.				
10. 스마트폰 사용에 많은 시간을 보내지 않는다.				
11. 스마트폰이 옆에 없으면, 하루 종일 일(또는 공부)이 손에 안 잡힌다.				
12. 스마트폰을 사용하느라 지금 하고 있는 일(공부)에 집중이 안 된 적이 있다.				
13. 스마트폰 사용에 많은 시간을 보내는 것이 습관화되었다.				
14. 스마트폰이 없으면 안절부절 못하고 초조해진다.				
15. 스마트폰 사용이 지금 하고 있는 일(공부)에 방해가 되지 않는다.				

총점 15점~60점으로 점수가 높을수록 중독 정도가 높다.

※ 출처 : NIA 한국정보화 진흥원 053-230-1114 1599-0075

4. 수면 사정

수면 측정도구를 이용하여 자신의 수면 상태는 어떤지 알아보자.

문항	전혀 그렇지 않다 (1)	그렇지 않다 (2)	그렇다 (3)	매우 그렇다 (4)
1. 잠드는데 오래 걸린다.				
2. 자다가 자주 깬다.				
3. 자다가 깬 후 다시 잠들기 어렵다.				
4. 자다가 많이 뒤척인다.				
5. 잠을 깊이 자지 못한다.				
6. 수면장애로 인한 문제가 많다.				
7. 꿈 때문에 잘 못 잔다.				
8. 잠을 잘 못자는 것이 일상생활에 영향을 준다.				
9. 잠을 잘 못자는 것이 걱정이 된다.				
10. 아침에 깼을 때 굉장히 피곤하다.				
11. 밤에 잠을 매우 잘 잔다(역 문항).				
12. 밤잠이 충분하지 않다.				
13. 아침에 잠을 깨는 즉시 잠자리에서 일어난다.				
14. 낮잠을 많이 잔다.				
15. 아침에 잠을 깬 후에 계속 졸립다.				

총점 15~60점으로 점수가 높을수록 수면의 질이 낮다. 단 11번 문항의 경우는 점수를 거꾸로 계산하여 합산한다.

※ 출처 : 오진주, 송미순, 김신미(1998), 수면측정도구의 개발을 위한 연구, 대학간호학회지, 28(3), 563-572

5. 운동능력 사정

아래에 나온 다양한 방법으로 자신의 운동능력은 어떤지 알아보자.

1) 허리를 구부려 자신의 손이 책상에서 얼마나 멀리 가는 지를 자를 이용하여 측정해 본다. 많이 갈수록 유연한 것이다.

그림 14-1 체전굴 측정

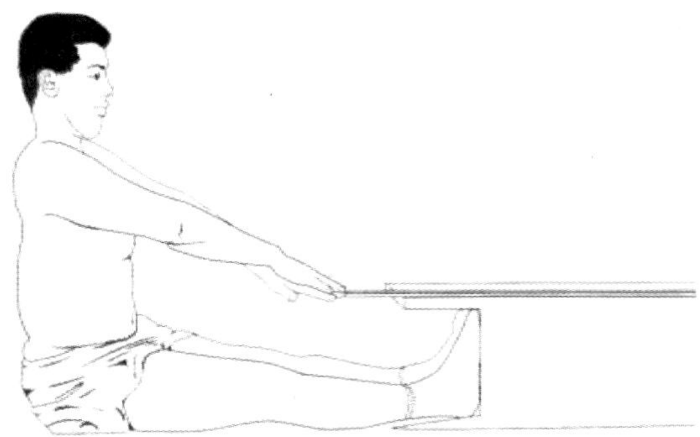

A. 시작자세

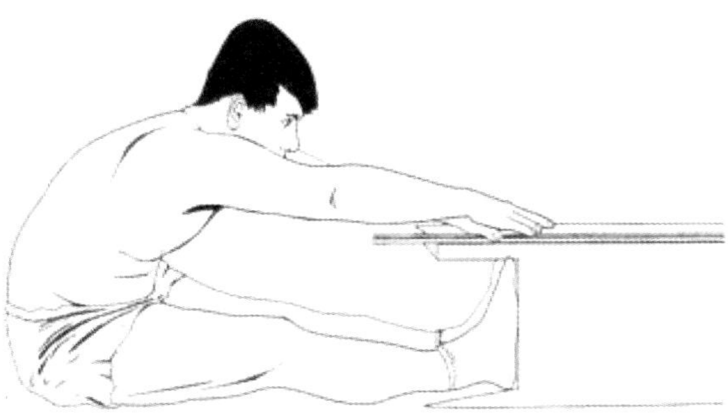

B. 종결자세

2) 딱딱한 매트리스 위에 엎드린 다음 팔을 뒷짐 지듯이 하고 최대한 등과 머리를 들어 올려 얼마나 올라가는 지를 자를 이용해서 측정해 본다. 많이 올라갈수록 유연한 것이다.

그림 14-2 체후굴 측정

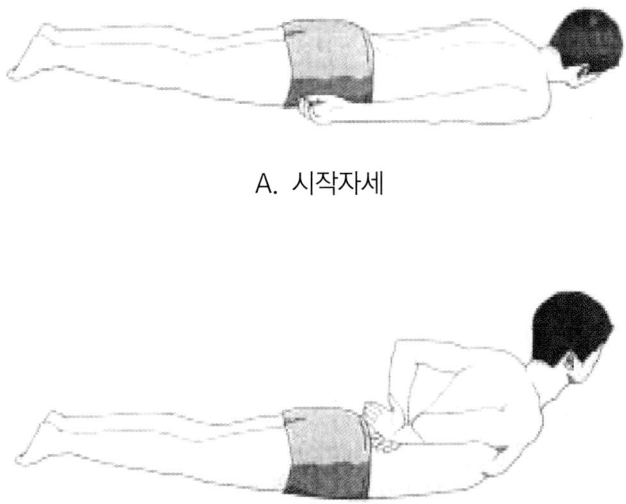

A. 시작자세

B. 종결자세

6. 자신의 생활습관 사정

자신의 생활습관을 분석하여 장점과 약정 및 보완점을 생각해 보자.

장점과 약점 그리고 보완점

제2절 자신의 건강유지를 위한 계획 세우기

- 자신의 건강을 유지 증진하기 위해 무엇을 해야 할지를 계획을 세워봅시다.
  1. 건강목표
  2. 실천 또는 실행 방법
  3. 실천 또는 실행 결과
  4. 개선점

대학생의

건강관리

The health care of undergraduate students

대학생의

건강관리

The health care of undergraduate students